U0236658

zhong yi zu chuan de
na dian er dong xi

罗大伦

著

中医祖传的
那点儿东西

1

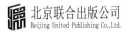
北京联合出版公司
Beijing United Publishing Co.,Ltd.

图书在版编目（CIP）数据

中医祖传的那点儿东西. 1 / 罗大伦著. -- 北京 :北京联合出版公司, 2017.7（2022.3重印）
ISBN 978-7-5596-0476-7

Ⅰ.①中… Ⅱ.①罗… Ⅲ.①中国医药学－普及读物 Ⅳ.①R2-49

中国版本图书馆CIP数据核字(2017)第102476号

中医祖传的那点儿东西.1

著　　者：罗大伦
责任编辑：孙志文　喻　静
封面设计：门乃婷
装帧设计：季　群

北京联合出版公司出版
（北京市西城区德外大街83号楼9层　100088）
北京联合天畅发行公司发行
北京中科印刷有限公司印刷　新华书店经销
字数277千字　710毫米×1000毫米　1/16　19.5印张
2017年7月第1版　2022年3月第7次印刷
ISBN 978-7-5596-0476-7
定价：35.00元

写在前面的话

在中华民族几千年的发展里，无数古代中医，为了济世救人，曾经殚精竭虑地思考治病防病的方法，这些思考的结晶，都是我们老祖宗给我们留下来的宝贝，都是值得我们珍藏、学习的宝贵财富。

我是研究古代中医各家学说的，从学中医那天起，就一直喜欢看古代名医留下的书。我自己努力得不够，估计看了古代中医著作的万分之一都不及，所以只能根据看过的内容，写下这些古代中医名家的故事。这次出版修订版，更名为《中医祖传的那点儿东西1》和《中医祖传的那点儿东西2》。

在这些故事里，我掺杂着写了一些中医的道理，大家可以了解一下，但是我更想让大家了解的，是古代医生舍己为人、一心赴救的大医精神。这些古代的中医，他们往往都是因为自己或者家人的病痛而开始接触医学，在行医的过程中见到了百姓生活的凄惨，因此把对家人的小爱升华为对众生的博爱，怀着大慈恻隐之心，誓愿普救含灵之苦，最终成长为一代大医，为中医学的发展贡献了自己的才智。这些，都是我们今天的中医要学习的。

同时，我写这些内容，又不单单是为中医业内人士写的，我觉得，这种精神，任何一个领域的人如果懂得了，用到自己的工作中，那么，您的精神也会升华到一个更高的境界，会在您的工作领域内，对这个世界有更大的贡献。这也正是我写此书的一个重要目的。

这种放下"小我"，为"众生"的利益而努力的大医精诚的精神，才是古代的中医给我们留下的那点儿东西。它看似简单，其实是个宝贝，如果我们把它放到了心里，那么，我们的人生会幸福很多，会有意义很多。

是为序。

罗大伦

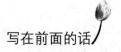

写在前面的话

目　录
Contents

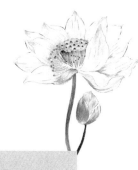

钱乙，创立六味地黄丸的儿科神医

如果您问任何一个中国人：您知道六味地黄丸吗？

估计，百分之九十的人都知道，这个方剂应该是在中国人印象里面最具声望的了，我猜想甚至没有第二个方子能够和它相比。

但是，如果再问：您知道六味地黄丸是谁创立的吗？估计大部分人都会摇头。

那么，这个方子到底是什么人创立的呢？他又是为了什么创立六味地黄丸的呢？

原来，创立这个方子的人，就是我们这个故事的主人公——钱乙。

钱乙是个儿科医生，曾经入主北宋太医院，给诸位皇子看病。

其实儿科是一个非常具有挑战性的学科，婴儿不会说话，你不能问他有病的各种感觉，诊脉也困难，他的舌头很可能不配合伸出，总之你都不知道该从哪里获得诊断信息。

孩子家长一定有这样的感觉，在孩子生病的时候，自己常常是束手无策，也不知道孩子哪里难受，有的家长干脆是陪着孩子一起哭。

但是，钱乙却在儿科干出了名堂，琢磨出了许多诊断技巧，比如总结出了只看小孩子脸上的颜色，就可以大致推测出孩子有什么病的经验，所以钱乙诊病效果才那么好。这些都是宝贵的医学财富啊，值得我们学习。

孩子是每个家庭的希望，是民族的希望，更是这个世界的希望，我们医生，应该多钻研自己的学科，让孩子们的笑容重新绽放。

所以，儿科大家钱乙的经验，绝对值得我们学习。

虽然钱乙是个儿科医生，但他并不局限于此，他对中医的领悟绝对超越了分科的限制，他的经验，对于中医各科来说，都是宝贵的财富。

好吧，让我们开始讲述钱乙的故事吧！

（一）

一心求仙的父亲

北宋仁宗年间。

山东郓州（现在的山东东平县）的一个村落里。

成年男子都下地干活儿去了，村里剩下一些妇女，在各自的家里忙着家务。

不知谁家散养的一群鸭子，摇摇摆摆地向村边的河里跑去。

一派静谧祥和的农家景象。

但是，在一个简陋的房子里，气氛却没有那么愉快。

一个男子，正在收拾包裹。他有点喝醉了，眼睛里泛着微微的红色。

在他的对面，一个3岁的小男孩，正坐在板凳上睁大眼睛看着他。

这个小男孩，就是钱乙。

此时的钱乙还远不是日后名震天下的大名医，他还完全不知道，他面临的，将是一场空前的灾难。

对面的男人就是钱乙的父亲钱颢，他一边收拾行囊，一边和钱乙嘟囔："对不起了，儿子，你妈死得早，以后就靠你自己了。"

钱乙几乎不理解他在说什么，只是睁大眼睛听着。

钱颢用力打好了最后一个结，同时说道："我要去寻找神仙了，如果找到了，我会回来带你一起成仙；如果找不到，今天就是我们父子俩诀别的日子。"

钱乙还是怔怔地看着父亲。

钱颢将几文钱放在钱乙身边，拍拍小钱乙的脑袋，然后拿起酒壶，喝了口酒，背上行囊，扬长而去。

望着父亲远去的背影，小钱乙仍然不知道到底发生了什么，只是呆呆地坐在凳子上，用手使劲地抠着木头凳子，眼睛里含着眼泪。

虽然他不知道父亲到底要做什么，但是，他唯一感觉到的是：这个房子里只剩他一个人了。

从各个方面来考察，钱乙的父亲是一个非常不靠谱的人。根据文献记载，显然他没有把钱乙托付给任何一个人就独自离家了，而钱乙的母亲早已去世。

这简直就是一件无法理喻的事情，要知道对一个3岁小孩来说，他自己根本就没有任何的生活能力，这样做几乎等于置他于死地。

那么钱乙的父亲为什么这么做呢？文献没有记载，但是我们可以从他所去的方向来分析出答案。

他去的方向是东边，海上。

山东自古有寻找神仙的传统，加上有独特的海市蜃楼景象，这在古代可是绝对鲜活的超级广告，连秦始皇这样的大腕儿都被这个广告给忽悠来了。望着若隐若现的海市蜃楼，人们绝对有理由相信，在海上的仙山里有仙人在大块吃肉、大碗喝酒，过着快活的日子。

因此在山东，抛下妻子儿女毅然离家访道的行为并不是什么稀奇事儿，经常有人传说某某人离家后遇到神仙飞升了。

钱颢显然对此类传闻非常感兴趣，经常一边喝着小酒，一边饶有兴致地和别人谈论这些成仙的成功经验，眼中闪烁着羡慕的光芒。

如果单独看待他把3岁的儿子独自扔在家里的事情，可能大家会觉得这个人太绝情、有毛病，但是如果结合他为了成仙的这种追求，理解起来就容易多了，因为年幼的钱乙已经成为他成仙途中的一个负担，一个包袱。

钱颢是个乡村医生，严格地说，是个针灸医生，但是他不好好琢磨怎么用科学的手段来找到经络的实质、来搞搞实验捍卫一下中医的尊严，却如此热衷于神道，实在是件遗憾的事情。

终于有一天，他在喝了点儿兴奋的小酒后，便下定了决心：别人能找到神仙，我也能找到！

于是他怀里揣着本励志畅销书《成仙改变命运》毅然离家，留下一个3岁的儿子钱乙，"东游海上，不复返"。

可怜的是小钱乙，根本不相信父亲就这样远走了，他把小木头板凳搬到了门口，在那里坐着，望着远处。

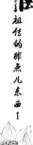

母亲去世的情景他还历历在目，此刻，父亲又不回家了，他小小的眉头紧紧地皱着，眼泪已经被风给吹干了。

邻居们开始有人议论，咦，这个孩子怎么整天坐在门口？

有人路过时还顺便逗逗这个可爱的小男孩，可是钱乙的眼睛只是望着远方，没有任何表情。

终于有一天，邻居发现了饿得昏倒在小木头板凳旁的小钱乙，大家这才意识到出大事了。

于是邻居们赶快叫来了钱乙的姑姑，姑姑见到面黄肌瘦的小钱乙后大吃一惊，这才知道自己那位不靠谱的兄弟干出了这么绝情的事情。

钱乙被抢救过来后，就留在了姑姑家。钱乙的姑父姓吕，也是个乡村医生。姑姑和姑父两个人一商量，虽然钱颢这个人不靠谱，突然跟大家玩人间蒸发，但孩子是无辜的啊，这么可怜，怎么能让他去送死呢？

于是，两个人就收养了钱乙。

慢慢地，随着时间的推移，这段痛苦的记忆隐藏在了小钱乙的心灵深处，不见了。他和吕医生成了一家人。吕医生只有一个女儿，他便把钱乙当作自己的儿子来看待。

孤儿钱乙

钱乙在姑姑一家人的照料下，慢慢地长大。

这应该是个很完美的解决方案了。

失去了父母的钱乙得到了父母般的照料，从表面上看，他的脸上洋溢着幸福的微笑。

但是，人们总是觉得这个孩子有点特别，特别在哪里呢，又说不大清楚。这种不同表现在他跟随姑父出诊的时候，如果遇到了患病的孩子，看到孩子孤独、痛苦的表情时，他会显现同样痛苦的表情。

大家都觉得奇怪，私下里嘀咕，他难道能从这些患病的小孩子身上看到自己？

他的姑姑一家人也纳闷，3岁时发生的事情，应该没多久就会忘记的，何况现在他已经完全说不出当时发生什么了，难道在记忆里会留下什么痕迹？不应该啊！

再试探性地问问钱乙，他自己也什么都说不出来，于是大家就觉得，可能他的性格就是如此吧。

在这样的日子里，钱乙度过了他独特的童年，长成了一个少年。

姑父安排他去私塾读书，空闲时也会带他出诊。

这位吕医生对钱乙的性格感受最深，钱乙这个少年人有点特殊啊，骨子里带着股忧郁劲儿，尤其是碰到患病的儿童时，他比谁都痛苦，仿佛患病的人是自己一样。

村子里张铁匠家的孩子病了，才2岁，不知道是什么病，高烧，抽搐，吃了药也没有效果。钱乙在旁边看到孩子无助的目光时，仿佛自己感到了一种彻骨的疼痛。

他仿佛看到了这个孩子陷入了黑暗中，被人世间无情地抛下。

这种感觉钱乙似曾相识，他的心被猛烈地敲击着。

最后孩子还是死去了。

钱乙呆呆地坐在院子的外面很久，望着远方，说不出一句话来。

这是个秋天，旁边枣树的树叶随着风慢慢飘下，更透出一种无法言说的凄凉。

回到家里，吕医生已经很疲惫了，但他还是拿出了一本很旧的书给钱乙。

钱乙诧异地望着姑父。

姑父说："如果你有心于此，就看看这本书吧。"

钱乙接过书，封面上写着"颅囟方"三个字，问道："这是什么书呢？"

姑父说："这是专门治疗小孩疾病的医书，是中古巫妨写的，你可以好好看看。"（这本书的原本现在已经遗失了。）

钱乙好奇地翻开了书，又问："为什么治疗小儿的书这么少呢？"

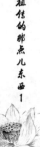

姑父叹了口气，说："那是因为小儿的病难以治疗啊！"

钱乙不解地问："为什么难以治疗？"

姑父摸着钱乙的头，无奈地说："因为小孩子自己不会说话，没法儿自己说清病情，还不配合诊脉，所以不好诊断啊。还有，他们的脏腑娇嫩，用药稍微错一点就会酿成大祸，所以大家说：宁治十大人，不治一小儿啊！"

钱乙点着头，目光变得坚定了起来，说："原来是这样啊，那么，我就好好地学习治疗小儿的病吧！"

从此，钱乙开始在学习《伤寒论》等经典的同时，更加着力在《颅囟方》的学习上。当时谁也没有想到，这本《颅囟方》在吕医生的手里没有学出大的名堂，在钱乙那里却创造了一番非凡的成就。

这就是钱乙的少年时代，白天和姑父出去诊病，晚上在家里苦读医书。

在这样的日子里，钱乙一天一天地长大了。

中国古代农村的医疗条件一直不好，宋朝的时候更是好不到哪里去，连草药都很缺少。于是，在出诊之余，钱乙就跟着姑父到山里采药。在这样的过程当中，他的药物知识也与日俱增。

真是应该感谢钱乙的这位姑父，他教给了钱乙全部的医学知识，将钱乙培养成为一个杰出的人才，给了钱乙父亲般的爱护。但是，这个人却连名字都没有留下来，我们只知道他姓吕而已。

后来，当人们拿着关于草药的问题来请教钱乙的时候（有时是一些没有见过的草药），钱乙竟能对答如流，对草药的生长环境、形状、习性、药性等讲得那叫一个清楚，就跟自己家后院里的蔬菜似的，大家都听得晕乎乎的。回头按照他说的到书里一查，还真是那么回事儿，这搞得大家无比佩服，觉得钱乙太有才了。实际上，这都是钱乙跟随姑父进山采药时学会的知识，加上他好学，晚上回来再翻翻书，就理解得更深刻了。

现在的中医院校的学生就缺少这一块的知识，大家知道药物的名称，可是具体长什么样子却不大了解，一到药房里全抓瞎了，一般连炮制好的饮片都不认识，就更甭说生长在地里的样子了。

我常说，一个使用草药的医生，一定要做到拿来一把草药，放在手里一捏，用鼻子一闻，就知道是什么药，性味如何，该用多少分量，进入人体后起到什么作用。要达到这样的地步，才能用好草药，如果只是知道草药的名字，会写几味药的名称是远远不够的。

应该向钱乙好好学习啊！

原来我有父亲啊

十年后。

一个夜晚。

东平王冢。

这位东平王是汉武帝的第八个儿子刘苍，他被封在了山东的东平，死后就葬在了这里。据说由于太思念京城了，所以他坟墓上的柏树叶子总是向着西方。

东平王冢很大，像座小山。

冢的顶上，坐着一个青年人。

在星空下，他抬头凝望着无尽的夜空。

他的眼睛很明亮，眉头微微蹙着，头发轻轻披散着，身边放着一个酒壶。

他，就是钱乙。此时，他已经成长为一个豪放的年轻人了。

这些日子，钱乙经常在这样的夜里来到东平王冢的顶上，观察天体星座的运行。

此时他正在学习五运六气，夜观天象可以使他更好地理解这些理论。

什么是五运六气？《黄帝内经》中记载，五运六气就是一种论述宇宙自然和人体的关系的理论，许多古代医家就是从中悟出了一些治病的道理。

为了更好地体悟宇宙自然和人体的关系，他已经持续来这里一个月了。（襄学六元五运，夜宿东平王冢巅，至逾月不寐。）

这个时候，钱乙已经二十几岁了，姑姑已经去世，姑父也老了，他

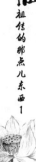

也是一个小有名气的儿科医生了。

到了春天的时候，钱乙的姑父，我们无法知道名字的吕医生，也即将走到生命的尽头。他把钱乙叫到自己的床头，对钱乙说："姑父恐怕将不久于人世了，我要告诉你一件事情。"

钱乙很诧异："您好好休息吧，有什么事情等身体恢复了再说。"

姑父说："怕是来不及了，我一定要告诉你。我问你，你还记得你的父亲吗？"

钱乙很茫然："不记得了，大家不是说他早已去世了吗？"

姑父叹了口气，说："那是你姑姑骗你的，他现在不知生死啊。"

于是，姑父把钱乙小时候父亲出走寻仙的事情全部对钱乙讲了。

钱乙突然感觉思绪很乱，许多已经模糊的记忆碎片开始重新组合。

原来这一切都是真的啊！

原来梦里常常出现的那个模糊的身影就是父亲啊！

原来自己坐在小板凳上被抛弃的梦境也是真的啊！

原来自己的亲生父亲可能还活着啊！

钱乙慢慢地走出房间，来到院子里，放声大哭。（乙号泣。）

在痛哭一场后，他仔细地想了很久，然后擦干眼泪，来到了姑父的床前，郑重地对姑父说了一番话："姑父，您把我抚养成人，我们情同父子，请您放心，我一定会把您当作自己的父亲来看待的。"

姑父感动地望着钱乙。

钱乙接着说："至于我的生身父亲，不管他是死是活，我也要去寻找他。他虽然对我不公，但我毕竟是他的儿子，孝道还是要讲的。如果他还活着，现在也应该老了，需要人照顾了。他对我可以不尽抚养之责，但我不能不尽侍奉的义务啊。"

姑父吃惊地点点头：能以孝道立命，这孩子的一生一定会走得很好啊。

谷雨日。

阴雨连绵。

钱乙的姑父——吕医生去世了。这位善良的乡村医生是值得尊敬的，他培养出了一位中医儿科的奠基人，却连自己的名字都没有留下，就消失在历史的长河中了，实在可叹啊。

现在家里只剩下钱乙和他的姐姐——姑姑和姑父留下的一个孩子。

钱乙必须担当起支撑一个家的职责了。他按照对待父亲的礼仪，安葬了自己的姑父。

葬礼办得很隆重。

受过吕医生恩惠的乡亲们，听说吕医生去世的消息后，从十里八乡纷纷汇集而来，向这位在乡村奔波多年的医生表示敬意。

有很多医生，在他们活着的时候并没有得到富贵，但是身后却得到了老百姓的怀念，哪怕你只是为他治好过一次疮痈，他都会对后代讲好多次。

这就是乡村医生，从古至今，他们一直都是这样不求回报地履行着自己的职责。

葬礼后，钱乙开始打听谁家的公子到了该娶媳妇的年龄，并且人品等各方面条件都还不错的。

终于，有人提起邻村王秀才的儿子人品很好。

于是钱乙托媒人登门，没想到双方都非常满意。

婚期定下后，钱乙开始为姐姐筹办出嫁的事宜。

过去，父母去世的三年内是不能办喜事的，那是为了表示对父母尽孝。

但是，在丧期内出嫁孤女，那更是守孝道的表现，因为只有这样，父母才可含笑于九泉之下。

于是，周边的父老乡亲们都在含泪关注着这场婚礼。

到姐姐出嫁的日子了。

钱乙穿上了自己最干净的衣服，以女方家长的身份送姐姐出嫁。

时辰到了，鞭炮响起，大门打开了。

大家看到这个家里仅剩下的两个人走了出来，姐姐和弟弟。

弟弟在送姐姐出嫁。

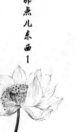

在姐姐坐上轿子的那一刻，钱乙的眼泪流了下来，他闭上了眼睛，心中默念："姑姑、姑父，你们该安息了！"（吕君殁，无嗣，为之收行葬服，嫁其孤女，岁时祭享，皆与亲等。）

婚礼之后，钱乙把姑父留下来的房子卖掉，然后把钱送到了姐姐那里。

姐姐看他背着行囊很诧异，便问道："弟弟，你要去哪里呢？"

钱乙笑着回答："姐姐，这里的事情都结束了。我要去寻找我的父亲了，如果他活着，他该需要我了。"

千里寻父之路

农历六月五日。

芒种。

大风。

钱乙起程了。

风吹动钱乙的衣摆，呼呼作响。

风从海上来，带着海水的味道。

钱乙昂起头，逆风而行。

钱乙的父亲钱颢到底去了哪里呢？

这简直就是一个谜，我们只看到文献里记载的"东游海上"，这范围可大了去了，我觉得只能靠想象来写了。

估计钱乙当时所知道的情况比我们多不到哪儿去，反正是向东，大方向是没有错误的，然后一定要去海上，估计要从山东半岛乘船出发。

这是个艰苦的旅程，如同大海捞针，估计和寻找一个真正的神仙所费力气相仿。钱乙一边沿途给别人治病，一边打听自己父亲的下落，这个工程耗费了钱乙好几年的时间。

大家不要小瞧了出海，那可不是件简单的事情，在古代，那绝对是要看老天爷的脸色行事的（现在好像也差不多）。出发前还要点炷香好好拜拜龙王，稍微一个不留神，就会葬身海底喂乌龟。所以，钱乙就在海边建立了一个大本营，然后等着老天爷给个笑脸，伺机出海。

这样的远洋业务钱乙同志一共进行了五六次，估计此时的他已经是个航海老手了，比现在的驴友们要专业得多。

苍天真是照顾有孝心的人啊，就是这么一个近乎无法完成的寻人计划，却真的让钱乙给完成了。几年后，他终于打听到了父亲的所在地（凡五六返，乃得所在）。

敢情这位钱颢同志还没有成仙啊！

那么他在干什么呢？让我来放胆猜想一下吧。

首先是他已经老了——显然没有找到长生不老药。

其次是他并没有再娶妻生子，因为后来他跟着钱乙回来养老了。

按照我的想象，他此刻正在某个小岛上卖烤鱿鱼呢。

这时周围的一个人跑来告诉他：“听说，你的儿子，来找你了，快去见见。”

钱颢呆住了，衰老昏花的眼睛半天没有眨，片刻，又开始摇扇子：“不会，我的，没有儿子。”

来人说：“听说，他的名字叫钱乙啊。”

钱颢终于停住了手里的扇子，张着嘴，说不出一句话来，半晌，才说：“千万不要带他来见我！千万不要！”

可是，钱乙已经来到他的面前了，他从众多的地摊小贩中，很快就认出了自己的父亲，这个在他的梦境里出现过无数次的模糊面容，现在已经苍老了。

就是这个人，当年把几文钱放在自己的身边，然后背着行囊远去的人，就是自己的父亲！

钱乙张开嘴，涩涩地喊了声：“爹。”

钱颢如雷击般怔在那里，慢慢地抬起头，看到了这个年轻人的面容。

这就是自己的儿子吗？那个好多年前坐在小板凳上，睁大眼睛望着自己离去的孩子，这就是自己的儿子吗？

钱乙轻声地说：“爹，跟我回家去养老吧。”

眼泪从钱颢昏花的眼睛里流了出来，他蹲在地上说：“你为什么要来

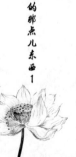

找我呢？你为什么要来找我啊？"

然后，他放声大哭："我心里有愧啊，我亏欠你太多了，你为什么要来找我啊！"

"因为，你是我爹啊。"

大海波涛澎湃。

浪花拍打在岸边的岩石上顿时水花飞溅。

回家的路漫长而艰辛，父子俩一共用了几年的时间才回到家（又积数岁，乃迎以归）。

回到家时，钱乙已经三十几岁了。

当钱乙带着老父亲出现在乡里的时候，大家都惊呆了。

这是不可能的事情啊！该不是父子俩都成仙了吧？上来一问，敢情还是凡夫俗子，只是历尽了千辛万苦。好多人都感动得哭了（乡人惊叹，感慨为泣下），大家齐声赞叹，这可是真正的孝行啊。

邻村的张孝廉和陈孝廉还特意挥动笔杆，写了几首得意的诗歌来赞颂这件事情（多赋诗咏其事）。

从此，钱乙有父亲了。他精心地照顾父亲，同时开始了稳定的行医生涯，白天行医，晚上陪着父亲喝上几杯（钱乙后来的酒量也不错，估计就是这个时候练的）。

七年以后，钱颢去世了。钱乙用隆重的葬礼安葬了自己的父亲。

钱颢东游，是想寻找天上的幸福，却没有想到，真正的幸福就在他的家里，在他儿子的孝心里。

通过这些资料，我们可以基本分析出钱乙同志的一些性格特征。首先，他儿童时代的心理是有创伤的，这对他个人来说是不幸，但却恰恰使得他对儿童抱有极大的同情心，这种同情心最终上升成为一种博爱精神，成为他为儿科治疗奋斗的动力。另外，从他处理姑父和亲生父亲的事情上，我们可以看出该同志极其质朴、孝顺，其道德水平是很高的，这使得他能够在日后不断进取，最终成为一代大医。

以上是对钱乙同志前一时期的工作和生活的总结，供同志们参考。

儿科医生钱乙

在接下来的日子里，钱乙治疗了大量的患者，他的医术也日趋成熟。

这么来形容钱乙的工作量吧，估计他是把周边地区的孩子都扫荡了个遍。但凡找个没病死有幸长大成人的，拉来问问："小时候有病是谁给瞧好的啊？"回答："钱乙叔叔。"估计就是这样的。

这其中，有两个孩子还非得提一下不可。一个孩子叫阎季忠，这个孩子在五六岁时，患了好几次病，这病重得好多大夫都说治不好了，准备后事吧。孩子的父亲是个读书人，在须城做官，急得就差点儿当着同事们的面哭了，后来有同事看不过去了就告诉他："东平的钱乙那可是儿科专家啊，估计人家能有办法，你不妨试试。"

于是他就把钱乙请来了，结果很快就把阎季忠给救活了，就这么着，两家还成了朋友。

您该问了，这事估计在钱乙的日常生活中也就是小事吧，唠叨这个干吗呢？

我唠叨的原因是，这个孩子长大了以后，看到钱乙老师救了这么多的人，感到这是一件好事情，为了"使幼者免横夭之苦，老者无哭子之悲"，他就把钱乙老师经常用的药方和方法给记了下来。这可是真传啊，钱乙老年时亲自给他掰开讲了讲各个方药怎么怎么用的。

后来，阎季忠把这些讲稿整理整理就给出版了。请各位注意了，我们现在看到的钱乙的书，就只有阎季忠出版的这一本，独一份，如果没有阎季忠，那钱乙的学问就绝世了，我们就会根本不知道钱乙是怎么看病的。可见，阎季忠的功劳很大啊！这正是：钱乙给了这个孩子第二次生命，而这个孩子，也成就了钱乙学问的传承。

另外一个孩子叫董及之。这个孩子当时也病得不轻，他患的是斑疹，

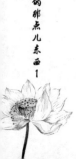

由于治疗不当，结果变成了危候，斑疹已经黑紫内陷了，这是说明正气已经大虚，如果再抢救不及时就会导致死亡（危恶殆极），家长这个时候也是急疯了（父母已不忍视），怎么办？这时有人提出来了："听说钱乙治疗小儿病那是一绝啊，怎么不请来呢？"

对啊，董及之的父母如梦初醒，赶快请来了钱乙。结果钱乙用一种叫牛李膏的药，给孩子服下去后，孩子就开始拉出了像鱼子那样的大便，接着，斑疹开始变红，最后慢慢地发了出来。这种病，就怕斑疹往里走，那叫内陷，危险着呢；如果往外走，发出来就好了。

孩子救活以后，家里人惊奇无比，就问钱乙："钱老师，您太厉害了！可您用的这个牛李膏是怎么做的啊？您能告诉我们吗？万一孩子以后再患这个病呢？"

人家钱乙也不掖着藏着的，就直接告诉他们了："嗨，就是牛李子，等到九月份后摘下来，熬成膏，少放一点麝香就可以了。"

中医有好多民间的方子特简单，但疗效非常好，各位看官有感兴趣的可以研究一下。

给董及之看完病以后，钱乙也就把这个事情给忘了，患者太多了，有时想记住都难。后来，钱乙年老时，从太医丞的位置上退了下来，回到故乡。一天，有个叫董及之的年轻医生来拜见他。

董及之？钱乙怎么想都想不起来这个名字了，那就请进吧。

董及之进来，拜见了钱乙后，拿出了自己写的一个小册子，叫《董氏小儿斑疹备急方论》。钱乙打开一看，大吃一惊，连声赞叹："写得好啊，这都是我平时研究的内容，可我还没来得及写出来呢，你居然已经掌握了（是予平昔之所究心者，而予乃不言传而得之）！真是长江后浪推前浪啊（予深嘉及之少年艺术之精）！而且还如此愿意把自己的心得写出来传授给大家（有惬素所愿以授人），真是难得啊，这样吧，我来给你写几句评语放在卷尾吧。"

看来钱乙是真的看好这位年轻医生了，就以他太医丞的地位给写几句话，还是那么客气的话，真是太难得了。

写完了钱乙就问，你怎么会找到我这里呢？（意思是我不大认识你啊！）

董及之说："您可能不大记得了，我小的时候您救过我的命啊！"

然后提了些细节，钱乙这才想了起来，原来是这个孩子啊，现在已经长得这么大了，还成了一个医生！

董及之成为了一个什么样的医生呢？当时有人描述了他的行医状态，说"往来病者之家，虽祁寒大暑，未尝少惮"，意思是说，无论严寒或酷暑，只要有患者来找，他都立刻奔赴患者家中，患者中有贫穷的，他都要周济一下。

真是一个好医生啊！

钱乙以精湛的医术救活了一个孩子，而这个孩子在这种高超医术的感召下，最终成为一个优秀的医生。

医道，就是在这样的过程中传承的。

后来，当钱乙的《小儿药证直诀》出版的时候，就把董及之的这个小册子也附加在书尾一起给出版了。所以现在我们可以看到它的内容，这本小册子很有意义，它里面包含了很多温病的治疗思路，是后世温病学派的众多起源之一。

在这种繁忙的诊疗工作中，时光慢慢地流逝了。一转眼，钱乙已经50岁了，谁也没有想到，一段未知的旅程正等待着他。

网友互动

Zongsan:

读到钱乙夜观天象，学习《黄帝内经》中的五运六气……我忽然想起一位美国中医，他叫倪海厦，据说可以根据皇历来诊病。倪医生的教学光碟分针灸篇、神农药学篇、内经篇、伤寒篇、金匮篇，一篇就是1000美元，说实在的，我是有点接受不了。

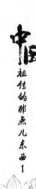

中医祖传的那点儿东西 1

维肝有瘤：

这个姓倪的大腕儿，我孤陋寡闻没听说过。哪怕他真有起死回生的本事——可是他说得明明白白：他看一眼舌头，然后看一眼皇历，就能给人治病了。翻皇历治病的医生，哪怕我得了什么绝症，全世界只有他能治，我也不要这皇历里翻出来的命。很简单，迷信和求生的欲望不管洋人土人都有的，只不过洋人被骗得少，所以信得不亦乐乎；中国人被骗多了，也就麻木了。

罗大伦：

这位倪海厦医生的光盘也太贵了，可能他认为值得吧，我不知道里面讲得如何。我以前就知道这个人，他在美国的诊所古色古香的，据说很气派。看他的方子用的都是经方，使用得还是颇为得体的。

关于看皇历诊病，这个维肝兄不用发火，其实我最初的感觉和你一样，也不大相信，现在接受了一些，但是临床也不这么用。似乎这是一个派别，他们看病就这样看的。这要讲我接触的这派医家的故事了。

我认识一个师兄，是台湾人，50多岁了，才来北京读的中医博士。他在台湾地区有几家慈善医院了，现在毕业了也常回北京，我去年见过他好几次。

这位师兄看病就凭的是运气理论。先看你患病的时间，几年前那个时间是什么运气，比如什么气主运，是燥气还是湿气，然后结合现在的运气，根据这个开方子，据说疗效极好。我的一个最要好的同学跟他学习，然后在临床中应用了，结果对我说，以前自己的方法全部放弃，这才是正宗，疗效太好了，几乎百发百中。别人都不知道他为什么用这个方子，他根据运气用了，结果患者就好了。我当时将信将疑。有一天在食堂吃早饭，台湾师兄和我的同学都在，他们会诊了一个患者，据说这个患者卧床很久了，结果我这个同学用了几服药，他就能起来自己来看病了，这个大师兄当时在旁边指导来着。我当时看得大吃一惊。

我这才相信果然有此事。但我还是心存疑虑，就问了些问题，这个大师兄说他的师傅是从安徽去台湾的，所以这个派别是大陆的，大陆现在反而少见了。他们的特点是把运气和经方结合。他们认为张仲景是根据运气学说（气候的理论）写的《伤寒杂病论》，每一个方子都是针对不同的气候条件的。所以，他们用的都是经方，但和我们辨证的理论不同。我们是根据汤证辨证，他们根据皇历。

我问，为什么我看了那么多的古代医案，都没有提到这种方法？这个师兄说，古代医家认为根据时间来看病是诊病的基础，是ABC，是1，2，3一样的东西，还用写吗？没想到现在我们都不会了。

这派理论似乎和宋元时期的部分理论相似，但似乎又很不同，因为它和经方结合得十分紧密。

我看倪海厦的诊病方法，和我这位师兄类似，都是看病非常简单，翻皇历，使用经方，出自同门也未可知。只是我这位师兄没有那么赚钱，在台湾一直为人义诊来着（他是佛教机构的）。

顺便说一句，在韩国每个韩医诊病的时候，第一件事就是记录患者的生辰八字和患病的时间，这个理论在韩国应用得比较多。

现在，在我们这里反而是大家一看到，就吓一跳了，以为是骗人的（包括我自己）。其实都是我们老祖宗的宝贵经验，被人家学了去，我们这里倒绝了。

现在看了这个帖子，知道现在美国也有人这么干了，倒是我们自己还不会，我倒是希望倪海厦能回国讲讲。

大象9919问：

我女儿，7个半月，盗汗、怕热（踢被子）、手足心热，不知是为什么，是不是缺钙？需要补钙吗？

罗大伦答：

朋友，小儿盗汗的原因很多，有的基本就是正常的生理反应，有的是缺钙。如果只是伴有手足心热，则有阴虚内热的嫌疑，可以服用一些凉性的食物如梨汁、西瓜汁等，也可以用几克桑叶泡水加上冰糖，服用一两次即可。因为桑叶清虚热。也可以用六味地黄丸化水，服用一两次，药量可以是成人的四分之一，注意不能多服。现在不主张给孩子服用补药，但是六味地黄丸确实是钱乙为了孩子发明的药物，而且长期阴虚对

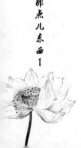

中医
祖传的那点儿东西
1

孩子的生长不利，适当服用对孩子还是有益的。还有个方法，如果孩子还喝母乳，可以给母亲服用一些六味地黄丸，通过调治母乳，来治疗孩子，也是古人的方法。

又一次抛弃幻想问：

罗先生，我小时候经常积食，祖母总是用我近几天吃过的东西，放在锅里炒干点燃烧成灰煮水给我喝，很快就见效，想请教您一下这是什么原因？不知道中医里面有这样的方子吗？

青藤雪个答：

我记得有一个方子，如果积食，把五谷杂粮炒煳了煮水喝，就管用。传统说法叫补胃气。

罗大伦答：

是啊，中医里有这样的方法，还有把山楂、神曲、麦芽给炒煳了，叫"焦三仙"，这在药方里经常用。开方就写"焦三仙"，药店就明白了，这是三味药。其中山楂偏重消肉食之积，神曲偏重化痰，消金石和稻谷之积，麦芽消面食之积，再加上焦槟榔为"焦四仙"，如果有积食，去药店买点焦三仙熬水喝就可以，通常的用量是每味各 10 克。

积食的时候，把导致积食的食物，放在锅里炒焦了，熬水喝，这也是一个传统的方法，是有一定作用的。这属于民间的土方法，有的时候，土方法也是很起作用的啊。

本主长平问：

我年年都因感冒后的鼻炎和咳嗽难受，常常一坐到天亮（躺下就喘气咳嗽），我太想根治了！我现在手上有阿奇霉素、桂龙咳喘宁、雪梨膏，我想问吃什么药最好？我倾向于中医治本的方法，希望能治好，而不是兵来将挡这种治标不治本的方法。

罗大伦答：

朋友你好，针对你感冒后长期咳嗽的这种症状，我分析一下吧。有很多这样的患者，在感冒后长期咳嗽，有的长达两三个月，这是风寒侵入人体。在感冒好转后，正气不足，并没有把外邪完全驱除，中医叫伏邪，所以会这样。外邪必须宣出去，否则以后感冒仍然如此。如果你现在仍然在咳嗽，我给你开个方子：细辛3克、杏仁9克（捣）、法半夏9克、陈皮9克、瓜蒌壳9克、枳壳9克、桔梗9克、薄荷9克、沙参9克、射干9克、五味子6克、黄芩6克、桑白皮9克、甘草6克，三服。药物先泡半个小时，然后熬，水开了10分钟即可，一日喝三次，一天一服。这个方子里有黄元御的思想了，气机升降的都有了，基本还是张仲景的方子打的底子。你可以试试。

间接任意问：

罗博士，你给本主长平开的药方，小孩能用吗？他才两岁半，减半用行吗？

罗大伦答：

朋友，小孩子就不要用这个方子了。小孩子的咳嗽我主张用食疗解决。前面有个家长问孩子咳嗽怎么办，我通常推荐的是橘子皮熬水，就是我们吃的橘子，黄色的，尤其是橘子里面的白色绵状物，不要扔了，还有里面的丝状物，叫橘络，都是理气止咳的。每次用一个橘子皮熬水，熬五分钟就可以了，如果有热，可以加入梨皮、萝卜丝，如果痰完全是清的、白色的，可以配合一点姜片或者苏叶。我通常用这样的方法来对付小孩子的咳嗽。食疗的东西很多，还可以再想想。

如歌的行板2001问：

罗大伦大夫，我在南京，我女儿今年7周岁，患哮喘。1岁时喘过一次，去年开始到今年经常喘，最近三个月，每个月就喘一次，每次都是受凉后咳嗽，有时伴有嗓子疼，接着就是喘。现在的治疗是挂水消炎，使用激素。女儿只要出一点汗就会受凉，在家里我们还可以避免受凉，但在学

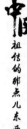

校读书父母无能为力，觉得女儿的免疫力弱，最近才会频繁生病。想通过中医调理，增强女儿的免疫力，罗大夫能给我一些建议吗？

罗大伦答：

哮喘的发作确实和人体阳气不足有关。在发作期，我觉得最有效的方法就是张仲景的经方，一边补阳，一边宣邪，如小青龙汤等，这需要有经验的医生对症开方。

在不发作的时候，我认为要从脾胃调理入手。现在很多中医喜欢给小孩子开补肾的药物，我觉得要慎重，尤其是补肾阳的药物，更要慎重，因为一旦引起孩子提前发育，后果严重。而中医认为"肾为先天之本，脾胃为后天生化之源"，所以后天调理脾胃是很重要的。这种经常有呼吸系统疾病的孩子，尤其是用过很多西药控制的，我发现脾胃都存在着相当程度的失调。尤其是现在的孩子们通常都喜欢吃零食或者垃圾食品，因此我在看这种病的时候，在孩子没有急性发作时，通常我就从调理脾胃入手，不管他的呼吸系统。结果发现，等脾胃调理好了，孩子呼吸系统的发病次数也就下来了，逐渐就恢复了健康，所以我悟出了孩子的病重在调理脾胃的观点。我通常使用的方子就是明朝御医陈实功的八珍糕的加减，大家可以参考。

（二）

挑战——长公主的女儿病了

这一年，宋神宗的姊妹长公主的孩子病了。

这里注意了，长公主并不是皇帝女儿中最大的，而是皇帝的姊妹。古代的规范称呼中，皇帝的姑姑叫大长公主，皇帝的姊妹叫长公主，皇帝的女儿叫公主。

这位长公主是上一任皇上宋英宗的女儿。宋英宗一共四个女儿，早死了一个，剩下的三个中，只有小公主祁国长公主活得比较长，剩下的两位分别于元丰三年（1080年）和元丰八年（1085年）去世。所以根据我的分析，估计是这位祁国长公主的孩子病了。

在说长公主这件事之前，我先把当时宋朝皇室里面的生育情况做个总结，总的评价是：生的速度比较快，但成活率非常低。

就拿那位宋神宗说事儿吧，他一口气狂生了十四个儿子、十个女儿，结果有六个儿子和七个女儿很早就死了，这种成活率低得从哪方面都说不过去，所以，他们对太医院的工作很不满意（估计这事儿搁谁都得不满意）。后来见到钱乙这个医术高明的儿科医生时，他们感到由衷的喜悦是可以理解的。

这位祁国长公主的姐姐蜀国公主的孩子就是3岁的时候病死的。

现在自己的孩子也病了，这可把长公主的全家上下急坏了，大家都惶惶不安，担心厄运再次降临。

这时有人提到了钱乙，说他在民间很有名气，对治疗小儿病那可是真有功夫。

长公主急了：啊？真的啊，还等什么哪，那就赶快把他给请来吧！反正太医们都没办法了。

于是，钱乙就被糊里糊涂地带到了驸马府。

我说钱乙糊里糊涂被带来是有根据的，文献记载钱乙进府时还醉着呢，这绝对是还不清楚怎么回事儿就来了，否则借他三个胆子也不至于

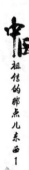

敢在给驸马家看病前喝酒啊。

估计他是在晚上，因白天诊病累了，老婆给烫了壶小酒，喝得挺高兴时，就被拎走了。

可见长公主女儿的病很重，什么病呢？泄痢。这个病对小儿来说是非常危险的，经常是可以夺走生命的。现在长公主的女儿就快要不行了（泄痢将殆），所以，连夜把钱乙召来了。

钱乙嘴里冒着微微的酒气，进了驸马府，看到气氛森严的层层楼阁，酒稍微醒了点。但是，应该客观地指出：他当时还是醉着的。

等到进入重重帷幕之内，看到了病危中的小孩，钱乙的神情才开始凝重起来，酒也醒了大半。他认真地对患儿进行了诊断，然后长长地出了口气，起身，退了出来。

驸马很着急，忙问："怎么样？"

钱乙回答："没问题。"

驸马一闻：咦？怎么一股酒气？胆子太大了，给我家孩子看病居然还敢喝了酒来？他娘的活腻了不成！（宋朝公主嫁的基本都是武将，这位驸马就是后来的宁远军节度使，人粗鲁了点儿很正常。）

钱乙还不识趣呢，还在那儿讲："不用担心，她的身上很快就会发疹子，疹子发出来就好了。"

驸马更恼火了："你！给我闭嘴！俺闺女患的是泄痢，和他娘的出疹子有什么关系！你实在是个庸医，谁把你找来的，把那个出主意的人给我拉出去打！"

然后一巴掌把桌子角给拍掉了一个："来人，把这个乡下土郎中给我轰出去（怒责之）！"

钱乙听了，一言不发，转身就走（不对而退）。

但钱乙走了别人也没有办法啊，大家都不知道怎么治疗，挺着吧，估计接下来就该是丧事了，然后呈报皇上，您又走了位外甥女，节哀顺变吧。

等到第二天，女仆突然来报："长公主、驸马爷，我们发现您女儿身上出疹子了！"

啊？大家都不信，忙跑来看。

果然，患孩出了一身的疹子，精神状态却好多了。

有这种事儿？这不和昨天那位医生说的一样吗？敢情那位医生是个高人啊！

长公主开始责怪驸马：瞧你昨天那个态度，做事儿怎么总压不住火儿呢？你就不能改改你那种粗人表现？

驸马：得，我错了还不成？我再去把人家给请来不就得了吗？

结果，又派人来到钱乙家里，钱乙正坐在那儿等着呢。

钱乙说："我就知道你们会来，我把药已经准备好了，走吧。"

钱乙脸上还是不喜不忧的，在他的心里，别人对他怎么样是不重要的，重要的是要把这个孩子的病医好。

吃了钱乙开的药以后，孩子很快就好了。

看着女儿又恢复了往日的健康，长公主心里这个乐啊，但还是很疑惑地问钱乙："您怎么知道出疹子，病就会好啊？"

钱乙回答："我昨天已经看到有微微的疹点，疹子外发，毒邪有外透之机，不至于内闭，当然就有让正气得以恢复的机会了，所以断定人无碍。我再用药辅助正气，让毒邪全部泄出，病就好了啊。"

原来是这么回事啊！

驸马虽然没有听懂，但也比较高兴，为了表示自己并不是个粗人，还写了几首歪诗送给钱乙（以诗谢之）。

很遗憾，这些诗没有能够流传下来。

第二次挑战——皇子病了

长公主的女儿痊愈后，长公主也特别高兴，帮钱乙弄了一个翰林医学的职位。

但是，事情远远没有结束，这不，没过多久，宋神宗的九儿子仪国公病了（听这个名头很大，感觉像个老头，实际上还是个流鼻涕的小孩子呢），太医们怎么治也治不好，结果，长公主推荐了钱乙。

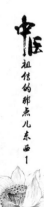

宋神宗的儿子患病是在钱乙治好长公主女儿的第二年，患的是瘛疭，也就是老百姓常说的"抽风"。实际上这种情况会在小儿很多的疾病状态下出现，具体这位仪国公小朋友是怎么得的病我也说不清楚，反正全太医院的人都傻了，怎么治疗都没有效果。

宋神宗恨不能把这帮人都给痛打一顿，心想朕平时养着你们，你们倒是好好学习啊，平时不认真读书，到真的诊病时却全成废物了，朕的若干儿子闺女都是因为你们才夭折的，等我腾出时间来一定好好收拾你们。

但光生气不成啊，那边那位还抽着风呢。于是问满朝文武大臣，怎么办呢？

大家都大眼瞪小眼的，束手无策。

这时长公主来朝了，她上殿告诉神宗："我知道个医生，虽然出身草野，但他钻研医术，手段那是十分的高明啊。我女儿上次病危，就是这位给救活的，陛下您可以把他找来试试。"

宋神宗一听："啊？有这样的人，叫什么名字？"

长公主："他的名字叫钱乙，现在就在京城呢。"

宋神宗这下来了精神头："那就甭等了，还不快宣他进宫？来人，宣钱乙进宫！"

得，钱乙又是糊里糊涂地被召进了宫里。

这回还好，钱乙没喝酒，他在护卫的带领下，来到了万众瞩目的皇宫。

到了宫里一看，这位仪国公小朋友果然病得不轻，抽风抽得很厉害。

于是钱乙开始心无旁骛地认真诊病。

要说这给皇族诊病，还真不是一般人能干的，这个医生一定要达到极高的修养和境界，心中做到只有患者和病症，其他一概不想，才能看好病。否则一会儿想这可是皇族啊，要是诊好了还不飞黄腾达？一会儿又想，坏了，这要是诊不好，还不把我拉出去剐了？您要是这个心态，那可就完蛋了，还没开始诊呢，这手可就哆嗦上了，腿也发抖了，别说诊病了，能稳住自个儿就不错了。

钱乙诊完病后，告诉侍者："以温补脾肾立法，方用黄土汤。"

太医们一听傻了，什么？黄土汤？这都挨得上吗？

这黄土汤是东汉医圣张仲景的方子，记载在《金匮要略》中，主要是治疗由于中焦脾气虚寒所导致便血的病症，怎么看都跟眼前这个瘛疭没有关系啊。这帮太医们打破了脑袋也没想出来这是个什么思路。

顺便说一句，这个黄土汤里的主要一味药就是灶心黄土，现在药名叫灶心土，也叫伏龙肝，这可不是随便在地里抓一把黄土就能用的。那么什么是灶心黄土呢？就是农村做饭用的土灶，在炉膛里的灶底被火反复烧的那些砌炉灶用的黄土，用的时候给撬下来，捣碎，就可以用了。黄土汤的熬制方法是把灶心黄土先熬水，然后用这个水，再去熬剩下的几味药。

此方治疗脾胃虚寒引起的出血症状效如桴鼓。

现在人们很少用了，好多药店都买不到灶心土这味药了。

太医们都用怀疑的眼光看着钱乙，心想：我们就等着看你当众出丑吧，民间土郎中还想到我们皇宫里来治病？

皇上也不懂啊，怎么办？反正大家都没有办法了，那就试试吧。

于是如法煎药，就给这位仪国公小朋友喝了。

结果，喝完药后，病就好了（进黄土汤而愈）。

仪国公小朋友此次大难不死，后来长大成人，成了宋神宗活着的儿子里最为年长的。《宋史》记载，宋神宗死后他差点当了皇上，结果因为眼睛有点什么问题，没有当成，让宋徽宗当了（于诸弟为最长，有目疾不得立。徽宗嗣位，以帝兄拜太傅）。反正是比他的前八位很早就死了的哥哥们幸福多了。

回过头来讲，仪国公小朋友的病好了后，宋神宗那是相当的兴奋啊：朕的儿女们估计可以避免一个接着一个死去的厄运了！

他斜眼看了一下羞愧得汗流浃背的诸位太医们，转身对钱乙露出满脸的微笑："爱卿，来，谈谈你的治疗体会吧（意思是：给这帮笨蛋听听），这个黄土汤，它怎么能治这个病呢？"

钱乙回答道："回皇上，我是'以土胜水，木得其平，则风自止'。"（这是中医里面的五行辨证方法，他认为抽搐是由于体内的风邪引起的，

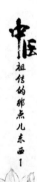

他用补土的方法来克制水湿的泛滥，水液正常了以后，依靠水来生发的木气也就正常了，这样抽搐就会停止。）

钱乙接着说："况且，诸位太医们用了药，治疗得差不多要好了，我只是很凑巧在这个时候给加了把劲儿而已（且诸医所治垂愈，小臣适当其愈）。"

看来钱乙还是很给这帮太医们面子的，说话都给留了余地。

宋神宗很恼火地又斜了一眼这帮太医，心想这帮笨蛋给他们留什么面子，你们看看人家钱乙，人家说话多客气啊，你们都学着点儿！

在这种兴奋情绪的感染下，宋神宗对钱乙说："爱卿治病有功，朕现封你为太医院太医丞，赐紫衣金鱼袋！"

解释一下，这个太医丞就是太医院院长的副手，相当于副院长吧。而这个紫衣金鱼袋是三品以上官员的标志，在北宋一般医生是没有这个资格佩戴的。

总之是宋神宗表现出了对钱乙的高度重视。实际上，他也是为自己的未来考虑，自己勇猛地生了这么多孩子，总是病死可不是办法啊，一定要把这个儿科医生留在太医院！

相信这是宋神宗当时内心最大的心愿。

很不开心地做了太医院的领导

不过短短两年，钱乙一下由一个普通的民间医生变成了太医院里的太医丞。

庆祝吧，欢呼吧！该为自己高兴高兴了，您一定这么想。

您想错了，钱乙面临的将是一个十分严峻的形势。

让我来给大家分析一下吧。

首先，诸位太医们肯定不开心。您想啊，皇帝的孩子们病死归病死，大家都有责任，皇帝总不能把太医们都杀了吧，所以大家的日子混得还是不错的。平时拿一些专业的术语蒙蒙这些皇族们，然后领了很高的俸禄，下了班还可以一起去酒楼听听小曲儿。

现在，横空出世了一个钱乙，而且一出手就让大家显得很无能，在皇帝面前着实风光了一把，这哪是我辈所能忍受的？更可恨的是，居然一来就做了我们的领导，我们疏通了那么久的关系也没有坐上的位子，居然让这个民间土郎中给坐了，真是岂有此理！

这就是钱乙同志未来的工作环境，虽然文献中没有记载，但是我们是可以想象得到的。而且，从钱乙后来很快就不愿意在太医院继续任职了也可看出些端倪。

还有患者这边呢，这些皇族们自以为是惯了，在他们眼里，你太医就是为我们服务的奴才，所以他们的态度很不好。你瞧病时说的话很容易惹火他们，他们动辄责骂训斥，在钱乙的医案中就出现了好几处诸位皇族发火的记录。而钱乙是个耿直之人，有时候很不给这些人面子，所以冲突是难免的。

另外，您以为给皇上的这帮亲戚和京城的达官贵人看病容易吗？给一般老百姓看病，大多也就请您一位大夫，您从头到尾仔细给瞧瞧就可以了。皇宫、诸王府和京城那些达官贵人看病可不是这样，他们有资源优势啊，哪个孩子有病了，一下就把所有的名医请来，什么太医、民间高手都来了，那真是名家荟萃。

您觉得这样看病会更好吗？如果要真是一帮特有水平的大夫，那没问题，跟现在的会诊差不多。可那会儿的医疗水平没那么高，大家实在不是很了解这儿科病到底该怎么治，七嘴八舌瞎出主意。钱乙为了把病瞧好，为了坚持自己的正确意见，首先必须把其他错误的思路都给辩论倒了（有时候还包括这帮似懂非懂的患者家属），然后才能面对患者一心治疗，否则这么多人各执一词，谁也没法儿瞧病。

这就是钱乙要面临的治疗环境，很恶劣。好在我们的钱乙早年打下的功底太深了，辩论一交手，马上就显示出了他压倒一切的优势，给反方同学以沉重的打击。然后，他几乎每次都会把正确的治疗方法给大家分析一遍，好让大家知道下次该如何正确处理儿科病。

无论如何，钱乙上任伊始就用精湛的医术给大家留下了一个深刻的印象。

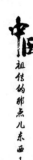
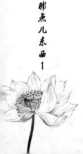

治疗七太尉小朋友

一天，广亲宅二大王的儿子病了。各位注意，这个"大王"不是通常我们想的"山大王"，而是王爷的意思。不过宋朝这种称呼的确很有趣，每次我看到这儿，都觉得这是个满脸络腮胡子的莽汉形象。

这位二大王的哪个儿子病了呢？是七太尉，才七岁呢。

您也许觉得更奇怪了，这太尉似乎是个很大的官吧？是的，没错，太尉在宋朝是仅次于太师的位置了，比太傅还要高，是个军职，大致相当于现在的国防部长吧。宋朝是一个很搞怪的朝代，他们的皇室似乎对封官赐爵有特殊的爱好，皇家子弟一生下来，就开始狂封官职，然后这一辈子里再不断地加封，怎么说也得封他十个八个的官职，说句实话，最后封得我都不知道该称呼这位什么了。

皇家的孩子出生没多久，就会封个太尉的官衔。

所以会出现这样的情况，您到他们王府去串门，开门一看，屋里小板凳上坐着一排的国防部长，个个都流着鼻涕、穿着开裆裤呢。

这位七太尉小朋友病了，当然要派人来找钱乙过去看看。

钱乙赶快跑了过去。什么病啊？是潮热（潮热，中医术语，是指如潮水一样有规律地发热）。他诊断后，说："这孩子没事儿，不用服药了，用饮食调理一下就可以了。"

大家长出了一口气。

可是就在大家以为没事儿的时候，钱乙一眼看到了另外一个年龄更小的孩子，就是我们的八太尉小朋友。钱乙稍微诊了一下这个孩子的脉，说："那个孩子是没问题了，可这个孩子马上就会有很吓人的暴病（此儿旦夕暴病惊人）。"

大家都被吓了一跳，这个八太尉活蹦乱跳的没事儿啊。

钱乙接着说："现在就要预防抽搐了，如果治疗恰当的话，再过三天，中午过后就会好转的。"

二大王听后很愤怒（皇家子弟的坏脾气暴露出来了），这都什么啊，你以为你是神仙啊，还预言呢，真是胡说八道！于是怒气冲天地说："我们八太尉不是好好的吗？有什么病！你们这帮医生，总是胡说来吓人，不过是为了多得些利益而已（医贪利动人乃如此）！你现在就给我看七太尉的病，没事儿你就走人，不要给我说什么八太尉的病（但使七使愈，勿言八使病）！"

钱乙的表情却很认真："我说的是真的，您让我好好给他瞧瞧吧！"

大家开始不耐烦了："去，去，快走吧！"

"我说的是真的，你们这样孩子会受苦的……"

"去！乌鸦嘴！"

结果钱乙很郁闷地离开了广亲宅。

您猜结果怎么样？第二天，广亲宅里可就乱了，为什么呢，原来是八太尉小朋友开始出现了抽搐的症状。天啊！预言终于应验了，这可是大事啊，于是大家不约而同地想起了钱乙。

晕！敢情这位讲的话是真的？难道这位会预言？

怎么办呢？还用问？赶快把这个钱乙给我找来啊。

于是大家又把钱乙请了过来。钱乙用药后，到第三天午后的时候，小孩果然好了。

看来在长公主那里发生过的事情又发生了一次。

这个钱乙，到底是乌鸦嘴还是预言家？所有的人都在问着同样的问题，大家都睁大眼睛瞪着钱乙，交头接耳，神秘气氛开始萌动。

其实钱乙并不是什么预言家，他只是一个掌握了儿童生理病理规律的医生而已。

当二大王心情放松下来后，也饶有兴致地问了这个问题："你是怎么在这个孩子没有病的时候就知道他会病呢？"

钱乙回答说："其实那个时候他就已经出现要发病的征兆了。他当时脸上腮部红得厉害，说明是肝经受邪了（这是钱乙本人根据《内经》总结的面部诊断法，大家如果有兴趣可以直接翻阅钱乙留下的书，在书中钱乙认为人脸上的左腮对应肝，右腮对应肺），目光微微发直，眼睛归肝经所主，所以这也是肝经受邪的征兆。而肝属木，木生火，心属火，所

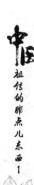

30

以心经也必然受邪。我又看到八太尉喜欢坐在石头凳子上，这是体内有热，想要凉快的缘故啊。"

大家都听傻了，敢情这是个推理的过程啊，您的上一个职业该不是侦探吧。

钱乙又说："他的身体肥胖，脉象急促，这是脾气虚而肝火盛的表现，所以我推断他会出现抽搐。另外，我之所以推断过午时（11点—13点）才能好，是因为午时为心经所用的时辰，而过了午时则是肝经最弱的时辰啊［这是中医的子午流注理论，该理论认为人体的经气是按照时辰的顺序来流注到各经的，在丑时（1点—3点）肝经用事，此时肝经经气最旺，而对应的未时（13点—15点）则是肝经经气最弱的时辰）］。"

"那您是用什么方法治疗的呢？"

"用的是泻心肝补肾的方法。"

大家这才明白过来，敢情他不是神仙，而是技艺精湛的缘故啊。

二大王也兴致盎然：老大，俺算服了！干脆俺把络腮胡子剃了下山跟您学中医得了。

竟敢和四大王较劲儿

这边二大王儿子的病好了，没多久，到了六月中旬，那边四大王的儿子又病了。这位，当然也不例外，也是个国防部长级别的，是五太尉。得的什么病呢？是上吐下泻，止不住了，水谷不化（水谷不化，中医术语，意思是吃什么就排泄出什么，没有加以消化）。

怎么办？请太医吧！于是太医们纷纷跑来了，诊了脉后，大家纷纷说这是虚寒啊，该开温补之药。对，温补之药，大家互相附和。

于是开了补药，然后用姜汁冲水就给这位五太尉小朋友喝了（众医用补药，言用姜汁调服之）。药喝下去一天后，坏了事儿了，这位五太尉又添了个症状，开始喘上了（益加喘吐不定）。好嘛，这个难受啊，连喘带吐，您说搁谁受得了啊！看到这个情形，各位应该明白宋神宗的那前八位宝贝儿子是怎么死的了吧。

怎么办？请钱乙来吧。于是把钱乙给请来了。在太医们尴尬的目光中，钱乙诊了五太尉小朋友的脉。

诊完了脉，钱乙抬起头，对各位说："这是体内有热啊（伤热在内也），就不能再用温热药了，昨天谁主张给用的温热之药？"

大家忙把目光投向左右，装作不知道。

钱乙接着说："不能再用热药了，要用凉药（当用凉药治之），方用石膏汤，熬三份儿，三份同时喝下（用石膏汤三服，并服之）。"

这时有人来报告钱乙，说皇上找他瞧病，得，这位来头更大，那就先告辞了，等一会儿忙完了皇上那头再回来。

等钱乙一走，这帮医生就又来劲儿了。大家围着这位四大王开始议论纷纷："我看这么用凉药治疗不妥，大王您想啊，连吐带泻的，这人得多虚啊，不补能行吗？而且米谷都不消化了，那是脾胃无火啊，应当温补脾肾啊（当补脾，何以用凉药），再用凉药，那不要命吗？各位贤弟以为如何？"大家又纷纷接茬儿，应该补！应该补！

没办法，这位四大王还是文化程度低，觉得这帮人讲得太在理了，于是吩咐："来，你们开药。"

于是大家又开了丁香散。

没多久，钱乙同志又跑了回来，看来宫里的工作还真忙啊。

进来一看，吓得眼睛瞪得老大，没搞错吧？我刚才不是讲了用凉药石膏汤了吗？怎么眨眼变成热药丁香散了？这是哪位在开我的玩笑啊？这个玩笑可开不起啊！

"没人开你的玩笑，是我们开的丁香散。"诸位太医和四大王在一旁笑眯眯地看着钱乙。

钱乙急了："这个药千万不能服啊！服了三天以后，患儿一定会肚子胀，身上发热，喝水就吐！"（三日外必腹满身热，饮水吐逆。）

"呸！乌鸦嘴！"四大王终于忍耐不住，发火了，"我们用补药，只能使身体强壮，你不要胡说了！"

众位太医向四大王投去敬佩的目光：您学习我们庸医的理论还真快啊。

钱乙也没辙了，望着这帮自以为是的医生和患者家属，得，你们爱怎么着就怎么着吧。

他问四大王："您确定要这么用药了是吗？"

四大王："是。"

钱乙："那您以后就别再来找我了（毋庸复召我）！"

四大王气不打一处来，心想你还挺牛的啊，有什么了不起啊，不找就不找，送客！

结果钱乙很郁闷地走出了四大王府。

各位看官觉得这宫里的病好瞧吗？

结果同样的一幕又上演了（重复的频率也太高了吧，怎么这帮大王就不接受教训呢），到了第三天，这位倒霉的五太尉小朋友果然出现了肚子胀、身上发热和喝水就吐的症状。

"不会吧？"四大王也傻了，"怎么这个钱乙说得这么准啊？"

"那赶快找钱乙吧！"家人纷纷议论。

四大王这回也蔫了："我曾经说过再也不找他了，我看还是找其他太医们吧。"

于是又找来了那帮太医。

这帮太医一瞧，这位五太尉脑袋都耷拉下来了，面无人色。

于是纷纷摇头："对不住了四大王，这病我们瞧不了。要么，您再找找别人试试？"

四大王恨不能把这帮爷脑袋给拧下来。他伸出手来指着这帮医生，气得直哆嗦，半天说不出话来。

没办法，低头求钱乙吧，去，派人请钱乙。

钱乙那边正为皇上的事儿忙得头都抬不起来呢，就对来请的四大王府的人说："现在稍微有点忙，忙完回头就过去（适用故不时往）。"

派去的人回来了，四大王一看不高兴了："怎么一个人回来了，钱乙呢？"

下人回禀："钱乙说他正忙，回头再过来。"

四大王一想，不对啊，这个钱乙是在跟我摆谱呢，我说过不再请他，他居然敢给我脸色看（王疑且怒）？

来人，给我多派些人，去把钱乙给我抢来（使人十数辈趣之）！

这回场面可就大了，只见十几号人杀气腾腾地从四大王府里出来，直奔太医院。路上的行人纷纷驻足观看，这是谁跟谁啊？这位四大王跟哪个山头的火并上了？

钱乙还在忙呢，呼啦进来了十几号凶神恶煞般的人物，冲着钱乙狞笑："太医丞，怎么着？我们四大王那边请你，你就敢不给个面子？"（按：有明显的黑社会性质。）

钱乙这才明白为什么，"嗨，犯得上来这么多人请我吗？可是，我这倒是有个条件，答应了我的条件，我就去，否则您爱怎么着就怎么着吧。"

"什么条件？"

"我去了一定要按照我的方子下药，否则去了也是白去，还耽误了皇上这边的事情。"

于是马上有人跑了回去，按钱乙的原话通禀了四大王，四大王顺手给了此人一个耳光："废话，我要是不听他的，还用这么多人请他干吗？"

这个倒霉蛋可真够窝囊的，专程回去挨了个耳光又跑了回来，捂着脸说："大王说了，听你的。"

就这样，钱乙跟着这帮人就来到了四大王府。

路上行人还不明白怎么回事儿，还议论呢："嘿，这位钱大人架子真大，连四大王请他都得出个仪仗队。"

到了王府，钱乙再次诊脉，然后对四大王说："仍然是热证，用白虎汤（按：这是《伤寒论》中张仲景开的方子，方中的主药为生石膏，该方能清阳明气分邪热，故以西方白虎名之），一日服用三次。"

到了第二、第三天，用白虎汤每天服用两次（与白虎汤各两服）。

第四天，用石膏汤加味服用一次。然后患儿的热就退去了（热退而安），身体也恢复了健康。

四大王一直张着大嘴，在旁边看着呢，直到最后儿子康复了，才把舌头缩了回去："我的天啊，这才是瞧病啊！"

看完了热闹，四大王也忍不住问了句："钱大人，您干脆再给讲讲得了，为什么要这么治啊？"

钱乙也没客气，正好给各位御医讲解一下："这个病发生在六月，六

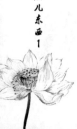

中医
祖传的那点儿东西
1

月热盛，邪热侵入了孩子的体内，热伤脾胃，所以才会发生严重的吐泻。这个时候要清热，如果用了温热药，则上焦也就热盛了，所以才会发生喘的症状。后来又误用了丁香散，丁香是下焦热药，这样上中下三焦皆热，所以我判断会腹胀，饮水吐逆。至于如何使用白虎汤，仲景先生已经在《伤寒杂病论》中论述过了，大家可以参看一下。"

"太精辟了！"四大王觉得自己已经听懂了，很感慨地赞叹，然后心里也寻思着：要么我也像二大王一样，也把络腮胡子剃了下山来学中医？

钱乙的诊断诀窍

故事看到这里，估计您也会纳闷：为什么这种情况会不断地出现，而且极其类似，都是钱乙提前几天预言了患儿的病情，开始大家不相信，最后预言果然应验，难道钱乙真的具有什么特异功能？为什么他能够提前观察到疾病的征兆？

这个谜底我现在为您揭开吧，这是因为钱乙练就了一套不用问就能诊断病情的本事。

其实儿科的特殊性就在这里，您想问，可您怎么问啊，那么小的婴儿只会哭，您还问他："来给叔叔形容一下这种疼痛是锐痛还是钝痛？是隐痛还是跳痛？"估计孩子会以更尖锐的哭声回答您，或者尿您一身。

所以，小儿科必须从语言之外找到诊断的依据，现在可以通过影像学、生化检查等方法进行诊断。但有的时候仍然有漏洞，比如有的婴儿腹泻，生化检查没有任何方面的异常，但孩子就是腹泻、瘦弱。我见过一些这样的婴儿，令那些儿童医院的医生很苦恼，最后都是中医给调理好的。

古代的诊断方法更少了，所以大家都不愿意治疗儿科病。

人家钱乙就开始琢磨了，这样下去还了得了，要想办法啊。于是在长期的实践中，人家练就出了一套绝活，那就是通过小儿的外表来判断病情（中医叫望诊）。

这套绝活确实很厉害，现在能用的人已经很少了，给大家介绍一下，比如他通过观察五脏在脸上的反射区的颜色等来判断五脏的状态，他还通过观察小孩子的孔窍，比如眼睛、鼻子、肛门等的状态来判断病情，尤其是眼睛，那是钱乙特别重视的。

还有听患儿的声音，也是很重要的。比如有一次钱乙偶然路过一个相识的老头家，听见有婴儿的啼哭声，钱乙表现出非常惊愕的样子，问："这是谁家的婴儿在哭啊？"

老头很兴奋地介绍："这是我的孙子啊，我家里刚刚生了一对双胞胎，还是男孩子呢。"

钱乙严肃地说："一定要好好地照顾啊，现在能不能活还不一定呢，要过了一百天才算平安啊（过百日乃可保）。"

您说这不找骂吗？有这么说话的吗？人家大喜的事情，您来个"还不一定活呢"（通常境况下会挨一顿板砖）！

看来这个老朋友还是挺客气的，只是面上不悦而已，说了句"送客"也就算了。

结果是，没到一个月孩子就病了，找不到钱乙，最后很快都死了。

这件事说明钱乙可以通过婴儿的声音来判断其健康情况。

这些诊断方法很多，我就不一一介绍了，各位看官有兴趣可以看钱乙的书。

因此，在儿科还不发达的当时，在其他医生还完全不清楚患儿的疾病状态的情况下，钱乙已经通过这些独特的诊断手段了解了病情，这弄得他总像是个先知似的，其实这些都是中医诊断学里的一般内容。在中医诊断里面，望、闻、问、切四诊必须合参，但现在有很多内容医生都不会了，只剩下问诊了，很可惜。

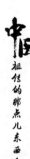

钱老师组织的考试

在太医院里任职，除了给皇族治病，宋朝那会儿太医是可以出去给老百姓看病的（按：后世有些朝代就不行了，必须一心为皇室服务），所以钱乙也经常被请去给京城里的各家诊病。因为当时钱乙的名声已经很大（连皇上都颁发认证证书了），所以请他的人多极了。这样，钱乙也同时开始了他的教育不合格医生的过程，他的教育方式很简单，那就是：

现场考试。

这搞得其他的不大合格的医生很痛苦，纷纷感觉到自己的噩梦开始了。

一天，京东转运使李同志的孙子病了，那孩子才8岁，咳嗽，气短，胸闷。

一开始李同志并没有请钱乙，而是请了其他的医生。这个医生诊了病后，很有把握地说："这是肺经有热啊，需要用凉药治疗，方用竹叶汤、牛黄膏，每天各服用两次，保证痊愈。"

治疗效果很糟糕，原来只是咳嗽，服下这个药后，又开始加上喘了。

这回李同志急了，赶快请来了钱乙。

这个医生一听钱乙要来，心想坏了，这位以现场考试闻名啊，我这两下子，还不露馅？赶快跑路吧！

还没等迈腿呢，钱乙已经来了，于是只好一脸苦相地看着钱乙，脸都白了。

钱乙诊完了脉，果然开始发问："服用的什么药啊？"

李同志抢先回答："竹叶汤、牛黄膏。"

于是钱乙同志正式开始了现场考试，问医生："服用这两味药是想治疗什么呢？"

啊？考试这就开始了？医生硬着头皮答道："用，用来退热、退涎的。"

钱乙同志接着考："这个病是什么热发作呢（何热所作）？"

这个医生一脸苦相，心里想：老大，你要看病你就自己看吧，干吗要考我啊，兄弟我以后还要混啊，这样很丢人的啊，拜托给个面子吧！心里想着，可嘴上还得回答啊，于是说："是，是肺经热，所以才咳嗽，咳嗽久了才生痰涎。"

钱乙同志接着考试："那么竹叶汤和牛黄膏是入什么经的药呢？"

老大，求求你别考了行不？这个医生脸都绿了，还要回答："是入……什么经来着？"

钱乙无奈地叹了口气，说："是入心经的。"

医生恍然大悟，说："对啊，是心经。"

钱乙又问："既然是肺热，你用入心经的药做什么呢？"

医生又被问住了："啊？"

钱乙同志终于宣布考试结束，开始了教育的过程："这个孩子不是肺热，而是肺虚，同时感受了寒邪，治疗的思路是补肺，同时散寒，此时千万不可用凉药。下面我治疗，你来看着，以后就知道怎么处理了。"

这位考生眼泪差点下来了。老大！这堂课给我留下的印象好深刻啊！

最后钱乙很快就把这个孩子治好了。

除了在民间推广现场考试外，在宫里钱乙同志也开始了推广运动，这搞得太医院的医生们也开始紧张得抓耳挠腮的。

一天，睦亲宫里的十太尉小朋友病了，是疮疹。先是诸位太医们来给诊断了一下，大家七嘴八舌说出自己的想法，却没有一个统一意见。这可把睦亲宫的大王（不知道是几大王）急坏了："你们的说法不统一，让我们太尉怎么服药啊？去，把钱乙给我找来。"

钱乙很快就被请来了，诊了脉，然后转脸看着诸位太医。

这些太医感到后背一阵发麻，心想：别不是又要现场考试了吧？

没错，您猜对了，钱乙同志又要开始推广考试运动了。

钱乙问："刚才大王问了，这个病是属哪个脏腑的，大家来回答一下吧。"

你自己回答不就行了，别拉上我们行吗？大家心里虽都这么想着，可嘴上还得回答呀，一个太医说："是胃热。"

钱乙同志看着这位太医，眉头微微一皱，好嘛，这位同志的脸色立刻白了，额头上直冒冷汗。

钱乙又问："如果是胃热，为什么患儿会乍凉乍热的呢？应该一直热才对呀。"

太医顿时哑口无言："啊？这……"心想：我怎么知道啊！大哥，你去问问别的家伙吧！

于是钱乙又看着另一个太医，这位太医的脸色也立刻变得煞白。

钱乙问："你说这个病是什么原因呢？"

这太医犹豫了一会儿，小声回答道："是母亲的腹中有毒。"

钱乙又问："既然是母亲的腹中有毒，那是哪个脏腑的毒呢？"

太医心想：天啊，我哪里知道是哪个脏腑有毒啊，大哥，我回去好好看书还不行吗？别考了成不？

可这不回答丢人啊，于是便硬着头皮回答："母亲的毒在她的脾胃。"

钱乙同志还真是不依不饶啊，接着问："既然毒在脾胃，那患儿为什么惊悸呢？"

太医被问得张口结舌："这……"心想，丢人就丢人吧，于是把头一低，开始装傻，不再回答钱乙的问题。

于是，钱乙开始了他的正式讲课："这个病啊，是一种传染病（此天行之病也），但也是由于婴儿自身正气弱造成的。正气之所以弱，是由于还是胎儿的时候吸收了母亲的不洁之气。这个病的治疗，不可妄用泻下法或者发表法，需要解毒治疗，需要按照五脏来辨证。呵欠顿闷，要着重肝经；时发惊悸，要重视心经；乍凉乍热，手足冷，要重视脾经；脸上，特别是眼睛和面颊如果发红，咳嗽，要着重肺经……"（具体钱乙老师讲了很多，就不给大家多写了。）

在钱乙那个时代，对麻疹、水痘和普通的幼儿急诊还分得不清楚，原因很简单，那是将近一千年前，基本还没什么成形的儿科呢，人家钱乙是第一位，他的很多关于小儿病症的记录都比欧洲早了几百年，已经很不容易了。具体这位十太尉小朋友患的是哪一类的病症我就不给一一对号了，反正在上课结束后，钱乙老师做了个示范课，用抱龙丸给十太尉小朋友服用了几次后，就给治疗好了。

光说不练那是假把式，钱乙老师前面理论讲得好，后面的治疗效果也不是吹牛的，其他太医们虽然很不服气，但是钱乙的实力在那儿摆着呢，不认输不行啊。

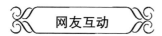

网友互动

鸡塞远问：

咨询一下罗老师、杏虎老师以及坛内各位中医大夫，小儿抽动秽语症中医治疗的方法是不是平肝息风啊?

我儿子4岁,两月前开始挤眼睛,喉咙里伴有吭吭声,经过一个月的中医治疗,现在只在吃东西时有上述症状。但是吃了一个月中药了,也不能完全治好,真急死人啊!想另找大夫治疗!如果是您治疗此病的话大约需多长时间啊?这个病难治吗?治好后还会复发吗?急盼回复!

罗大伦答:

这个病通常的治疗方法是平肝息风,但是还要注意孩子是否有食积,因为只是在吃饭的时候犯病,我分析可能和食积有关系。有的患儿也没有用平肝息风的药物,只是消食导滞,结果这个病也好了。我想你儿子前面的治疗是有效的,因为现在只是在吃东西时犯病了,是否可以再增加一些消食导滞的药物,你和当地的医生商量一下。

中医有句话叫"土虚则木摇",钱乙治疗皇子的抽风,大家都觉得该息风,但是钱乙用的就是调脾的方法,使用黄土汤,一下就给治好了。你可以参考一下。这里有可能是"土实"吧。

偶然一刀问:

罗老师你好,看你的帖子已经很久了,和其他人看后的感想一样,这里就不啰唆了,请教两个问题:

1. 本人今年29岁,看了罗老师讲六味地黄丸的部分,临床症状与我的症状一致,就每日坚持服用,至今有半月了。症状明显减轻,腰不酸了,疲劳感也没有了,以前每到中午和下午就很困乏,无精打采,现在也基本消失了。罗老师提到肾虚有阴虚和阳虚之分,其症状可能会一样,我就搞不太清楚了,目前还存在右眼皮时常发胀,偶尔跳两下,右肩膀肌肉会不自禁地一松一紧,小便自感正常,大便多数时间不太成形,颜色大部分是黑色(不知是否是服用六味地黄丸的原因)。另外,还有早泄,自己分析多半是肾虚导致的,时间很久了,大概有两年了,房事不频繁(约一月一次)。自己买了锁阳固精丸,同六味地黄丸一起服用,也不知对不对症,若对症的话,需服用多久才会见效?麻烦罗老师给分析分析。我现在这个样子,不知道用不用补气血?

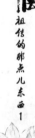

中医
祖传的那点儿东西
1

40

2. 这个问题可能比较傻，但我还是想问问。周围的朋友、亲人、同事身体不适或生病时都会头疼，可打我记事起就从来没有头疼过，也不知道头疼是什么感觉，不知这是否正常，会不会有什么病潜伏在体内？

罗大伦答：

偶然一刀朋友，我不知道你现在的情况，只能推测一下。中医认为人体的右侧属气，左侧属血，有的时候有病要考虑到这些方面。还有右侧有病有时要考虑肾阳，左侧要考虑肾阴，所以建议你找个当地的医师，判断一下现在自己是不是肾阳有些虚，或者其他原因？你服用过六味地黄丸，补足了肾阴，此时补肾阳是很容易的，中医认为阴中生阳，只要稍微一补就可以了，不要让医师开汤剂，中成药就可以解决问题。

没有头痛当然好了，不要管它。

郊外人家问：

有问题求高人解答。

我儿子 10 岁，前天傍晚突然说不舒服，头痛、腹痛、想呕、喉咙发热且浑身无力。我用肛表给他量体温，发烧到了 39℃，就马上给他喂了双黄连和小柴胡。睡前再量已退到 38.5℃了。但半夜孩子体温又升高了，我只好又给他喂了护彤退烧。结果，没想到，孩子的高烧总是反反复复，吃了药烧就退一点，药效一过体温就上升。已经折腾两天了，孩子还是没好。事实上，我儿子经常这样发烧。最伤脑筋的是每次发烧后咳嗽总是久久不愈。

我想请教罗老师，我儿子的病到底是怎么回事？应该怎么治？

罗大伦答：

郊外人家你好，我给你发送了短消息，请查收。我留下了通信方式，孩子有问题可以联系我。

郊外人家问：

非常感激罗老师！其实我在这之前就孩子的问题已经几次给您发了邮件，而您每次都不厌其烦地一一给我解答，最后明确诊断我孩子的毛病就是简单的鼻炎和咽炎。我现在一直是按您说的简单至极的近乎食疗的方法在调理孩子的身体，而且已经初见成效了。但是我看到很多网友给您的邮件和留言，让您把主要精力放在写作这本书上，以扩大中医的影响，更快更好地帮助更多的人，所以我才没有再发邮件打扰您。

没有更多的言语表达我此时感激的心情！我只觉得您就跟您笔下的医生一样，大仁大德！叩谢！

帖慕真问：

郊外人家，可否说一下罗大夫告诉您是如何用食疗调理孩子身体的？没请教罗大夫，是因为他比较忙，又要在北京电视台主编《养生堂》，还要发帖子、出书。当然，您可能也很忙，但大家都很想知道过程，呵呵，所以还是麻烦您了，俺先替大家谢谢您了。

郊外人家问：

朋友你好！其实我是准备过一段时间在这个帖子里说说我儿子治病的经过，这也应该是一个典型的个案吧，但愿对那些因为孩子生病而经常夜不能寐的家长们有所启发。

说起儿子治病的经历，真是满腹的心酸，不愿回首。儿子从小体弱，经常生病，实际上也没有什么大病，就是容易感冒、发烧，然后就是咳嗽久久不愈。为了治这个咳嗽，我是到处求医问药，最后医生诊断为"咳嗽变异型哮喘"。实际上我儿子并不喘，但西医认为久治不愈的咳嗽都是哮喘，因此医生建议给喷上激素。儿子5岁开始喷激素，一直用了两年，效果挺好，后来病好像好多了就停用了。但到了8岁那年，经久不愈的咳嗽又开始了，没有办法，又开始上激素，但这一回上了激素好像也没用，这两年儿子经常剧烈咳嗽，而且还患上了鼻炎。今年上半年，本地最好的医院里专治儿童呼吸道疾病的专家给儿子用上了最先进的嘴吸的激素，效果也并不好，反正儿子一受凉就大咳。这个专家最后说还要用两年的激素才能看出效果。我一听就晕了，事实证明这个激素对我儿子没有什么效果，激素用多了对身体肯定有副作用，这是众所周知的事。但是当时也想不出什么办法，只能听专家的了。喷激素的同时，专家还给我儿子开了一种预防、治疗鼻炎和哮

中医祖传的那点儿东西 1

喘的药叫"顺尔宁"，还开了治过敏性哮喘的"氯雷他定"，反正这些药吃了也没有什么明显的作用，也没有见到好转的迹象，还是每天都咳嗽，好像断不了根似的，而且只要一变天就会大咳。儿子的脸色一天天地暗了下来，白灰白灰的，人也渐渐瘦了下来。顺便说一说，儿子原本是个壮壮的小子，脸蛋总是白里透红，所有见过他的人都不相信他经常生病。我看着儿子渐渐消瘦的脸，心里发凉，生怕他会有什么大病，倒是儿子很懂事，常常安慰我："我胖了你又发愁，我瘦了你应该高兴才对呀，这样更帅啦。"我只有苦笑，背地里偷偷哭过好几回。他一咳嗽我就心疼得睡不好觉。后来，有朋友推荐说西医看不好就去试试中医吧。于是我又带儿子去了本地有名的中医那里看了看，吃了几服中药，也依然没有好转。

9月底，我在"问医阁医话"博客的跟帖上发现了罗老师这个帖子的网址（至今我仍感激那个把这个网址贴到那上面的网友，您若在，请接受我的鞠躬致谢），开始我并没有马上看，10月中旬才开始正式看。我花了大半个月才把这个帖子看完。看完后立刻就给罗老师写了邮件，至今我仍清楚地记得，信发出时已经是11月2日凌晨1点多了，罗老师在上午9点多就给我回了邮件，邮件内容摘录如下：

看你孩子的舌图，我认为他现在主要的问题是胃气不足。舌苔很薄，这是胃气不足的缘故，最好其他的治疗先放一下，考虑一下先调养胃气。

咳嗽不要害怕，我一直说咳嗽是人体的正常反应。其实咳嗽一段时间，邪气出去了，病自己就好了。用很多的药来抑制咳嗽，反而会把人体的防卫系统搞乱。

我建议现在用食疗的方法来增加他的胃气：党参10克、白术10克、茯苓10克、山药50克、莲子肉30克、白扁豆20克、芡实10克、薏苡仁10克，这个方子是清朝皇宫里健脾的八珍糕的方子，慈禧她们经常吃的，开胃健脾。你让药店给磨成粉末，然后每次一茶匙，用水熬成糊，同时放入一点冰糖，一定要煮熟，然后给孩子服用。

你也可以根据这个比例，把方子的量放大，以便研磨起来省事。孩子的舌象没有看出热来，我觉得还是正气不足为主。

平时孩子咳嗽时用橘子皮煮水，每次喝点这个水就很有好处了，不用太紧张了。

收到罗老师的邮件后我就停了西药，但是激素却只能慢慢地减，不能马上停。当天就按他开的方子抓来这些药给孩子吃了一次，后来同事告诉我说药店有现成的"健脾八珍糕"卖，我又问了罗老师，罗老师说有成药更好。但我个人总认为成药里掺了米粉，效果差一点。平日我给儿子吃成药，双休日就在家给儿子熬八珍糕吃。刚吃的时候，因为把西药停了，咳得好像比原来还稍厉害一些，我又忍不住给罗老师发邮件。罗老师就发了个问诊单给我，他好详细地分析一下儿子的情况，等到罗老师邮件再次回来时（这几封邮件来来去去快两个星期），我却发现儿子的咳嗽好多了，只是每天午饭和晚饭后要清喉咙，但是次数越来越少。而且两三个星期后，儿子的脸蛋渐渐地又红润起来了，胃口也比原来好了。这个月，湖南一直下雨，儿子有两次中午放学回家时鞋子都湿透了，我就照罗老师说的那样给他喝姜葱水，用热水泡脚。若在以往，儿子这样受凉肯定是开始大咳，但这两次都没有咳起来。虽然儿子还是每天在清喉咙，病还没有完全根治，但是我的心已经很踏实了，他渐渐红润的脸蛋告诉我，他会慢慢好起来的。

其实我一直想写邮件告诉罗老师我儿子的近况，但是罗老师实在太忙，求医的人实在太多，我怕浪费他的时间，就准备等儿子彻底好了再向他汇报。正好应你的要求，我把治病的经历写出来，但愿对大家有所帮助（但此文一出，估计罗老师会更忙了，罗老师应该不会怪我吧）。

愿所有中医信赖者、拥护者同享老祖宗留给我们的福祉。

帖慕真问：
郊外人家，其实大家也很想知道罗老师对此病的分析，老师是根据哪些症状判断是感冒加食积引起的，从而用药一天就好转了。期待中，谢谢老师！

郊外人家答：
朋友您好，当我打通罗老师的电话时，我心里就不慌了，就像有了主心骨一样。罗老师非常详细地询问了我儿子的症状。我带儿子看了这

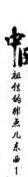

么多次中医，那些人问的话加起来都没有罗老师这次问的多（他们先是听你说病情，然后搭搭脉，问两句病因，最后来一句"大小便怎么样，吃饭怎么样"就开始开方了）。这也许就是中医里的"问"的重要性吧。罗老师问我儿子这两天的饮食与以前有什么不一样，是不是吃了一些其他的东西，在他的询问下我就记起了儿子生病前吃了生日蛋糕，特别是吃了奶油里的水果片。听说儿子拉肚子，罗老师就问大便是什么颜色，稀的程度怎样，气味重不重，等等。他还问肚子怎么个疼法、儿子怕冷还是怕热、想喝凉水还是热水、喝了热水是不是觉得舒服一些，等等（我现在都不记得了）。罗老师还让我把本地中医开的方子报给他听，他就大概知道了中医开方的思路，根据儿子当时的症状，他让我在药里再放入姜片和大枣，以免药太寒凉伤着儿子。最后罗老师告诉我这两天在饮食当中要注意的事，还告诉我如何给儿子按摩。

第二天我把儿子的舌象图传给罗老师，罗老师根据舌象和儿子当天的症状，就告诉我说中药可以不吃了，如果想吃，就把其中的一味药给去掉（正好是单独包着的），然后他就给我儿子开了三服消食导滞的方子，说吃完后病基本就要好了。

我确实很幸运，能得到罗老师的亲自指点。但罗老师再三强调了，以后有事一定要去看医生，一定要听从医生的安排，以免耽误孩子的病情。

再次谢谢罗老师！

帖慕真：

郊外人家，您好！谢谢您为了大家而辛苦、详尽地描绘您儿子的治疗过程，相信看到这个帖子的父母们，会从中受到极大的启发和教育！我先向您表达最真挚的谢意！

这样看来，您和您家孩子还是很幸运的，碰上了罗大夫这样的高人。

郊外人家：

帖慕真，您太客气了，大家因为这个中医帖子相聚在一起，就是有缘人，就应该互相帮助。我写这点字算什么辛苦啊，最辛苦的是罗老师

（每天要回帖、回邮件，还要写文章），还有辛苦顶帖的诸位，还有学识渊博的杏虎老师（让我们学到了好多的药理知识，使我们受益匪浅），以及站在西医角度论述病理的维肝老师（让我们学到了好多医学知识）。

谢谢大家对我儿子的关心，在罗老师的直接指导下（一天给他打好几个电话，真是不好意思，太麻烦罗老师了），现在基本没有多大问题了。

对了，我还忘了讲一件事，我儿子不是有鼻炎吗，这个鼻炎是去年他淋了一场大雨着凉后患上的。那一次他发高烧大病了一场，病好后，鼻子总是一抽一抽的，还经常说头疼。好几个月都没好，后来我就带他去了长沙市省儿童医院，医生还给他照了CT，也没有发现什么问题。但是后来儿子不能摇头，一摇头前额和头上部就痛，医生说是鼻炎引起。儿子头疼，我的心更疼，他才10岁，头疼会影响他的记忆、智力等诸多方面，他以后的路怎么走啊，我天天为这事发愁啊，而且喷鼻子的激素他还不能用（大家看我儿子可怜不，用过多少激素啊），一用他就痛得捂着鼻子跳。就在几天前，散步时我无意中要儿子摇摇头，他摇摇头，发现头居然不痛了，使劲儿又摇了一次，仍不觉得痛了。我当时一把抱住儿子，眼泪止不住地往下掉。我高兴啊，为了给他治病，我们全家付出了多少心血，却总是徒劳无功。现在，所有的付出都有了回报，儿子的鼻子虽然有时仍会抽一抽，但比起以前要好多了。只要他头不痛了，我就知足了！

您说得没有错，遇见罗老师这样的高人，是我和我儿子的福气！愿我们大家共同享有这份福气。借您的吉言，我的儿子身体会越来越好的！再次谢谢大家！

再啰唆一句，罗老师给我的感觉就像他笔下的医生一样，他给人看病从不收钱，也不收礼，不需要病人的任何回报，他是以那些大医家的医道来严格要求自己的啊。

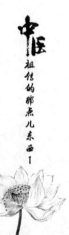

46

（三）

再见了，太医院

总的来说，钱乙在太医院的表现是非常好的，用他自己的话说是"供奉禁掖，累有薄效"。一般中医都比较谦虚，如果自己说有"薄效"的，那肯定就是已经做出一番成绩了。但是，就在钱乙名利双收、前途无可限量的情况下，他却做出了一个令大家都非常不解的决定：退出太医院，回到民间。

为什么钱乙要退出太医院呢？我分析，这里面有两个原因，一个原因是因为钱乙为人太过认真，他在临床过程中为了能顺利治疗，一定要坚持自己的意见，将其他人错误的治疗方法否定掉，这样使得其他太医们都觉得非常难堪，所以难免会产生矛盾。历史上不止钱乙一个有此遭遇，很多民间的高手破格进入太医院后都出现了这种情况。当然，这个原因文献中并没有记载，是我们根据钱乙的看病风格推断的。

另外一个原因是，在宫廷里任太医丞这么长时间以来，钱乙在不断地问自己一个问题：自己生下来难道是为了皇家服务的吗？

对于有些人来说，能够为皇上服务是一生的光荣，是光宗耀祖的事情，名誉、地位、金钱也会随之而来，所以他们会为了保住这份美差付出一切代价，甚至奋斗终生。

但是对钱乙来说，他心中想的却不是这些。

在一个繁星满天的夜晚，钱乙望着星空，想起了自己年轻时在东平王冢顶上学习五运六气的情景。

那个时候也是繁星满空，自己青春年少，心怀济世之志，那些在逆境中奋斗的时光，虽然孤单寂寞，但是想起来却多么美好啊！

可是现在，虽然也可以出宫诊病，但是大部分时间却都是围绕着这些王公贵族转，这些皇家子弟娇生惯养，骄横跋扈，永远没有满足的时候，无论怎样做他们都不会满意。

这样下去，会磨灭自己心中的那个信念的。

是的，那是自己年轻时在满天的繁星下立下的信念。

自己心中的那个信念难道真的如此重要吗？

是啊，这个信念是自己在最困难无助的日子里唯一的支柱，自己什么都可以没有，但这个信念，却是永远都不能失去的！

这个信念是什么呢？这个信念就是：尽一生之力去提高医术，治疗更多的孩子！

就这样吧，钱乙，不要再无谓地浪费生命了，按照你自己信念的指引，去做该做的事情吧。

还有更多的患儿等着你去拯救呢！

当天夜里，钱乙秉烛写下了一份辞呈。

当然，向皇帝辞职可没有那么简单，这和您跟公司经理辞职可不一样，绝对不是可以随便写张纸拍在皇帝的桌子上就可以走人的。这是一人独尊的皇帝，惹毛了他，搞不好会出人命的。

钱乙的辞职理由是自己病了。

钱乙并没有随便找借口，他的确病了，患的是风湿。估计是早年寻找父亲的时候在大海上患上的，此时病痛开始侵袭他了。

估计是钱乙写的辞呈太真诚了，一向不大讲道理的皇帝也动了恻隐之心，很不情愿地同意了钱乙的辞呈。

钱乙终于自由了。

当他从宫殿里一步步走出来的时候，不禁回头看了一眼这金碧辉煌的皇宫，心里并没有感到不舍，反而觉得有一种挣脱了束缚的轻松与愉悦。

再见了，各位大王们！我终于要回到熟悉的故乡了！

故乡，听上去多么亲切的字眼！

故乡是什么？故乡是一个人年龄越大，心中就越是惦念的地方。

钱乙终于回到故乡了。

他望着熟悉的街道，听着熟悉的山东口音，闻着家家户户窗中飘出

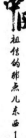

的炒菜的香气，感受到了回家的温暖与踏实。

从此，他开始了简单、忙碌的诊病生活。

在这样的生活中，时光飞逝，转眼宋哲宗即位。这位皇帝不知道受到了什么刺激（估计是皇家又有哪位太尉小朋友病了），突然又想起了钱乙，于是又将钱乙宣进宫，到太医院任职。

钱乙这个烦啊，可不情愿归不情愿，新皇帝的面子还是要给的，于是又返回太医院，做起了太医丞。

宋哲宗这个皇帝虽然性格软弱了点，但还算是个好皇帝，所以钱乙这次在任上待的时间比上次长了些。可是，由于他心里一直惦念着家乡的百姓，所以最后还是以病痛为由递交了辞呈。

皇上知道再也无法留住钱乙的心了，万般无奈之下，同意了他的辞呈。

于是钱乙得以再次回到故乡。

在故乡的日子

简单的庭院。

一张简洁的榻铺，钱乙坐着、躺着都在这张榻上（坐卧一榻上）。

此时的钱乙，已经老了，须发皆白。

他不戴帽子，不穿鞋子，穿着宽大的衣服，几乎不出门（杜门不冠屦）。

榻边上堆满了各种书籍。

手边还有一壶好酒。

当夏天的风吹过的时候，庭院里的树荫送来阵阵清凉。

到了饭点儿，老伴会炒一两个香气扑鼻的小菜，端到榻上来。

这就是钱乙回到家乡后的生活。

当然，这里面最重要的，还是看病。

周边的患儿家属会抱着孩子，从各地汇集到这里，请钱乙诊病（病者日造门）。

有的就是周围的邻居，有的甚至是从百里以外慕名而来的，每天院子里都排满了患者。

钱乙会为他们认真地诊断，然后为他们开方抓药，患者家属们谢过钱乙，满怀感激地离去（皆授之药，致谢而去）。

看着那些病愈后的小娃娃可爱的笑脸，钱乙会露出发自内心的微笑。

诊病的生活似乎总是很单调，没有什么波澜起伏，但是每个患者又各有不同，都需要仔细地分析、考虑之后，才能正确诊断。

这不，曹家的儿子才3岁，本来挺健康可爱的孩子，最近却渐渐瘦弱了下来，脸色痿黄，经常莫名其妙地发一阵寒热，也不想吃东西，平时最爱吃的炸糕都懒得理了，不爱喝水，甚至奶也不喝，这可把家里人给愁坏了。

家人把孩子领到钱乙这里，孩子的父亲难过得眼泪都要流下来了，对钱乙说："我好不容易中年得子，您不知道，生他的时候他的爷爷奶奶乐成了什么样，现在老人都快愁病了，钱先生您一定要救救我们家啊！"

钱乙看着孩子，说："不要担心，我一定会尽力的。"

"钱先生，可全拜托您了！"

钱乙拍了拍孩子父亲的肩膀说："放心吧，孩子的病交给我，你负责好好照顾老人吧。"

孩子的父亲含泪点着头。

钱乙给孩子做了全面的诊断，然后问孩子父亲："别的医生给他用过药吧？"

孩子父亲回答说："是啊，我们镇里的医生给他用过牛黄丸、麝香丸，没有见效，还用过干葛散，服了以后反而吐了。"

钱乙叹了口气："现在要泻下，先用白饼子（按：内含巴豆，为泻下药），让孩子把肠胃里的积滞糟粕去掉，然后补脾，其间再稍微配合用一点消积丸（以消积丸磨之）。"

孩子父亲不解地问："孩子这么瘦弱，泻下能行吗？"

钱乙说："不要紧，相信我，去掉积滞，人才能健壮。"

孩子父亲点点头，说："我相信钱先生。"

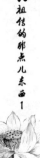

果然，没过多久，他就领着变得白胖的孩子感谢钱乙来了。

钱乙望着孩子健康的面容，仿佛看到了他们一家人的笑脸，自己也开心起来。

段家的孩子病了，一家人哭着来到钱乙家。

这个孩子刚开始只是咳嗽，有痰，身上发热，可是过了几天突然开始咳血，精神状态也急剧下降，小脸儿变得苍白，家里人吓坏了，赶紧把孩子抱到了这里。

孩子的母亲眼睛已经哭肿了。她说一看到孩子在受苦，就心疼得直流眼泪，恨不得自己替孩子生病。

孩子的父亲不善言辞，紧咬着嘴唇，双手绞在一起，手指都红了。见到钱乙后，他跪下便拜，然后拿出个布包，放到钱乙面前："钱先生，这些银子，作为诊费，请您救活我的孩子吧！"

钱乙把布包推了回去，诚恳地说："不用这样，放心吧，我会尽力的。"

孩子父亲感激地说："钱先生，全靠您了！"

钱乙看着他们，说："孩子治病的事交给我了，你们要注意自己的身体啊。"

孩子父母都感激地点头。

钱乙诊了孩子的脉，慢慢抬起头，说："前面的医生用的什么药啊？"

孩子父亲答道："用的桔梗汤和防己丸，没有效果，孩子反而喘了。"

钱乙叹了口气，说："是这样啊，他们把治疗的次序弄错了，应该先祛痰涎，然后补肺。"

孩子父亲吃了一惊："啊？"

钱乙接着说："先用褊银丸服用一次，不要多服，然后服用补肺汤、补肺散，不要担心，很快就会好的。"

"真的啊！太好了！"孩子家长望着钱乙，感激得不知说什么好。

果然没过多久，孩子的父亲跑来了，向钱乙报了喜信，说孩子已经好了。

望着喜悦中的孩子父亲，钱乙的脸上也洋溢着笑容。

钱乙在别人面前总是笑容满面的，可是人们不知道，在背后，老人也被病魔折磨着。

年轻的时候，他为了寻找父亲，多少次饿着肚子在大海上与海浪搏斗，结果落下了风湿的病根。上了年纪后，他的周身开始疼痛，四肢的运动也出现了障碍。

钱乙为自己诊断了以后，心中暗惊：这是可怕的周痹啊（按：周痹，一种以全身持续疼痛为特点的风湿病，现代的一些风湿、硬皮病、红斑狼疮等疾病可以参照此病），如果这种病邪侵入内脏，是要致命的啊，怎么办呢？我还有那么多的事情要做啊！

考虑了很久之后，他终于决定，用药力把病邪逼到四肢去，只有这样才可以保住性命，于是他配了药物，开始服用。

服药一段时间之后，他发现自己的左胳膊和左腿逐渐不能动了，身上的其他部位却恢复了正常功能，钱乙这才放心了：终于成功了，病邪被移到四肢了！

这是一种特殊的治疗方法，可以缓解致命的疾病对身体的侵害，在古代的中医文献中有很多记载，现在很少有人会了。

在身体渐渐恢复了以后，钱乙仍然继续他的诊病生活，没有一天停下来好好休息。

老黄家的孩子才 2 岁，病得很重。本来是拉肚子，医生们给用了止泻药，结果十余天后，孩子的病突然加重，泻下的大便是青白色的，喝的奶都不消化，身上也凉了，每天总是昏睡，医生们都说这个孩子已经病危了，没救了。

老黄看着孩子平时玩的玩具，心如刀割，面对自己老婆的时候不敢哭，在没有人的时候不止一次放声大哭，晚上一闭眼，就是孩子平时可爱的笑容，他的精神都要崩溃了。

孩子还有救吗？问了几个医生，都纷纷摇头，不敢治疗。

一家人的心都凉到了谷底。

为了给孩子治病，一家人长途跋涉，抱着孩子来到了钱乙家。

钱乙让家人安顿他们住下，然后给孩子看病。

仔细诊断后，钱乙松了口气，说："如果再晚，确实就来不及了。"

大家都屏住呼吸，听他接着说："这个病治疗要复杂些，他们用的止泻药把病邪留在了胃肠之中，本应首先要病邪排出，可孩子的身体弱，就要先补一下。"

于是开了益脾散、补肺散，一天服用三次，服了三天。

三天后，孩子的身体温暖了。

此时又开了白饼子，让孩子大泻一次，将肠胃里的毒邪排除，然后每天服用两次益脾散，补养脾胃（这是钱乙治病的诀窍，肠中毒邪不祛，如果进补则是关门留寇，疾病永无愈期，一定要排出毒邪后才进补）。

在经过了这三个阶段的治疗后，小孩子的病很快就好了，脸上又出现了惹人喜爱的表情。

老黄一家感激涕零，跪在钱乙的榻前，说："让我们为您做些杂事吧，希望能够照顾您的生活！"

钱乙挥挥手，慢慢地说："我已经是老朽一个了，哪里还用人照顾。你们的日子还长着呢，回去好好照顾孩子吧！"

望着一家人远去的背影，钱乙慢慢地叹了口气，心里想：不知道自己还能照顾这些孩子多久了。

告　别

时光像是河流中的水，在无声无息中流走。在这样平静而简单的日子里，钱乙慢慢地老去。

回到家乡后这么多年，每天都是在面对一个接一个的患者中度过的，却早已记不清自己治愈过多少个孩子。

人总是要老的，总是要和这个世界告别的，不知不觉，钱乙走到了他生命的最后日子。

这天，他起床后，坐了一会儿，给自己诊了一下脉，然后告诉家里人，今天不出诊了。

他让家人把自己的朋友请来，早饭后，大家坐着聊了一会儿。

大家告辞时，钱乙特别起身相送。

然后，他告诉家人："给我换一身干净的衣服吧。"

家人觉得很奇怪，大白天的，换什么衣服呀。

衣服换好后，老人让大家都忙自己的事去，而他自己，就默默地端坐在榻上，望着院子里的孩子们。

院子里，六七个孩子正在玩游戏，欢天喜地地跑着、追逐着，仿佛这尘世间没有烦恼与忧愁。

阳光洒在孩子们的小脑袋上，闪着耀眼的光芒，不时传来他们阵阵的笑声。

钱乙眯着眼睛看着，恍惚间似乎离开了床榻，回到了童年，融入孩子们欢快的队伍中，和他们一起游戏去了。

慢慢地，他的眼睛闭上了。

钱乙，享年82岁。

钱乙，字仲阳。在他童年的时光里，并没有享受到父母给他的爱，但是，他却把这种缺失化成了大爱，并把这种大爱给予了天下无数的孩子。他一生救人无数，并写出了现存最早的中医儿科专著《小儿药证直诀》，奠定了中医儿科的专科地位，为后世儿科治疗打开法门，其功德无量。他所创立的六味地黄丸等方药至今仍然被广泛使用。

他所论述的部分理论，可能随着时间的推移有些已经失去了原有的价值，但是他心中的信念却永远流传了下来，流传在医生们的职业操守里，流传在孩子们健康快乐的笑脸中。

后　记

在钱乙去世后的某一个秋天。

他的坟前来了一位年轻人。

他就是曾经得到过钱乙指导的儿科医生董及之。

董及之在钱乙的坟前点上香，烧了些纸，然后跪下，磕了三个头。

树叶从旁边的树上纷纷落下，散满了一地。

他默默地站立了一会儿，回想着自己在钱乙身边的时光。

然后，他拿起出诊用的雨伞和药箱。

转过身，继续出诊去了。

六味地黄丸的保健作用

六味地黄丸在中国可以说是尽人皆知，如果做个调查，估计就可以发现它是中医方剂里知名度最高的方子。虽然名气这么大，可老百姓还是不大清楚到底在什么情况下服用它。经常有人这样问我："您说我身体现在这个状况，能不能吃这六味地黄丸啊？"我对此类问题的回答，历年积攒下来，真的是不计其数了。

所以好好写写这个六味地黄丸吧，好让大家心里有个数。

六味地黄丸就是钱乙创的方子，在他的书里叫"地黄丸"，后来由于使用地黄的方子太多了，而这方子里的药一共有六味，就叫六味地黄丸了。

这方子是怎么来的呢？原来，这方子也不是钱乙凭空想象出来的，这方子的原型是《伤寒杂病论》中所记载的"崔氏八味丸"，这崔氏八味丸由于出现在《伤寒杂病论》的《金匮要略》中，所以后世称它为金匮肾气丸，又叫桂附地黄丸（注意，这个金匮肾气丸可不是现在各个药厂生产的"金匮肾气丸"，现在的金匮肾气丸在原来的基础上又加上了车前子、牛膝两味药，实际上这个方子的名字叫济生肾气丸）。

钱乙是儿科专家，他觉得小儿是纯阳之体，不需要再补阳了，所以就把这金匮肾气丸中的桂枝和附子给去掉了，结果就剩下了六味药，它们分别是：熟地、山药、山萸肉、茯苓、丹皮、泽泻。他把这个方子命名为"肾气丸"，就是现在的六味地黄丸。

古人开方的思路是非常清楚的，讲究的是君臣佐使，就是像治理一个国家一样，要有个结构合理的政府部门，同时也像打仗一样，要把各位将帅安排得当，兵力的部署也要恰到好处，这样才能打胜仗，而六味地黄丸恰恰是这方面的典范。

一个熟悉兵法的人，只要一看到对方在各个战线的兵力部署，就会知道对方想要打哪里，重点是哪里了。

中药的方子也一样，让我们从六味地黄丸的分量安排来看看，它到底是调整人体哪个部分的吧。

六味地黄丸方子里面的每味药的分量分配都是相当讲究的，它们分别是：熟地八钱、山萸肉四钱、山药四钱、茯苓三钱、丹皮三钱、泽泻三钱（此比例通常不轻易改变）。

这么一看，这个战阵的队列排布就清楚了，首先，站在中军位置的是"大将"熟地，它长得黑黑的像个"大块头"。它领的兵那是最多的，有八钱之多，也就是说，这里部署的兵力最多。那么熟地是干吗的呢？

大将熟地是入肾经的，它对肾经的地理位置最熟悉，可以直接进入。它滋阴补血、益肾填精，这对肾经的正常运转是十分重要的。

先要和大家介绍的是中医的肾的概念，中医里的肾并不完全指西医的肾实质（就是那对泌尿系统的肾脏），中医的肾还包括生殖系统在内。这就是中医说某人"肾虚"，可是到泌尿科对肾脏进行检查却查不出问题的原因，而有的时候，"肾虚"的患者做一些西医的生殖系统检查反倒能检查出问题来。

大将熟地带着兵进入肾经后，可以对肾进行营养补充。也就是说，它及时地把粮草、水等战略补给提供给了肾，这就是它滋补肾阴的作用。在中医里，阴属物质，阳属功能。

由于熟地提供了粮草补给，使得肾能够正常地运转了，为身体的正常运行提供原动力。

我们再来看看谁带的兵仅次于大将熟地，原来是山萸肉和山药，分别是四钱，这说明它们带兵的数量是主将的一半。这么看来，这二位绝对不是主力大将，而是副将。

让我们先来看看山萸肉吧，这位副将长得红红的，咬上去酸酸的（现在价格很贵啊）。现在我们把地图铺好，来仔细看看这位副将要占领哪里？原来是肝经。中医的肝并不只是西医讲的肝脏，中医的肝是一个

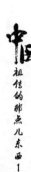

系统，还负责管理情志等方面事务。

中医说：酸味入肝。山萸肉领兵四钱，直入肝经，同时还兼入心经、肾经。这样副将山萸肉带领着队伍进入肝经后，就及时地把粮草送入了这个领地，这样肝经的运行就正常了，同时心经也得到了补给。现在我们再来看地图，好的，肝经和肾经这两个区域已经得到及时的补养了。

另一个副将是山药，它带的兵也是四钱，它长得白白胖胖的，味道是甘甜的。

中医说甘味入脾，所以这次我们不用翻开地图也能知道，它一定是带着士兵进入了脾经的区域，对那里进行了及时的补给。

同时，副将山药还兼入肺经，所以，肺经这个区域也得到了一些战略物资。

好的，现在几位将军都出发了，让我们再来看看这个战略地图吧。肝、脾、肾三个战区，已经插满了红旗，心、肺战区也得到了补养，所有的位置都投放了大量的战略物资，得到了充分的恢复。

但是问题出现了，前方发来了战报，说三个主要战区都发现了问题，肝经战区的回报是：那里尚有部分敌人没有清除，影响了物资的投放。这部分敌人是什么呢？原来是肝火，有肝火在，投入大量的物资是很危险的。

怎么办？让我们来看看现在司令部还剩下哪些战将吧，对了，就是你了，丹皮，你带兵去吧。

丹皮，又叫牡丹皮，它可以带兵直入肝经，清除肝火，它历来以手段猛、行动快著称。但是由于这次去执行的是补给任务，丹皮只是对山萸肉进行掩护，所以不用带那么多的兵，三钱就够了，我们管它叫"特种部队"吧。好的，丹皮，你现在出发！

脾经发回来的报告是：脾经里还有部分敌人潜伏，原来是水邪。脾经是个干燥地带，如果有水邪潜伏，则投放的物资会被浸泡，变成一堆烂泥！怎么办？需要派一位排水能手去处理这个问题，越快越好！

让我们赶快再看看还剩下哪些将领。好的，茯苓，就是你了。

茯苓，味甘淡，主要对脾经地形比较熟悉。它是寄生在大松树根须上的一种菌类，白白的，味道平淡，它可是泄水健脾的能手。现在我们命令它带兵三钱，组成一个特种部队，直入脾经，将脾经的水湿泄去，如不完成任务，提头来见！

桌子上剩下的是最重要的求救信，这是从肾经那里发来的，说是在肾经那里也有水湿。这肾本来就是管理水的，但是如果水太多了，超出了它的负荷，则会变成严重的负担。

怎么办，我们的主要战区出现了问题，派谁去呢？这可要好好地考虑一下，一定要派个能打硬仗的，好吧，就派泽泻吧！光看它的名字就错不了，泽泻，泽泻，多少水泽都会泄掉！

现在派泽泻带兵三钱，组成特种部队，直入肾经，执行泄水任务，先立下军令状，不完成泄洪任务，提头来见！

各位这回看清楚了吧，这次战斗任务的策略是三补三泻，三位主将进入肝、脾、肾三经，同时派了三位助手进入这三经泄去该经的邪气，这种治疗思路是严密的，否则如果一味进补则会导致有邪气的脏器功能异常。

有了这次战斗经历，如果以后谁再跟您说六味地黄丸只是补肾阴的，您一定要告诉他，这样说不完全，六味地黄丸是补肝、脾、肾的，只是着重点在补肾而已，所以它是一个比较全面的调理身体的方药。也正因为它的设计思路如此精细，故此在经过了近一千年的临床考验后，它成为了中成药中最著名的方子。

那么，究竟出现了什么样的症状才可以使用六味地黄丸呢？

主要是在肾阴虚的时候，服用效果最好。

那么，到底什么样的表现是肾阴虚呢？

首先要看舌头，舌头分舌苔和舌质两个部分，舌质红、舌苔薄的人可能是肾阴虚，这里一定要注意，如果舌质白则是阳气不足的表现，要排除，而舌苔厚的人说明是体内有痰湿，是不能用六味地黄丸的，要先清掉痰湿。

总结一下，就是舌头的状态是舌质红、舌苔薄的人，有服用六味地黄丸的可能。

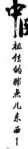

然后是脉搏，您可以和自己以前的脉搏比较，如果最近跳得比较快，则可能有肾阴虚，肾阴虚的脉搏的特征是细数。您可以在附近找个老中医，让他诊一下脉，看看自己的脉是否是细数，看看自己的舌头是否符合舌质红、舌苔薄的标准。

如果脉搏跳动得比较缓慢，那是绝对不需要服用此药的。

然后再看症状吧，中医是很重视症状的。

如果在舌红、苔薄、脉细数的同时，出现以下症状，就可以服用六味地黄丸了：

腰膝酸软，这是因为肾的位置就在腰部，腰是肾的宅第，如果肾阴虚，则会导致腰部感觉不正常；

头晕眼花，这是因为气虚不足，虚火上攻的缘故，主要表现是眼睛干涩，还容易见风流泪；

耳鸣耳聋，这是那种长时间的、声音很小的耳鸣，和您感冒发烧时的那种轰轰的耳鸣不同，相信您自己一体会就明白了；

盗汗自汗，就是身上总是出虚汗，稍微一动就是一身，这里尤其注意的是晚上睡觉时出汗，那就说明阴虚得非常厉害了，有的人被褥都会湿的。但是需要鉴别的是在夏天的桑拿天，无论是谁睡觉都会出汗的，这个不要包括在内。

以上是通常的诊断标准，下面我再介绍六味地黄丸在现实生活中的几处应用。

一个是熬夜的情况。现代人的生活和古人有很大的不同，古人是跟着太阳的起落作息，现代人则反过来了，夜里经常要熬到一两点钟，然后早晨起得很晚，这样的作息时间对身体会造成一定的影响。

因为中医认为夜属阴，如果您在夜里不休息，一直在活动，那么您消耗的是您的阴气，也就是说消耗的是您的物质基础，这会引起您身体的各种反应。现在很多研究者对上夜班的人群做了一些调查研究，结果发现一些职业病是非常有规律的，比如夜班人群的脂肪肝发病率远远高于正常人群。大家很不理解这是为什么，其实这就是身体在进行自我补偿而已。

所以，熬夜的人注意了，如果您感觉到了有前面我论述过的那些诊断指征，那就可以服用六味地黄丸来进行调理了，它可以慢慢调整您的身体，让它向正常的方向转化。

还有一部分人群是用脑过度。这也是随着时代的发展出现的一种趋势，在古代这种情况很少，没有这么大的强度，在20世纪六七十年代也很难想象。但是现在的工作学习节奏太快了，出现了很多在短时间内过度用脑的情况，比如打电子游戏，这种事情要求你的大脑快速反应；又比如工作任务，可能要求您在很短的时间内进行高强度的思考；又比如学习，有的时候要求您三天写一篇论文，等等，这些事情都需要消耗大量的物质基础，长此以往，则人身体的状态就会改变。

那么用脑跟肾有什么关系呢？中医认为肾主骨生髓，脑为髓海，就是说中医认为人体的骨头、骨头里的骨髓，以至于脊髓，直到大脑，都与肾密切相关。如果过度用脑，则会出现耳鸣、疲惫无力、头晕、腰腿无力等情况，所以想要治疗用脑过度产生的身体失调，就要从补肾下手，这个时候可以服用六味地黄丸，它可以对身体进行调整，使物质得到及时补充。

还有一部分人群是房事过度。西方人不大重视这个问题，但是东方人的体质不同，房事过度确实会引起一些身体上的失调。但是记住，六味地黄丸不是壮阳药，它们有本质的不同，有许多朋友都问我这个问题，就是六味地黄丸能否让性能力更强，等等。在这里我要把这个事情讲一下，房事过度的人，身体会出现一些失调，六味地黄丸是调整这些失调的，它只能起到补充物质基础的作用，记住，物质和功能是两回事，它并不能起到壮阳的作用，不要错误地理解它的作用。

六味地黄丸的作用是长期的、缓慢的，实际上如果长期房事过度，对身体的影响也是长期的，这时如果能够坚持服用一段时间的六味地黄丸，就可以减缓身体的损伤程度。

还有一部分人群，就是青春期或者过了青春期的人，脸上的粉刺很多，尤其是一些女孩子，很痛苦。实际上这就是一种肾阴不足、虚火上炎的表现。正常人体内的阴阳应该是平衡的，可是如果阴不足的话，就会导致阳过分增长（当然，也有的情况是阳过分地增长，阴跟不上阳的

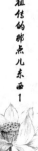

中医
祖传的那点儿东西
1

60

脚步，显得相对不足了），在这种情况下，就会在体表出现一些相应的症状，粉刺就是其中的一种。

所以，对于这部分人来说，补充体内的阴气，使得阴阳能够平衡是非常重要的。这部分人可以服用六味地黄丸，对体内的物资基础进行补充，使得阳气不至于过分亢奋，这样就可以慢慢地恢复到正常的状态了。

当然，这部分人在服用六味地黄丸的同时，也可以用野菊花、枇杷叶各10克，泡水代替茶喝，这样可以更快地解决问题。

那么，什么人不适合服用六味地黄丸呢？

第一，有湿热的人。这种人舌苔厚、舌苔黄腻（不是在吸烟和饮橙汁后），胃肠里面胀闷，大便不成形，这些是体内有湿热的人的诊断指征，需要排除。

第二，阳虚的人。记住，所有的肾阳虚都是在肾阴虚的基础上形成的，但此时不要马上补阴，阳虚的诊断指征是舌质颜色淡，脉搏跳动多数是缓慢的，下肢发凉，怕冷，尿是清长的，这部分人要先补阳，再补阴，或者两者同时进行（金匮肾气丸就是有这个作用）。

第三，脾胃功能弱的人。传统中医认为，六味地黄丸中的主药熟地有滞腻的性质，所以长时间服用会导致脾胃不振，所以要慎重服用。我可以给大家提供一种方法，就是用砂仁一个，捣碎，泡开水，用这个水来冲服六味地黄丸。这样，砂仁的芳香之气可以振奋脾胃，就化解掉了熟地的滞腻之性，同时砂仁还能够引药气归肾经，可谓一举两得。

当然，最好的办法是到附近的老中医那里，请他诊脉，看看是否适合服用六味地黄丸。

六味地黄丸实在是一个好方子，古代医家对其推崇备至，它在调整人体的功能方面的作用是非常突出的，希望它能够为各位的健康做出贡献。

孩子经常感冒怎么办

在我的患者中，孩子占很大的比例，以前我不怎么看孩子的病，因为我这人心软，一看到孩子病了，我比孩子还痛苦，可是禁不住家长哀求，一听到家长为了给孩子看病，几乎什么苦都吃了，我也就没话说了，于是开始给孩子看病，到今天，还算有点心得，便拿出来和大家聊聊。

有个小孩子，很可爱，才 4 岁，家住中关村那边，家长都是高级知识分子，来求诊的时候家长说，这个孩子简直让他们操碎了心，这个孩子每有风吹草动，必定咳嗽，最后导致哮喘，家里几乎没有平静的时候，北京各大医院已经走遍了，激素都用上了，西医大夫对这个孩子也几乎没有了办法，反正每次就是能把这次应付过去就是胜利了。

我望着孩子，完全能体会到家长的心酸，这个孩子很瘦弱，用那双大眼睛望着我，似乎在向我求助，实在是让我心中难受。

显然，这是一个疑难病症，这样的孩子很多，很多家长几近崩溃，不知道出路在哪里。所有能够杀灭细菌的药物都用了，难道就没有别的办法了吗？出路在哪里呢？

我的回答是：出路就在孩子身上。

西医治病，是靠药物杀灭细菌（抗病毒似乎到现在也没有什么更好的方法），这就好比是一个国家，有敌人来侵略了，西医是派轰炸机，帮助你去轰炸敌人阵地，杀死敌人。它不用你的部队了，它代替你去作战。

但是这样有个问题，就是敌人死了，你的军队还是很弱，其他的敌人来了，轰炸机没来帮助你，你还是要溃败的。

我们中医的思路是：我要看你自己的部队出了什么问题，如果你自己的部队不够强健，我就给你的部队输送粮食弹药，最后让你的部队战斗力增加，我不去替你作战，你要依靠你自己的部队，去消灭敌人。

这样，以后有别的敌人来了，你就不再害怕了。

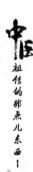

中医
祖传的那点儿东西 1

　　这个孩子的防御体系完全失控了，他已经完全依赖药物来抵御病毒和细菌的每次侵袭了，如果有一天不用药物，那么他只要走出房间，就会立刻感染，这样下去能行吗？

　　我看了孩子的舌象，孩子很配合（长期的看病生涯，已经让他知道如何配合医生了，这点真让我心酸），他的舌质淡白，舌苔很薄，这说明脾胃之气很弱。

　　多年的经验告诉我，孩子反复咳嗽感冒，是因为阳气受伤。小孩子的阳气是比较旺的，生发很快，但是，小孩子也很容易受伤。比如，饮食不节，现在很多快餐食品，吃的时候还配上冷饮，这对孩子的脾胃阳气就是一个打击。还有在患外感病的时候，过分使用抗生素，虽然抗生素也是控制炎症的有效手段，但是不能一感冒就用，一般病毒性感冒用了也没有用，而且用得频繁了，还会损伤阳气，因为抗生素是寒凉的药物，频繁使用，孩子就会阳气不足。其具体的表现是：孩子经常感冒，风吹不得，雨淋不得，稍微风吹草动，孩子一定感冒，同时会出现鼻炎、咳嗽、哮喘、皮肤湿疹等种种疾病，不一而足。

　　通常，中医在治疗这种病症的时候，一般使用的是补肾的方法，这对大人非常有效，但是用在孩子身上就不合适了，孩子的身体一旦提前发育，就悔之晚矣。

　　我觉得应该用调理脾胃的方法来解决问题，因为中医认为"肾为先天之本，脾胃为后天之本"，我们既然要慎补先天，那么从后天脾胃开始补，也是一个很好的思路。一般情况下，我用八珍糕加减治疗了很多被视为顽疾的孩子疾病，效果非常不错。

　　于是我就建议这个孩子的家长，不要去治疗呼吸系统的病了，只要现在没感冒就可以，马上服用八珍糕，养脾胃之气，脾胃之气一足，自己的正气就足了。具体的用药比例我斟酌了一下，没有使用山楂，加入了麦芽。然后让孩子的父亲每天给他熬着喝。

　　回去以后，这个孩子就没有了音信。过了很久，有一天孩子的父亲因办事便顺路来看我。我马上就问孩子怎样了？为何不来找我看看？

　　孩子的父亲笑道："孩子一切都很好，我们还来看什么呢？"

　　听了他的叙述我才知道，孩子从服用八珍糕开始，身体就直线好转，中间虽然微感风寒，但很快就痊愈了，然后逐步撤掉了激素，现在已经是个健康的孩子了，不再三天两头感冒，每天蹦蹦跳跳，快乐得很。

我真的替家长感到高兴啊！

但是需要提醒的是，八珍糕里面有白扁豆，需要煮20分钟以上，有个别孩子曾经在服用的时候出现过几次呕吐，我分析就是白扁豆炮制不够，没有煮熟的缘故，所以现在我对外地的患者开药时建议去掉白扁豆，因为外地的药店炮制如何我们无法控制，另外具体每味药的比例也可以请当地医生斟酌。

现在，我把我经常用的加味八珍糕的基本方子写出来，供各位参考：太子参20克、白术30克、茯苓50克、山药50克、薏苡仁50克、芡实20克、白扁豆20克、莲子肉50克、生山楂30克、炒麦芽30克。这个方子里面的药都是药食同源之物，绝大部分都是我们常用的食物，可以放心食用，其中的太子参和白术是温药，而山药、白扁豆、莲子肉都是滋脾阴的，所以这是一个阴阳双调的方子，如果孩子的舌头很红，则需要去掉太子参和白术就可以了。需要注意的是，在有外感病的时候，则需要停服。

这是一个思路，我觉得同道们可以讨论利弊，或许能总结出更好的方法来。

孩子开始咳嗽了怎么办

现在很多家长对孩子的咳嗽很害怕，经常对我说，孩子每一声咳嗽都牵动着自己的神经，折磨着自己脆弱的心。其实，我要告诉大家的是，不要太担心孩子的咳嗽了，因为咳嗽是人体希望排出病邪的自身反应，所以不要强行止咳。有的家长很急迫地说，请一定把孩子的咳嗽止住，很多医生顺应家长的要求，就开出很多止咳的药物，比如诃子、五味子、乌梅等。中医认为，如果过早地使用此类收涩药物，会把邪气敛住，这样会留下病根的。另外，如此收涩，人体的正常功能会被搞乱，结果出现大便秘结等症状。

另外一个误区是，家长急于治病，医生也很着急，结果开出的方子

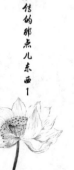

量很大，二三十味药一个方子，每味药都用成人的用量，这样是不行的。其实，在治疗成人的时候，肺经的用药就要轻，因为轻则药性在上，重则在下，一般的孩子更要轻，一个五六岁的孩子，我通常每味药也就是3克左右，病去得非常快。如果您开个十几克，那么药性就下行了，药过病所，不但不治病，可能还有其他副作用。

具体的治疗，孩子的咳嗽是分成风寒、风热、风燥等证型的，这些咳嗽的药物一般的中医师都会用，只要注意了前面两点，那么咳嗽还是很好治疗的。

黄元御，

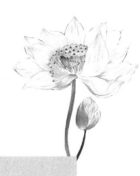

不该被遗忘的神医

中医到底有多少没有被人发现的秘密，没有人知道。

但是，我经常遇到这样的事情，就是发现某地有个民间中医，可能没有什么学历，只是祖上传下来这么一手绝技，通常是别的不怎么会治疗，就治疗这一种病，那可真是药到病除，凭这手绝活儿，就享誉乡里。方圆百十里地的，只要有这个病，就来找他，准没错儿。

这就是所谓的秘方。这种秘方，通常是非常神秘的，只是父子相传，别人永远无从知晓。如果儿子没有行医，那么这个方子也就从此失传了。

很多人都觉得此事很可惜。

在中医的历史上，有这么一位医家，他一生创立了很多方子，遗憾的是，他的学问却快要绝迹了，和我说过的秘方一样。

这位医家绝对是位高人，您想想，他给乾隆皇帝当过御医，这绝对是高人中的高人啊。

但是，非常遗憾，现在问问学中医的，几乎没有人知道他所创立的方子，也很少有人了解他。

一代高人，似乎马上就要消逝在滚滚黄沙之中。

这位高人，就是黄元御。

那么，他留下的药方有用吗？这些方子的效果到底如何呢？

这么跟您说吧，黄元御有个传人，叫麻瑞亭，麻老生前在西安行医，1997年去世，活了94岁。麻老从黄元御写的《四圣心源》这本书里，只拿出了一个方子，叫"下气汤"，他这一辈子，就用一个下气汤，来回加减，就治了一辈子的病，而且疗效极好，享誉四方，活人无数。

您肯定会想：不会吧，只用了一个方子，就成为一方名医，难道这世上真的有此等宝书？

没错儿，此事千真万确，但是遗憾的是，知道这书是宝书的人却不多了。

问问中医院校的学生，提起黄元御，恐怕他们都会茫然不知所问。

那么多救人的经验，似乎即将湮没在历史的尘埃之中。

您一定十分好奇，这位黄元御，到底是一个什么人？他的医方为什么那么有效呢？他的学问，到底会不会失传呢？

下面，就让我来给各位讲述黄元御的故事吧。

（一）

引 子

看周星驰的电影《功夫》的时候，我被片子里小孩子的经历给吸引住了：一个小孩子，在街上碰到了个衣衫褴褛的人，此人向他推荐若干本书，其中有本书的名字叫《如来神掌》……

这个经历很有趣，我在写黄元御的故事之前，突然想起了我了解黄元御的经过，和这个故事还真有点儿类似。

那是在我刚刚开始学习中医的时候，有一天，我在街头闲逛，看到街边有个人在摆摊卖旧书，有几个人在有意无意地挑着图书。我走上前去，随便翻了翻，都是些过期的画报和武侠小说，没什么吸引我的书。我看着无聊，刚要走，突然，在诸多书中间，我发现有一本书很不一样。这是一本很旧的书，灰色的封面（现在绝对没有书设计成这种颜色），上面印着几个黑字：《清代名医黄元御传人——麻瑞亭治验集》。我当时根本不知道麻瑞亭是谁，更不清楚黄元御是何许人也，只是觉得有些意外：嘿，这里还有中医书？而且有勇气设计这么朴素的封面，里面的内容一定很不同寻常，于是便拿起来翻了几下。

刚这么一翻，就被书里的内容雷了一下，什么"火分丙丁，心为丁火，属手少阴；小肠为丙火，属手太阳……平人丁火下降，以温癸水，所以肾脏温暖，而下寒不生，癸水上承，以济丁火，因而心家清凉，而上热不作"，这些内容看着新鲜，因为一般教材里火就是火，不分什么丙丁的。我心里当时就有了感觉：这是一个地道的老中医写的！

于是问摊主，这书多少钱？摊主回答：5块钱！

就这样，我毫不犹豫将书买了回来。回家以后就开始狂看，尤其是里面讲如何诊脉的内容，我看得最仔细，结果我很快就学会给别人号脉了。

没多久，别人就开始夸我号脉号得准，好多人都以为是家传的，其实还真不是，母亲还真没怎么教过我，我都是看这本书学的。

可以这么说，我学习中医就是从学习黄元御的理论开始的。

好多年以后，我才知道，这本书早就绝版了。我在读博士的时候，许多同学都来找我复印这本书，有一次，几个台湾同学借去复印，迟了几天没还，我担心了好几天，生怕他们把书弄丢了。

直到今天我都特别庆幸，当年在一个卖画报的旧书摊上，发现了这么一本好书。

这本书现在就摆在我的面前，这是我最喜爱的书之一了。当年就是由于这本书，使我知道了黄元御，因为麻瑞亭老中医是黄元御的第五代传人。

那么，这位清朝名医黄元御，到底有着怎样的一生呢？他又为什么能在中医领域独树一帜呢？下面让我们来慢慢地讲吧。

根正苗红的出身

康熙四十四年，也就是公元1705年，一个婴儿出生在山东省昌邑县的黄家辛郭村，这个孩子就是我们的主人公——黄元御。

要说黄元御的家庭，那还真是有点历史。大家在看《三国演义》的时候，都知道有个大名鼎鼎的豫州牧、太尉黄琬，那就是黄元御的祖先。过去的人家那是讲究祖上功德的，如果祖上出了位名人，那是要世代牢记的（不包括秦桧那样的名人），这样可以教育后人向前辈学习。所以这黄元御的家族，就世代以读书为荣，在明朝时还出过一位尚书，据说他一直连任六朝，是一位能干的国家干部，这更让后代们羡慕不已。结果是造成了黄家上下一起发奋读书的风气。黄元御的父亲就是一个读书迷，擅长写文章、作诗填词什么的，总之也算是当地的一个才子，但是似乎只是一个秀才，没有取得什么更大的功名，于是他就将读书考功名的希望寄托在了黄元御和他的兄弟们身上了。

各位可以想象了，在黄元御父亲的严格督促之下，黄家上下的读书氛围十分浓厚，家里的堂兄堂弟都在一起比看谁聪明，看谁书读得好。

要说这学习环境的确很重要，它能调动人的兴奋点，黄元御就在这种气氛里，学得是"诸子百家，靡不精熟"，简直就是什么书都看，上至天文，下至地理，没有不涉猎的。

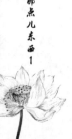

现在看来，这些都是国学的功底，我单这么说可能您还没有个概念，但是如果您知道日后黄元御解《易经》解得多么好，您就该了解他当时在打什么样的功底了。黄元御对《黄帝内经》里的五运六气的解释，那是和历朝历代都不一样的，他提出了自己的一套解释，可谓是独树一帜。没有对天文历法的了解，能提出这么深刻的内容吗？搁一般人，能看懂就不错了。

所以我们可以想象此时的黄元御，本来就是挺聪明的一个孩子，再加上这么个比赛学习的环境，结果很快就考上了秀才。

此时，锦绣前程正在向黄元御招手，黄元御意气风发地望着远方，感到生活充满了希望。

在这样的岁月里，黄元御度过了他的少年，和大半个青年时光。

眼睛到底有多重要

一转眼，黄元御已经29岁了，此时是雍正十二年，但就在黄元御"常欲奋志青云，以功名高天下"的时候，他的身体出现了问题。

这是什么问题呢？相信许多人都有过体会，就是由于过度劳累，把眼睛给累坏了。

这眼睛可是人身上一个很重要的器官。我们现在经常碰到眼睛累出毛病的情况，比如打网络游戏，连着好几天，眼睛就会痛得睁不开（建议在网吧设立眼保健操时间），还有些学生熬夜写毕业论文，常累得眼睛通红。

黄元御那个时代当然不可能有电脑，但是当时的读书照明环境却是很不乐观的。因为如果想用功，那就要晚上点蜡烛读书，您想啊，那点儿光，飘忽不定、晃来晃去的，这眼睛能不出问题吗？

黄元御的眼睛出问题是在那年的八月。黄元御自己说，本来自己身体挺好的，也没得过什么病，但就是在这年的八月份，左眼睛突然开始发红，感觉眼睛特别发涩（左目红涩）。当时他也没怎么在意，觉得过两天也就该好了。

结果，三天以后，整个白睛就开始变红了，像出血一样，并且开始肿了起来，渐渐地把黑睛给包围上了。

这回可就让人担心了，估计当时黄元御的样子一定是十分骇人，大家看着都绕着走。

怎么办呢？请医生吧，此时黄元御还对医学一窍不通，当然要请其他的医生来瞧瞧了。

于是，一位令黄元御非常厌恶，甚至是痛恨终身的医生出现了。

让我们来看看黄元御的笔下，这位医生的形象吧。这位一出场，造型就很是别致，戴着一顶很威严的帽子（高冠），表情极端严肃，说起话来那是吐沫横飞，黄元御的原话是"口沫泉涌"。

按说人家是什么造型，我们不应该说三道四的，因为医生也有扮酷的自由，但是您治病倒是用点心啊！这位可倒好，上来就判断黄元御是有大肠之火，即用大黄、黄连等药，他的意思是使用泻下之法，让热从大肠泻出。

可是服了药以后，黄元御居然没有什么动静，这让医生感到很奇怪，怎么回事儿？大黄都不灵？加大药量！于是就又用大剂量的大黄泻下。

结果，黄元御只是微微地有些泻，还是没有什么大的反应。

可是眼睛，却没有好转的迹象。

于是这位医生就判断：泻下的方法不对，应该是外有风寒，应该散寒。

我来插一句，这就是这位医生的不对了。我们现在不知道黄元御当时的情况，可是如果真要判断大肠有热，使用泻下之法，那就要加大药量，真的让他泻。在临床中有的人对大黄就是不敏感，甚至需要加到上百克才能泻呢，您怎么能看到不泻就打退堂鼓了呢？

这回好，还没等泻又改发汗了。这位医生的法儿也真多，他弄了盆热茶，把黄元御按在上面，然后用厚衣服给盖上，让蒸汽熏蒸黄元御。

要说如果真是外感风寒了，这还可能真的起作用，但这和眼睛红肿有什么关系呢？我没想明白，估计当时的黄元御更不明白，结果被折腾得汗流浃背，连脚后跟都出汗了（汗流至踵），但眼睛还是没有任何的好转。

这下这位扮酷的医生傻眼了，连忙告辞，说我回家再想想办法去，就走了。

黄元御的家人也急了，连这么酷的医生都没办法，这病别不是个很

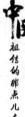

严重的病吧？

于是就又到处请人。这次找来的是一个老太太，据说这位老太太擅长针灸。老太太一看，这白睛里面的瘀血已经这么多了，应该刺血，把瘀血放出来。

这位看来的确是有两下子，她"轻刺白珠"，结果是流出来数十滴的浊血，黄元御的感觉说是像胶一样的黏稠。

然后，红肿的部位开始消退，黄元御自己也感觉很是清爽。

其实我觉得这位老太太诊断的方法应该是正确的，如果让她继续治疗，黄元御的眼病也可能就好了。

但是命运却偏偏不是这么安排的，就在这个时候，前面的那位医生又跑了回来，一进门，就又开始吐沫横飞地宣告："我终于想出办法来了！"

黄元御的家人也很着急，天啊，这么久想出来的，一定是个好的方法啊，于是就请这位接着开方。

这位想出来的办法就是清热解毒，用苦寒之药。这个方子我们已经不知道了，但是药性知道，是苦寒的药。他给黄元御连着服用了几十服，就是这个方子，最终把黄元御的脾胃彻底地搞垮了，致使黄元御的身体直到最后也没有彻底恢复。

服了这些药以后，黄元御的左眼开始出现白膜，中医叫翳膜，慢慢地开始覆盖眼睛。这位医生一看没效果，又开始使用一种叫揭障丹的苦寒药物，给黄元御口服，然后用一种苦寒的药面，熬水熏眼睛。

最后，黄元御的左眼睛就全废了，翳膜覆盖了整个眼睛，有增生的组织还突出到了眼睛外面（蟹睛突出外眦）。

各位看看，这位医生就像是个蹩脚的猎手，枪是好枪，但是这位上山以后，东放一枪西放一枪，打的全是自己的同伴，没一枪打中目标，这样的技术真是令人悲哀啊。

可见，中医诊断学是多么重要，诊断学就好比是枪的瞄准设备，您瞄不准，再好的身手，子弹也会奔着同伴去的。

我们未来的名医，这次算是被一个庸医给折腾惨了。

在经过这次生病以后，黄元御的脾胃系统彻底地被搞坏了（中医认为如果不恰当地使用苦寒的药物会伤到脾胃），从此一辈子都没有恢复好。

更为严重的是：黄元御从此成为了只有一只眼睛的残疾人，他的左眼，不但不能使用，还严重地影响了他的形象。

而清朝的科举制度规定：五官不正，不能够被委派官职。也就是说，科举的大门，从此在黄元御的面前彻底地关闭了。

我要扼住命运的咽喉

此时的黄元御坠落到了人生的最低谷，没有比这种事情再悲惨的了。你的学问不比别人差，甚至比所有的人都好，但是此时却因为别的问题，失去了和其他人一起学习、竞争的机会。这就好比是在高考前，突然告诉您，您因为相貌不佳，不能像其他同学那样参加高考了。

您想想心里会是什么滋味吧，当您天天远远地望着昔日的同学们走进课堂，您这个昔日的高才生却只能在一旁呆呆地望着，您是不是有种想痛哭的欲望？

那是一种怎样的凄凉呢？

我都可以想象得到，黄元御当时远远地躲开人群，徘徊在村边，想着同伴们都在读书，而自己的前途呢？前途在哪里呢？难道自己真的要以一个残疾人的身份度过这一生吗？

走在街上，世界也不再像以前那样阳光明媚了，人们都用异样的眼神望着自己，是啊，自己英俊的相貌已经不复存在，现在是一个令人害怕的形象，而且，人们不再把自己当做一个学子的典范，而是一个毫无前途的废人了！

自己的志向呢？那些矢志报国的志向呢？全都灰飞烟灭了。自己只有在梦里，才能又回到健康的时光，仿佛又能够实现自己的梦想了。可是一旦从梦境中醒来，冰冷的夜色就会告诉自己，那些日子一去不复返了！于是两行清泪从黄元御的眼中流出，滴落在枕头上。

那些时候的黄元御，经常跑到周围的山坡上，望着远方，放声大哭。

这对任何一个人，都是一种痛苦的磨炼，在这种磨炼中，有的人会无力地倒下，但是有的人会再次站立起来，在磨炼中脱胎换骨，从此获

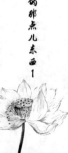

得重生！

黄元御就是这后一种人，他在经过了痛苦的煎熬以后，站立了起来，他要扼住命运的咽喉，他要掌握自己的命运！

一个分明要滑向谷底的人生轨迹，生生被黄元御用自己的毅力扭转过来，重新走上了正轨！

各位，黄元御是怎么想的呢？他觉得，既然自己是被疾病给害了，那么，他就要重新在这里站起来，他要和疾病做坚决的斗争。

就在那天，就在黄元御自己望着远方的时候，他暗暗发誓，自己这一生，都要献给同疾病做斗争的事业，拼尽全力，永不后退！

后来，他实现了自己的诺言，在他短暂的一生里，没有一刻的停息。

青灯孤影读《伤寒》

现在，让我们来看看黄元御是怎么开始学习中医的吧！

他首先去书店买来了一本《伤寒论》，放在桌子上就开始读。黄元御是什么人啊，不但国学功底厚，而且绝顶聪明，所以就信心满满地以为就此可以学会中医。

但是，就是这么一个基础好的学生，在《伤寒论》面前还是败下阵来。

这是黄元御自己说的，刚一看《伤寒论》的时候，几乎完全看不懂：这说的都是什么呀？张仲景老师的这些话怎么一句都看不懂啊（讵读仲景伤寒，一言不解）？

这下傻眼了，没想到上来就碰了钉子，天啊，难道《伤寒论》这么难学吗？可人人都说这是医学的基础啊，怎么一上来就这么难呢？以后还不得更难学？

要搁一般人，见难就回了，毕竟自学是一种特费工夫的学法儿。过去学医一般都是先跟着老师出诊，看若干日子以后，耳濡目染了，心里对这些名词熟悉了，老师再给慢慢地讲理论。

但是不知道各位发现了没有，我写过的好多大师还真不是那么跟着师傅学出来的，真正的大师似乎多半是自己憋出来的，然后才去跟老师学，这个特点很值得研究。

黄元御同学也真是个牛脾气，还是不想去找师傅，要接着自己憋，但是毕竟人家是学国学出来的，知道学习方法，所以就采取了一个很好的策略，就是去书店，把所有能够见到的注解《伤寒论》的书都买回来，碰到一个问题，就挨本书地翻，看看这位古人是怎么理解的，看看那位是怎么理解的，这就好比是找了很多的师傅，有了问题就挨个师傅地问。

那么，黄元御到底买了多少本《伤寒论》的参考书呢？我估计至少买了几十本，也有可能是上百本（纵观近古伤寒之家数十百种）。

各位，这就是人家的学习态度，黄元御为什么后来成就那么大啊，就是因为人家学习态度太好了！诸位看官中有学中医的可以比较一下自己的藏书，看看现在读书条件这么好的情况下，您的《伤寒论》的参考书是否能和黄元御有一比。

您再想象当时的情景吧，可谓是蔚为壮观，只见黄元御同学手里捧着一本《伤寒论》，旁边放了一堆的参考书，看一句《伤寒论》，就狂翻一通参考书。

就这样，废寝忘食，苦读了三年。

就这么一本薄薄的书，整整读了三年，的确是够专心的了。

那么，结果如何呢？

结果是：还是不懂！

黄元御最后把书一合，不禁长叹一声：这也太难了！

用他自己的话说，是"岁历三秋，犹尔茫若，仰钻莫从"。

估计有朋友该疑惑了，这不可能吧，《伤寒论》我们一读可就读懂了，没有那么难啊。怎么号称学冠一时的黄元御居然这么笨？

我给各位解释一下，不是黄元御笨，您能明白的内容黄元御当然能明白，黄元御是对自己要求得太高了，他所说的懂，那是要融会贯通，要把整个《伤寒论》吃透。

反正当时黄元御觉得自己距离要求差得太远了，甚至产生了这样的疑惑：是不是我就达不到张仲景先师要求的水平了？

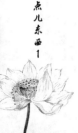

于是他对自己很失望，最后干脆把书合上，叹了口气："唉，我这辈子到底能不能领会《伤寒论》的精髓呢？"

怎么办呢？黄元御决定暂且抛开这件事，先放松一下，看看别的书。

在放松的这段日子里，黄元御到底看什么书我们就不清楚了，总之没有任何的记载。等到公元1737年，其实就是第二年的春天，黄元御重新翻开了《伤寒论》，开始再次凝神研究。

这个时候，黄元御的心已经完全地平静了下来，他自己描述当时的情景是："又复摊卷淫思。日落神疲，欹枕假寐。时风静月白，夜凉如水，素影半床。清梦一肱，华胥初回。"

可见当时黄元御处于没有任何人打搅的环境中，他将自己完全融入到书里面，他无时无刻都在思考着，甚至在梦境中，都会遇到思考的问题。

这说明黄元御当时进入了一种境界，一种人和书完全一体的境界。

在这种学习状态里是最容易出成果的，这里面没有任何神秘的地方，就是一个道理：精诚所至，金石为开。

最后，出现什么结果了呢？

终于有一天，黄元御在思考的时候，突然心里灵光一现，然后就豁然开朗了，原来是这样啊！按照他自己的说法是："恍然解矣！"

不用我说各位也知道了，黄元御终于对《伤寒论》有了更深刻的理解，这使得他在研究《伤寒论》方面一直站在很前沿的位置，直到今天，我们在提到研究《伤寒论》的流派时，还会经常提到黄元御。

写到这儿，我感觉黄元御的学习方法有点像徐灵胎，也是拿着参考书自个儿学，然后开始批注这本书。

黄元御也是，当时豁然开朗以后，他觉得以前别人注释得都不够完善，于是就想自己写本注释的书。

结果，他立刻就开始写书了。

这本书叫《伤寒悬解》，当时只是打了草稿，然后由于生活动荡，就没有写下去。十年后，黄元御终于把这本书写完，并成为中医史上研究《伤寒论》的一本重要著作。

我曾经告诉过各位,《伤寒论》是中医临床的基础,每个中医开方子都会从这本书里面找到灵感,自打黄元御把《伤寒论》给吃透了以后,他就有了去进行临床实践的底子了。

只不过这个底子打得也太费时间了,一本书折腾了这么长的时间,这要是搁现在,很多没有耐性的同学早就放弃了。

天下第一用功的同学

那么黄元御同学为什么会写这么一本《伤寒悬解》呢?其实这本书相当于他的读书笔记。他对《伤寒论》思考得太深入了,觉得以前好多教授说得都不对,于是就开始按照自己的见解来解释,在研究《伤寒论》的派别中,黄元御是属于错简重订派的。

这个读书笔记,在十年以后,他给好好地整理了一下,估计增加了很多新的内容,后来出版了。大家有机会可以看看,对于理解《伤寒论》很有好处。

当读完《伤寒论》以后,黄元御同学几乎是脱了一层皮(这哪里是在学习啊),黄元御自己说的是:"心枯神瘁,几于白凤朝飞"。

再感慨一遍,这哪里是学习啊,他几乎是用尽了自己的精力来学习这本经典,这实在让我们没什么话好说的了。如果有用功学生排行榜的话,我估计黄元御同学一定是排名第一的。

顺便再感慨一句,这个《伤寒论》还真的不白读。我以前在读书的时候,就专门用了一年的时间,来回地读《伤寒论》和前人的经方医案。整整一年,白天晚上全是《伤寒论》,结果现在诊病的基础就是那一年打下的。那年过后,有亲戚朋友求我开方(那时我还是个学生),如果遇到和读过的汤证一样的,就开经方(张仲景的方子),如果不一样的,就婉言谢绝。结果开出方子的,百分之八九十都痊愈了,基本是几服药就见效。现在这么多年了,老家还有一些患者来找我看病,就是那个时候传出的名声(惭愧啊),所以我才理解为什么古人把张仲景称为"医圣"。说句心里话,我能够坚持这么多年一直在不断地学习中医,完全是因为看到了中医的好处，看到了患者痊愈后的笑脸，这完全是拜《伤寒论》所赐。

经方体系是一个很有趣的体系，它是经过临床千锤百炼出来的，是经过千万个真实的人体试验摸索出来的，每个方子的适应证都非常精准，方子的组成也十分地合理。过去有的医生甚至发现个别经方如果你加上什么药，效果就不好了，把加上的药减去，效果就恢复了，所以中医有句话叫"经方不加减"。当然，这也太教条了，我们还是可以根据经方进行加减的，后世的所谓和经方并列的"时方"，其实很多也是经方加减得来的，所以我们说《伤寒论》是中医临床的基础。

我才认真地读了一年的《伤寒论》，自己感觉收获就如此之大，黄元御如此玩命地读了若干年，您想想吧，这该是一种什么样的进步呢？

有的网友问，怎么这位黄元御单是憋在家里看书，就能写出著名的中医著作？

这的确是个问题，我想各位也都会在心里提出这个疑问，那到底他有没有临床的经验呢？难道中医不用临床就能写书吗？

其实，学习中医的人都知道，学了中医以后，就不会闲着的，大家知道你在学中医了，就会有亲戚朋友来问，我出现了什么什么毛病，你能帮着琢磨琢磨吗？这种情况太多了，一开始还不敢应承，但是学了两年以后，基础理论掌握得差不多了，也就能够提出些看法了。所以一边学习，一边给亲戚朋友看病，是很正常的现象。现在中医药大学里的好多同学在亲戚朋友中都很有威信了，据我所知，很多同学放假回家，在家里患者都排队来看病，因为疗效不错，一传十，十传百，一听说这人回家了，就都来了。

那么黄元御是从什么时候开始给人看病的呢？他自己没有记载过，但是我们可以从他一生的行程来分析，他在读《伤寒论》的这段时间里，一直是在山东的。他在山东住了近十年的时间，从那以后，他就基本上是在北京（因为后来当了几天御医）和江淮一带来回走了，到山东的时间很少。

可是，现在在山东却流传着很多黄元御治病的传说（至今老百姓还给黄元御去上坟呢），当时还有"南藏北黄"的说法，就是说当时山东治病最好的医生有两位，南边的是诸城的藏枚吉，北边的是昌邑的黄元御，也就是说，当年黄元御在山东已经是很有名气了。那么，结合前面我们分析的他一生的行程，就可以知道，黄元御就是在读《伤寒论》以后，或者就是在读的同时，在近十年的时间里，已经迅速地成长为一个很有临床经验的医生了。

也就是说，从他写《伤寒论》笔记开始，到十年后，他把这些笔记整理成书，这十年期间，黄元御已经是医名很盛了。

再看十年以后，他到北京，他的医术居然让乾隆皇帝大为倾倒，可见他的临床经验是在前十年的时间里积累起来的。

很遗憾的是，黄元御自己没有提过这事儿。

没人相信这个世界上有天才，但是努力和精神专一，的确能够制造像天才一样的人。

脾胃是我们的宝贝

现在有个问题，黄元御的学术思想是在什么时候形成的呢？

其实，黄元御在读《伤寒论》的时候，就是带着问题去读的，他一直想不通的一件事情就是：自己的眼睛红肿，这的确是应该算做有火啊，为什么使用清火的药，反而把自己害了呢？

我相信，这个问题一定是伴随着黄元御的阅读过程的。

在边读边思考的过程中，黄元御发现了秘密，原来有很多火热之症是假象，有很多病是由于气机升降失常而得的，并非是真正的火啊！

于是，黄元御在读《伤寒论》的过程中，就找到了问题的答案。可以说，黄元御独特的学术思想就是在这个时候开始形成的，在他的《伤寒悬解》中，他的学术思想已经出现了。

光说理论没用，给各位举个例子吧。

有位叫钱叔玉的人，估计是山东农村的。这一年的初秋，大家都开始干农活了。在农村住过的人都知道，这个时候的农活儿那是相当累的，

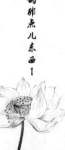

因为这是秋收啊，一年里面的体力全用在这时候呢。这位钱老兄因为干活太卖力气了，结果开始咳嗽，有痰，而且最吓人的是咳血，血的颜色是紫黑色的。在过去那个年头，人们最怕的就是吐血了，所以大家商量着赶快找大夫吧。

可那个时候，贫苦人家哪有那么多的钱请大夫啊！于是就硬挺着，结果这么吐血，一直吐了一年有余。

最后，有人说，实在不行，去请黄元御先生吧，这位是个读书人出身，而且人家不大在乎收钱的事儿，我们去试试吧。

结果去和黄元御一说，黄元御还真来了，到了农户的家里一看，把黄元御吓了一跳。

原来，此时正赶上这位钱老兄犯病，吐的血"一吐数碗"，来不及从嘴里冒出来，就从鼻孔里往外流。

黄元御连忙问："都有什么感觉啊？"

这位一边吐血一边说："肌肤发麻，脑袋痛，身上还感觉忽冷忽热的，口渴，吃不下饭，出汗。"

黄元御点点头，诊了患者的脉，问："还有什么症状呢？"

患者想了想，回答："还遗精，很容易惊恐，总是很健忘，还有晚上睡眠不好，只要一躺下，就开始喘，只能坐着睡觉，一旦身体倾斜，就会吐血，天气一凉，病就开始重，而且右脚还肿了，大便也是不成形的。"

黄元御听完了患者的叙述，说："我明白你的病情了，你想知道你的病是怎么得的吗？想听听这里面的道理吗？"

患者虽然是个农民，但是也很好奇啊，忙回答："当然想听，先生请给我们讲讲吧！"

黄元御说："这样吧，我给乡亲们讲讲我们自己身体里的圆圈的故事吧。"

这一说不要紧，这个圆圈的故事后来被别人看去了，写成了一本书，叫《圆运动的古中医学》，其实里面的理论就是通俗版的黄氏圆圈。

我觉得我们所有的人，还是对我们自己体内的圆圈有个了解的好，所以就不嫌啰唆，给各位详细地解释一下这个圆圈。

那么，黄元御讲的这个圆圈是怎么回事儿呢？原来，这也不是黄元御自己的发明，中医理论里自古就是这样描述人体脏腑的运行的，不过黄元御把这个问题给系统地提了出来，并且用这个理论来指导治病。

现在我就代替黄老师描述一下这个圆圈吧，我描述的语言当然和黄老师有差距（黄老师的语言能力太强了），不过意思大概如此。

话说人体里面，五脏六腑是上下分布的，中医认为，其功能也有方向，这些脏腑所引导的气机是处于动态中的。这个图画我给大家描述一下，首先肾在最下面，属水脏。中医说肾脏是水中含火，水是肾阴，火是肾阳，火我们明白，那一定是向上走的，它生什么啊？火生土，也就是说，火性向上走，使得脾土温暖，那么脾是负责什么的呢？是负责把胃吸收的营养（中医叫精微物质）发送到全身的。脾有个特性，它是向上走的，因为有一部分营养还要到肺脏，与吸入的空气中的精微物质结合，由肺协助向全身输布。

各位可记住了，中医认为，脾脏之气，是从左边向上升的。

肾脏中的水呢，水生木，也就是说，在水的滋养下，木气也开始得到了营养，要发展了，它发展的方向也是上升，跟树一样，肝脏之气也是从左边往上升的。随着脾土之气上升，中医有句话，叫"肝随脾升，胆随胃降"，说的就是这个。

好多人说，这中医的肝怎么在左边啊，解剖不是在右边吗？原来，中医说的是肝气，是肝的功能，是一个功能系统，不单是那个脏器实质。

所以，左边身体有病，有时要考虑到肝脾之气上升是否正常，尤其是肝气。

肝属木，四季配春季，象征着万物生发。

此时各位看到了，这个气机随着肝脾升到了顶部，这里就是肺和心了。各位知道，木生火，这火配五脏是心，四季配夏天，心火的特点其实也是要向上的，但是，由于有肺脏的存在，心火被带向下行。

肺是属金的，四季配秋天，主肃降，甭管夏天多热，遇到秋天，气机就开始往下降了。这心火本来是要上升的，但是因为有肺金在上面，所以就跟着往下降，直降到肾中，使得肾水不至于过寒，温暖肾水。而肾水随着肝木上承，到达心火的位置，使得心火也不至于过热，这叫

"水火既济"。

有的时候，这个往下降的过程被破坏了，那么心火就无法下降，憋在上面，各位就会看到上面热，下面寒的局面。口渴，眼睛红，口舌生疮，可下面的腿还是凉的。

在肺金下降的同时，人嘴里吃入的东西进入了胃，然后也是向下走的，所以胃气要下降。在中医里，脾为己土属阴，胃为戊土属阳，阳要下降，阴要上承才对。

在胃气下降的同时，胆气也随着下降，就是我们说的"胆随胃降"。现在有好多的胃病，就是胃气上逆，胆汁反流，这就是气机逆行的结果。

各位同样要注意了，这个胃气和胆气的下降，是从右边下行的。

所以，如果人体的右边有病，要考虑一下气机下行是否遇到了麻烦。

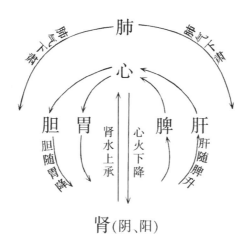

您现在再看看，脾土左升，肝气和肾水都随着升，胃气右降，胆气和心火随着下降，这是不是一个左边升、右边降的圆圈呢？

在这个圆圈里，脾胃一阴一阳，就是中心的轴，一切都是围绕着它们来转。

这就是黄元御的理论，他最后把一切病都归入到这个圆圈的运转失常，任何一个地方出问题了，把圆圈的运动给"咔嚓"一下挡在了那里，圆圈不能转动了，身体就会出现问题，这个时候怎么办呢？就要使用药物，调畅气机，让它们恢复上下运行，这样人体自己就会恢复健康的。

这个圆圈我说得简单，大概就是这么个道理，黄元御自己论述得还要仔细，术语比较多，各位可以参看他的书。

那么该有人问了，这个圆圈有道理吗？能治病吗？

我还跟您说了，黄元御的第五代传人麻瑞亭老中医，就是从黄元御的书里拿出了一个叫"下气汤"的方子（麻老的这个方子我后面会给大家讲的），稍微给加减了一下，变成了一个药性有升有降，调和脾胃的方子。这位老人家一辈子基本就用这一个方子治病，来个患者，他就给调调方子，稍微加减，把气机这么一调，患者就好了。您看他的医案，那就是一个升降，我的感觉，他就是用药在人家的身上拨了一下，把这个不大转动的圆圈给重新启动了，结果麻老一辈子"活人无算"，患者如云。尤其是有很多严重的血液病，还真都被他给治好了。

前两天还看到天涯论坛里的一个网友，没有任何中医基础，自己有鼻炎，怎么都治不好了，最后无奈，就自己从黄元御的《四圣心源》里挑了个治鼻炎的方子，然后在家人的注视下，毅然服用，结果没两天就基本好了，这位朋友每天都现场报道服药情况，各位有兴趣的可以查查。

这帖子是一个网友提供给我的，我看了也大吃一惊。

这个治鼻炎的方子叫桔梗元参汤，是治疗鼻塞、鼻涕多的那种鼻炎，方子是：桔梗9克、元参9克、杏仁9克、橘皮9克、半夏9克、茯苓9克、甘草6克、生姜9克。就这么个方子，基本属于食疗的范围，里面多半的药都是食物。我给各位解解，其中桔梗是升的，开肺气、解毒排脓；元参是升的，润燥解毒；杏仁是降的，降肺金之气；橘皮入气分，清理肺气，化痰降逆；半夏是降的，和胃降逆；茯苓是升的，去除水湿，助脾气之升；甘草是补脾胃的，坐镇中州；生姜是散寒的，可以散外表之寒。

就是这么个简单的方子。黄元御认为是这个圆圈转得不大灵光了，导致上面的气机堵在那里，所以会出现鼻塞等症状。中医以前也说过："九窍不和，皆属脾胃。"就是这个道理。

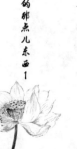

这圆圈我给画大了，抱歉，我们还要回来，看看这位钱叔玉老乡的

吐血问题（钱老乡一定都等急了）。

黄元御认为，这是湿气重，严重地影响了脾土的上升，这样，人体这个圆圈就不转动了。

圆圈不转，后果是很严重的，心火本来应该下降，结果不降了，就在上面烧，这肺金能受得了吗？胃气也不降了，也往上逆，这下，热气全堵在上面了，而下面该升的也不升了，全是寒气。

这下所有的症状就都能解释了：您看这位钱老乡吐血，那是火都堵在上面，气机逆行啊；您看他胸腹发堵，那是胃气不能下行啊；您看他晚上无法入睡，那是肺胃不降，阳气不能收藏啊；您看他发热汗出，那是肺金受热，肺主皮毛，所以把汗给蒸出来了；您看他遗精，那是下寒啊，肾不封藏；您看他泄泻，那也是下寒啊。

这回，一切都可以解释了，老乡们听得估计也是晕晕的，赶快说："黄先生，您就开方子吧，我们相信您！"

黄元御一看，那边钱老乡还吐着血呢，甭谈太多的理论了，那就开方子吧，于是提笔写下了药方：茯苓、甘草、半夏、干姜、丹皮、牡蛎、桂枝、白芍。

这个药服用了一个月，病就痊愈了（月余病愈）。

有人看到这个方子该奇怪了，既没有止血的药，也没有治疗吐血的成分，怎么能治病呢？这么简单一个方子，它到底是怎么拨动这个圆圈的呢？

我给各位朋友解解方子吧：这个方子里面的茯苓是去湿气的，黄元御认为将湿气去掉，这脾土才能减去负担，向上升，所以茯苓是使得脾土上升的药；这甘草是补脾胃的，坐镇中州，是这个圆圈的轴心；半夏，药性下行，也是燥湿的药，有了半夏，胃气就会下行。所以各位，这个茯苓、甘草、半夏正好构成了这个圆圈的核心，有升有降，这也是麻瑞亭老中医开方子时候必开的药物。

方中的干姜，是暖下焦的，一来可以助脾土之升，二来下焦暖，则肾水不寒，才能起到封藏的作用；丹皮是清肝胆之火的，白芍是柔肝的，滋肝经之阴血，丹皮和白芍在一起，可以使得横逆的肝气不再横行，肝气疏达以后，就可以上升了，所以这两味药是疏肝升陷的。

而牡蛎呢？牡蛎是下行的，它可以收敛浮火，使之随着胃气的下行而下降，将它们敛至下焦。

桂枝按照麻瑞亭老师的解释，那也是疏肝升陷的，可以使肝气温暖，不至于瘀滞。

实际上，在这个医案里，黄元御老师自己没有说，我替他说了，他的这个方子除了脾胃，还特别重视肝气的疏通，里面若干味药都是调肝气的，这也是黄元御的一个思想，他认为这个圆圈不转，根本的原因是水湿过多，导致脾气不升，但脾气不升最大的结果就是肝气横逆或者下陷。其实现在我们也可以反过来理解，很多人的病是因为肝气不舒，比如在单位里受了气，肝气不升，最终导致一起上升的脾气（脾土之气）也出了问题。脾土本来是管制水气的，结果脾土弱，导致水湿就会在体内泛滥。

我们常说这人郁闷，然后脾气不好，您说这发脾气和脾有什么关系啊？这么看还真有点关系。

我给人诊脉，发现现在的人多数舌苔白腻较厚，这是湿气重的舌象，而脉象是弦脉的多，这是肝气不舒的脉象。这么看来，现代人该怎么养生，其实就很清楚了。

自从黄元御给这位钱叔玉老乡治好病以后，钱老乡非常高兴，而额外的收获是：他对这个世界上的圆圈开始有了更深刻的理解，种田之余，坐在田间地头会出神地想一会儿，这个圆圈很有点意思嘛。

网友互动

安之春：

读黄元御被庸医误治一段，令人扼腕叹息。正如罗博士所说，如果采用挑刺疗法，黄元御的眼病也可能就好了。给大家讲个我亲身经历的事吧，要不是我自己的经历，真的，再大的专家说了我恐怕也不信。

我高三那年上了点火，一只眼睛上眼皮长了我们俗话说的"挑针"，肿得跟桃儿似的。上医院，大夫让化验血，看有没有炎症，然后消炎，

86

结果根本没用。我就跟老师请假回家，去找邻村的一个赤脚医生，他看了看说："没事，上了点火，放放血就好了。"当时给我吓的，按我爸说的我当时脸都吓白了。他就拿了个针头，在我耳朵上扎了两下，又在后背扎了两下，分别挤了点血出来，说没事了。原来以为是要拿刀放血呢。就这样，"放完血"我就回学校了，睡了一觉，第二天早晨起来就消肿了，过了两三天就好了。一分钱没花。

杏虎问：

麦粒肿的那个例子，确实挺有意思。希望安之春朋友能详细说说当时的情况，比如放血以后，脓肿是破溃了呢，还是红肿痛逐渐消退，自己萎缩掉了呢？

安之春答：

我得努力回忆一下九年前的情况。

左眼还是右眼，我记不清了，肿得相当大，也非常红。放血的时候扎的是右耳，扎了几下不清楚了，好像不超过三下，具体位置也不知道。我当时已经吓傻了，隐约记得耳郭被扎了，耳垂有没有被扎记不清。后背的具体位置也记不清了，好像也不是肩胛骨。扎完了以后的情况记得很清楚，脓肿没有破溃，红肿第二天就消了很多，非常明显，过了两三天就完全好了。比起打消炎点滴又抹烦人的眼药膏，真不知道好多少倍。

杏虎：

不在肩胛骨附近，那么就在肝腧穴（肝主目）附近，一侧一个，刚好两个点，术者一般临症选点。耳针时应该是扎，操作后背时应该是挑。这种手法需要足够的经验与火候，还要有丰富的知识储备。

罗大伦：

中医里这部分内容极其丰富，我在没学医时（中学）曾经亲眼见过满脸粉刺的同学，怎么也治不好，结果找了一个医生，大腿内侧用针挑破，结果脸上就好了，中学时就觉得这真是奇迹。

这部分知识以后我也要多学习，我个人有重方药、轻针术的趋势，很不好，以后多向各位讨教。

tjyingfu：

呵呵，首先感谢楼主好文！

大家对这个放血和挑刺疗法讨论得够热烈的，但都把放血和挑刺疗法放在只有民间草医才用的位置。我于此有一些粗浅的体会，与大家交流。

请大家打开《针灸大成·卷九·名医治法·眼目》："偷针眼，视其背上有细红点如疮，以针刺破即瘥，实解太阳之郁热也。"

我得过沙眼，第一次是点氧氟沙星眼药水好的；第二年复发，但用氧氟沙星眼药水没有效果，折磨了5个月。当时翻看了《民间刺血疗法》。请同学帮我在攒竹穴（足太阳经）、太阳穴（经外奇穴）放血，再针太冲穴、三里穴。在放血的同时，眼睛的涩、痒、痛等感觉好像就随着毒血排出体外了，眼睛马上就舒服了。这就是《内经》所谓血污拔刺的效果。过了好些年了，到现在我的眼睛一直很正常。

如果对"实解太阳之郁热"这句话能举一反三，那么您对痘痘的疗效也会提高几分。

另外，这种方法在《大成》的名医治法里有记载。

弈趣斋主人：

支持一下楼主，我听过这样一个故事，说一位中医用耳尖放血的疗法使一位高烧不退的病人的体温在5分钟内降到正常，在场的家人无不称奇。

为什么这一针下去就能立竿见影呢？有人说这是因为此刻在耳尖放血，犹如打开了一扇天窗，立即换进了新鲜空气，从而将体内湿热毒气释放了出去。可见，这不起眼的耳朵与身体内脏的关系可不一般。

两只耳朵犹如一所展览馆，把人的一切，心肝五脏、性命、历史一一展示在外面，一眼望去，尽收眼底。

耳穴在耳郭上的分布似一个倒置的胎儿，头部朝下，臀部朝上。身体各部位在耳朵上皆有相应的位置。因此，在耳朵上可以观察到身体任

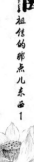

何部位的病理变化也就不足为奇了。如：冠心病人可以看到耳垂有斜线皱纹；肝癌病人可以观察到在耳郭肝区周围的环形凹陷、梅花样改变；精神分裂症病人的耳甲压痕；就是掉一颗牙，在耳朵上都会有所体现。

耳郭是一个独特的能反映整体全息的微观世界。人体的十二经都直接或间接上达于耳，故《灵枢·口问》篇云："耳者，宗脉之所聚也。"在《素问·金匮真言论篇》中有："南方赤色，入通于心，开窍于耳，藏精于心。"因此，从耳的颜色、位置高低、厚薄、扁圆、硬软可知其人先天的体质，从形态和长相可知后天的病理。

怎么通过观察耳朵的颜色、形态、厚薄来判断内脏的虚实呢？《灵枢·本脏》篇中指出："(耳)黑色小者则肾小，粗者则肾大，耳高者肾高，耳后陷者肾下，耳坚者肾坚，耳薄者肾脆。肾小既安难伤。坚则肾不受病。肾大，大则虚，虚则肾虚，耳聋或鸣。"

罗大伦：

我在北京中医药大学上学时，郝万山老师讲过一件事，说去德国，老外找了个高血压患者，让郝老师当场表演中医医术，想看看郝老师的本事，郝老师就在患者的耳部高血压的反应点刺了一下血，结果血压立刻降了。老外医生不相信，找了好多设备检测，结果确实是降了，最后心服口服，表示一定要好好学习，天天向上。

维肝有癌：

我本人是个西医，在临床上的确发现有不少中医验方有一定的疗效，但是我却坚决地要求打倒中医。我要打倒的不是中医的方剂，而是中医的神秘主义观念。

鄙人不如郝万山前辈那么有本事，可鄙人保证拿针在那德国老外的臀部刺一下，能叫老外的血压升高。那么鄙人是不是能说人的两片屁股上包含了全身的信息呢？鄙人曾经给老外"表演"过"点穴"，一"点"就把一头奶牛给"点"倒了，老外看得目瞪口呆。其实，这种"点"牛的手法是在江西星子县的乡下学来的。简单的东西包装一下就变得神秘了。

网民 abc：

我退休快 10 年了，退休后才开始学了一些中医养生保健。年轻人不要乱说，到老了你就知道中医是多么重要了，很多老年病西医是治不了的。

解三醒：

罗老大，从 5 月份开始，我就一直追着这个帖子，基本每一期都认真阅读了，感觉很有意思。上个月看到你开讲的黄元御大师的脾胃升降理论，深为折服，于是特地从网上下载了《黄元御医学全书》，这半个多月一直在研究《四圣心源》，感慨颇多，有豁然之感。

本人从小体质较差，五六岁时即罹患哮喘之疾，幼年开始辗转求医，受尽折磨，父母家人也极为痛苦，中医西医，内服外灸，不管正规医院还是小道偏方，通通试过，皆无效果，后经一本地老中医调理，稍有好转，及至成年后，病情才慢慢有所减轻。哮喘之苦，未曾经历之人难以想象，发作时如绳勒脖颈，须臾嘴唇便呈紫黑色，喘息之间极为痛苦。

所谓久病成医，我也一直在思考哮喘的根源，大学学的是理科，也学过人体生理学，但总觉得从西医的角度看哮喘的根源不是非常清楚，中医平常也关注过，但限于资质，也是茫然无绪。

《四圣心源》专门有齁喘一章，自觉其理论颇有道理，因此就按方抓药，即苏叶、杏仁、橘皮、半夏、茯苓、干姜、生姜各三钱，甘草、砂仁各二钱，由于条件所限，就把药放在暖壶里，拿开水冲泡，然后拿瓶塞塞住，大概三四个小时之后开始服用，这样一共吃了三帖，里面貌似没什么常规止喘的药，连炙麻黄都没有。原本那几日夜间憋闷，有较轻微的哮喘，吃完药后居然好多了，真神奇。

我今年 26 岁，男，因为大学就读的学校位于海边，气候比较温和，可能有利于身体，所以哮喘一直没有怎么发作。去年年底开始在山区工作，气候潮湿阴冷，感觉颇不适应。这边多以烈酒来御寒祛湿，觥筹交错，不胜其苦。我从小皮肤就不好，时有什么湿疹、皮炎之类的，奇怪的是往往皮肤不好的时候哮喘就会减轻，皮肤涂了药膏好些之时哮喘又会发作，至今未愈。现在偶尔会有憋闷之感，一般夜间加重。今年夏天开始到原来那个有些效果的老中医处就诊，吃了 3 个多月的中药，感觉

中医
祖传的那点儿东西 1

没啥效果，后来他很怀疑我得了银屑病，吓得我不轻。他跟我解释，哮喘当用温药，银屑病当用凉药，无法统一，只能尽力为之，我当时感觉颇为无奈，后来也懒得去看了，因为实在没什么效果。目前的情况是夜间胸部偶有憋闷哮喘，皮肤干燥，浑身发痒，皮屑较多，颈项处有多处蚕豆大疮，红色微凸，粗糙，左多右少，搔之有皮屑。畏寒肢冷，下肢尤甚，脚心多汗，体倦乏力。睡眠与大便正常。数月前偶发早搏，后被该老中医调理痊愈，但偶尔觉得心口闷。舌体肥大，苔微黄，舌尖可见针头大红点。医生把脉后一般都写濡弦，不知何意。

根据《四圣心源》与麻瑞亭先生治哮喘与荨麻疹的药方，俺给自己撰了个方子，请罗先生、杏虎先生、王思柳先生、维肝有癌先生等诸位方家批判一下。

黄元御先师：

齁喘：苏叶、杏仁、橘皮、半夏、茯苓、干姜、生姜各三钱，甘草、砂仁各二钱。

（另赵彦威，茯苓、甘草、半夏、干姜、细辛、橘皮、桂枝、砂仁。）

癞风：紫苏丹皮地黄汤，苏叶三钱、生姜三钱、甘草二钱、丹皮三钱、芍药三钱、地黄三钱。

麻瑞亭先生：

荨麻疹：苏叶9克、粉甘草6克、炒杭芍9克、丹皮9克、生地9克、浮萍9克、杏仁9克、大枣4枚、生姜6克；瘙痒甚者加荆芥6克，防风6克。

紫癜：桂枝9克、生甘草6克、生杭芍9克、粉丹皮9克、全当归9克、老川芎9克、赤丹参15克、青浮萍12克、煨生姜9克、大枣4枚，气虚加黄芪。

心悸咳喘：茯苓12克、泽泻9克、炒杭芍9克、粉丹皮9克、制首乌12克、广橘红9克、杏仁9克、法半夏9克、广郁金9克、苏泽兰30克、柏子仁9克、北沙参12克、砂仁6克。

自撰方子：

生甘草9克、茯苓9克、法半夏9克、苦杏仁9克、橘红9克、北沙参15克、干姜9克、何首乌12克、桂枝3克、苏叶9克、青浮萍9

克、生白芍 9 克、丹皮 9 克、生地 9 克、生姜 9 克、砂仁 6 克、生荆芥 6 克、防风 6 克。

顿首。

罗大伦：

我见过许多人自己服用黄元御的方子然后把病治好的，也是一奇。朋友，你自己的这个方子味数太多，一个方剂，如果药味太多了，药性会互相牵制，黄元御的方子原本的思路就是调理升降的，味数都不多，如果有了羁绊，就不对了。中医认为肺主皮毛，所以很多皮肤病的病因都要从肺经来找。你的身体，邪气进入肺经了，就病喘，邪气出来了，就病皮肤，但肺经的压力减轻，哮喘就轻了。我觉得你还是以调肺为主，黄元御的原方就可以，最多加上一味浮萍就可以了，浮萍可以把邪气向外托，肺经调好了，皮肤的问题也就好解决了。另外，药要先泡一会儿，然后开锅几分钟就可以了，你的方法是对的，用开水泡，但是最好开锅两三分钟，效果更好。

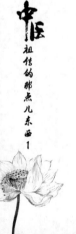

（二）

黄元御圆圈的应用

自从黄元御悟出这个人体气机的运行规律后，临床的疗效那是越来越好，于是就有很多人找上门来，这可就成全我们了，我们可以借机多观摩一下黄老师都是怎么应用这个圆圈的。

各位，甭管您是不是学医的，这个气机升降的道理明白以后，有些情况自己就能解释了，否则一定有人特奇怪，为什么我的腿就特别的冷，可脸上却总起红色的包啊？这上下像是冰火一样悬殊，为什么啊？

让我们再来看个例子吧，这位姓赵，叫赵彦威，他患的病叫"齁（读hōu）喘"，就是类似于我们现在说的哮喘。有的人可能见到过这种病，一犯病张口抬肩，上不来气，喉咙里发出非常刺耳的声音，著名歌星邓丽君就是这个病发作，来不及拿药而去世的。我们这位赵同志的病发作还挺有特点，就是在秋天和冬天的时候特别容易犯，一犯起病来，先是开始打喷嚏，然后流鼻涕，再接着就感觉喉咙发堵了，然后就开始喘。

这可太难受了，这喉咙堵的滋味估计各位没感受过，呼吸在平常人看来是最正常的事情，在他们那里却是可望不可即的啊。

这可怎么办啊，大家都愁坏了。这事儿要搁现在，还有好多方法，西药有很多喷雾的制剂，可以缓解喉部痉挛，也有好多激素类的药物可以救急，但是容易产生依赖，这辈子总不能靠着激素活着啊。

那会儿可什么西药都没有，赵同志简直觉得生活要绝望了。这个时候，有人说昌邑的黄元御学问好，因为身体残疾，发誓攻读医学，现在那是颇有心得，不如我们把他请来吧。

于是，黄元御就来到了赵同志的家里。此时的黄元御，已经彻底地摆脱了伤残所带来的悲伤，他已经从救治别人的过程中，重新找到了自信。

让我们来看看黄元御的诊病过程吧！

黄元御问患者："你除了齁喘，还有什么症状呢？"

赵同志说："我总是觉得腹胀（这个很关键，我下面给各位解释），有时候还呕吐（这就更说明问题了），但是如果矢气（放屁）后就好转了。"

黄元御点点头，其实此刻他的心里就全明白了，但还是问了问："这病是怎么得上的呢？"

赵同志和家里人对望了一下，说："那是我在二十多岁时的一个秋天，傍晚吃饭，一只该死的黑猫从房檐上掉下来，掉到我的后背上，把我吓了一下，从此就坐病了。打那以后，我就不敢吃晚饭了。如果夜里被冷风吹到了，或者碰到了阴雨天，或者白天吃多了些，都要犯病，一发作就是两三天，有的时候甚至要八九天、二十几天才好，现在已经病了十二年了！"

黄元御一听，天啊，十二年，这个患者可真是够痛苦的啊，想到这儿，他顿起恻隐之心。

于是，黄元御就又不怕麻烦地开始给患者和他的家属讲起了圆圈的故事。

这个圆圈的故事太重要了，明白了它，其实好多病我们自己都可以分析了。

黄老师讲的这个故事大意如下：这个哮喘啊，是一个肺气上逆的病，就是肺气不降了。正常情况下，我们体内是有一个圆圈的，这个肺处于圆圈的最顶端，那么肺为什么不降了呢？是因为胃气不降了，我们说过，脾胃是这个圆圈中心的轴，胃气是从右边下降的，如果胃气不降，那么肺气就没有了下降的道路，被堵在那儿了，于是就上逆坐病。

可这胃为什么不降呢？那是因为脾土被水湿给郁住了，不再上升，也不吸收胃接受的食物（中医认为胃主受纳，脾主吸收，中医的脾的部分功能实际是肠道的功能），脾这里不吸收，那胃从嘴那儿接受的东西还不都堵在胃里了？结果就没法儿下降了。

您看这赵同志为什么腹胀啊？那就是脾胃都堵在那儿了。为什么呕吐啊？这是胃气不能下降，上逆的缘故啊。

您再看他患病的诱因吧，吃饭的时候被吓到了，本来这个圆圈运转得就要出问题了，被这么一吓，"咔嚓"一下，食物就停在胃里了，圆圈的转动就受到了阻碍，结果就病了，黄元御的说法是"平日湿旺而胃逆，相火之下蛰不秘，一遇非常之事，动其神志，胆木上拔而惊生，肾水下沦而恐作。己土侮于寒水，故脾气下陷；戊土贼于甲木，故胃气上逆"，

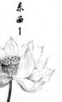

他是从神志受惊这方面来论述的圆圈是怎么异常的，这是根本。

那为什么碰到阴雨天会发病呢？因为阴雨天湿气重，使本来就湿气重的脾气更加不升；吃饱饭发病，那是胃气本来就堵在那里了，您再给它增加负担，还不发病？

那怎么治疗呢？黄元御说："我把你的湿气给去掉，这样脾土之气就可以上升了，我再疏调肝气，那么脾土升得就更痛快了，这样，我再用点降胃气的药，这个圆圈不就转动起来了吗？"

方子是：茯苓、甘草、半夏、干姜、细辛、橘皮、桂枝、砂仁。

就是这么个小方子，我们看着都眼熟，其中茯苓是去湿气的，让脾土上升，甘草是坐镇中州，补脾胃的，半夏燥湿，药性下行，是让胃气下降的，这三味药我讲过了，是个典型的车轴的构思；干姜是暖脾肾的，因为湿气大，不用热药湿气不能去；细辛这味药我给各位说说，这个药是散风寒的，药性比较猛烈，有一定的毒性，所以有"细辛不过钱"之说，不过那是指入散剂，如果是熬汤药，其实没有问题，但是现在药店绝对是三克以上不给抓药。细辛这味药的特点是可以动用肾中的真气，来把风寒给顶出去，所以对某些顽固的风寒头痛、咳喘等都有效果，但是有个问题，在用了细辛以后，肾气虚的人很可能需要补一下肾，因为动用了肾气了。我曾经开方子治疗顽固咳嗽，用了细辛以后，患者很快就好了，但是在舌头的中后部，舌苔出现了一个硬币大小的缺苔，就是这个地方舌苔没有了，这是肾气虚损的表现，我马上让患者服用了金匮肾气丸，结果几天后，这块舌苔就长上去了。

方中的橘皮是梳理肺经之气的，可以止咳降逆；桂枝，黄元御的说法是暖肝升陷，使肝气上升的（这是黄元御的独特心得）；砂仁这味药是行气调中的，可以醒脾开胃，如果胃气被食物堵住了，用点儿砂仁，可使胃气立刻振奋起来。

而且砂仁还暖肾燥湿，引气归肾，这是个一药多用的好东西。

就这么个方子，主要的思路就是把脾胃给疏导开，也没什么止咳的药物，顶多说橘皮能有点作用。估计有些同志都会问，这么简单的方子，还没有止咳的药物，能治疗哮喘吗？

让我们来看看赵同志服药后怎么样了。

赵彦威同志，在服用药物十几服以后，这个病就痊愈了，后来一直没有发作过。

这又是一个没有按照西医的科研思路，进行双盲对照分组，然后应用统计学原理进行分析的医案。但是我估计黄元御老师一定特不在乎这个，看到患者十几年的病，在这么短的时间里就康复了，他只是脸上露出了欣慰的笑容。

自己从一个被庸医残害的残疾人，到可以治病救人，其中种种艰辛，他自己知道啊。

那么黄老师的这套理论到底有什么道理呢？难道所有的疾病都这么画个圆圈就可以治愈了？

黄元御的这个"中土回环"的理论，其实说白了，就是说明：人体各个脏腑的功能是相互关联的，一个出现了问题，会影响其他所有的脏腑的功能。我们从其中任何一个环节来调整，都可以促使人体向正常的方向运转，而黄元御认为这里面最重要的一环是脾胃。

各位可别以为黄元御这么好的一个理论早就广为流传了，其实，黄元御的书流传并不广。由于黄元御才高孤傲，他觉得唐宋以后的医家的思路都不大妥当，所以总是讽刺批评那些人（黄老师当时的用词比较生猛，金元四大家等人都被他骂遍了，后果很严重），结果得罪了几乎整个医学界的人，所以身后他的医学思想几乎没有传承下来，他的书里的那些方子，几乎大家都觉得陌生，只是在最近几年，黄元御的名字才开始被中医界人士所熟知。

黄元御的医学思想，就像一个完全陌生的领域，现在还在等待着开发。

中医里面，几乎所有的内容都是暴露在大家的眼前的，只是你读不读书而已，但黄元御是个例外，他的理论和思想，就跟封藏在古墓里的秘籍一样，这个世界上现在很少有人知道了，他的药方的思路和唐宋以后的医家几乎没有什么联系，主要的框架都是从张仲景的方子里来的，以至于大家看到他的方子都怀疑：这能治病吗？

值得欣慰的是，在民间还有个别的地区有黄元御的思想传承，在山

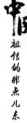

中医
祖传的那点儿东西
1

东有一些，由于麻瑞亭老中医从山东迁居西安，所以在那里也有传承。

相信黄元御的医学思想在不久的将来能被更多的人知道。

为了把黄元御的这个思想给各位解释清楚，我再给各位讲个中风的患者吧。

这位患者叫马孝和，老马同志生活比较辛苦，那个年头，吃口饭不容易啊，要拼命打工赚钱，本来就"生计忧劳"，结果由于生活不顺，就情绪不好，又因为生了点儿气，结果就中风了（相当于现在的脑梗死或者脑出血）。症状是左边的手和脚蜷曲着，左边的肢体冰冷，像没有血液一样，浑身的骨头都痛，左边的身体没有任何的知觉，晚上烦躁，说胡话，无法睡觉，能吃饭，但是不能喝水，喝水就气逆，身体的皮肤发黑。

患者得了这个病以后，精神状态非常不好，觉得本来生活就很艰苦，现在看病还要花钱，每次上医院检查的钱都是向亲戚借的，这未来的日子可怎么过啊？

当有朋友来看望的时候，老马同志就不禁潸潸落泪，心里十分难过（泣下沾衣）。

这么下去哪还有个指望呢？

这时候，有人说昌邑的黄元御现在看病非常厉害，经常是药到病除，我们不妨请人家来看看吧。

于是就请了黄元御。各位，这就又给了我们一次机会，看看黄元御到底是如何治病的，现在如果要找这样的大师，您还真找不着了。

黄元御来了以后，诊了脉，然后问老马："你痰多不多啊？"

老马回答："痰多啊，先生诊脉真厉害。"

黄元御又问："你的大小便情况如何呢？"

老马回答："大便干燥，小便感觉有些发涩，并且很疼痛。"

黄元御点点头，说："这样吧，我把你患这个病的来由给讲一下吧，大家都听听，以后周围的人有遇到这样问题的，可以有个思路。"

周围的人一听，连忙称好，于是就听黄元御介绍了起来。

黄元御老师的原话太深奥，他写的书基本都是排比对仗的句子，比较华丽，我就简单地说说大意吧。

黄老师认为，这个病首先一定是脾胃虚弱，本来脾土应该是干燥的，可是由于劳累等原因，导致功能下降，这样湿气就多了，脾土的上升就出了问题，本来肝气是可以和脾土一起上升的，可现在脾土不升了，把肝气也给憋在了那里。

这个肝气一郁在那里，可了不得了，因为其志为怒，其气为风，如果它郁闷，导致的结果就是风气在体内乱窜，时间长了，体内就会津液消亡，最后就会出现筋脉挛缩，导致中风。

您再看看患者的症状吧，他为什么这么悲伤呢？各位不要以为他这只是情绪的问题，这是因为肺属金，是负责输布人体的津液的，它在情绪方面的归属就是悲（其志悲），由于肺现在没有津液可输布，因此燥气动，就产生了悲观的情绪。因此我们也要想到人家的生理问题，不仅仅是情绪，是生理影响了情绪。

你再看看他为什么左边身体冰冷呢？那是因为肝气从左边生发。《黄帝内经》说：左右者，阴阳之道路也。现在肝气特郁闷，憋在了那里，生发之令不行，结果导致这里成为冰雪之地。

患者为什么失眠呢？那是因为这个圆圈转不起来，心火不能下降，阳气不敛，结果晚上睡不着觉；他又为什么晚上烦躁说胡话呢？那是因为肝和心是母子的关系（肝属木，心属火，木生火），肝病则心也病，心神乱就烦躁说胡话啊。

患者的呕吐也很明显，这是胃气不能下降的缘故啊。

总之，是这个圆圈的上下旋转出了问题，所以要拨动这个枢机，让它转动才能使身体恢复啊。

怎么治疗呢？很遗憾，黄元御只说了要用温水燥土、滋木清风之法，没有记载药方。

但是我们再看看他写的《四圣心源》里，详细地记载了中风的治疗方法。

这个方法我给大家介绍一下，黄元御有个秘诀，就是用熨法，这个熨法就是把药磨成药末，用布包住，然后放在炉子上加热，再放在患者的病侧的肢体关节处来回地熨，让药气透入关节肌肤，这样筋脉就慢慢地舒缓了。一般熨三四次后，药味淡了，就要换新药，以患者身体被熨出汗为好。

熨药的方子是：左边的身体瘫痪，用何首乌、茯苓、桂枝、附子；右边的身体瘫痪，用生黄芪、茯苓、生姜（另研后放）、附子，黄元御没有写分量，各位可以每次每种药用20克。

至于服药，黄元御也是根据身体偏废的左右不同开出两个方子，左半身瘫痪不灵的，用桂枝三钱、白芍三钱、甘草二钱、何首乌三钱、茯苓三钱、砂仁一钱；如果是右半身瘫痪不灵，则用生黄芪三钱、人参三钱、甘草二钱、茯苓三钱、半夏三钱、生姜三钱。

关于这个中风治疗的秘密我们揭示得还不够，让我们来看看麻瑞亭老中医的经验吧，看看他有些什么传承。

麻瑞亭老中医把右半身偏废的叫气虚型，因为中医认为右半身属气；左半身叫血虚型，因为左半身属血。

麻老在左半身偏废的血虚型中加入了鸡血藤五钱、丹参五钱、路路通四钱，以通血络；在右半身的气血虚型中加入了夏枯草、茺蔚子、决明子各五钱，以疏肝气。

麻先生并没有完全搬用黄元御老师的方子，他在两个方子里各加入了杏仁三钱，以降肺气。

两人略有不同，但是思路大概相当。

让我们说回这位老马吧，老马同志在服用了十多服黄元御开的方子以后，就拄着拐杖下床了，大家知道消息后都纷纷来看望他，说笑之间，老马不自觉地把拐杖放在一旁，就起来送客了，居然不知道自己已经能走路了（不知病之去也）。

老马反应过来后，不禁放声大笑（放杖而笑），原来健康的状态是这么好啊！

患者笑了，黄元御的眼泪，却在心里流淌了出来。

他回想起了自己在最失意的时候，望着同学们去读书的情景，想起自己悲伤地凝望着远方的情景，那个时候，他简直觉得自己以后就是一个废人了。

可是现在，自己已经成为一个能够救人的医生了！

我是一个可以救人的医生了！

在回家的路上，黄元御欣喜地走着，心中充满了欢乐。

有的时候，心中的信念，可以使一个人绝地反击，使一个处于最绝望境地的人，成就最非凡的事业！

如果你知道黄元御在日后还会遇到多么大的挫折，你就会更加理解这句话的含义。

追仲景之神思

我们前面说了，黄元御的学问是从张仲景这里起步的，他学习张仲景的思想那可是费了劲了，若干年，一头扎进去，迷住了。

要说这张仲景的学问确实迷人（请原谅我用这样的词儿），把我们的黄元御给弄得神魂颠倒的，为什么呢？黄元御自己说的，以前看诸子百家的书，那都是当成了课外读物看的，眼睛一扫，就知道那些书里面在说什么，用他自己的话说那是"过目而冰销，入耳而瓦解"。可就是看这位张仲景的书，真是太难了，感觉那理论深度简直是没有个边（譬犹河汉无极）。

我估计在那时，黄元御一定特憔悴，吃嘛嘛不香的，简直丢了魂似的，脑袋里就一个念头：仲景的书怎么如此深奥啊！

这种饱受折磨的痕迹可以从黄元御同志的言语中表现出来，他还曾经在私下里表达过，他说这"《南华》之奇，《太玄》之奥"可以说是够奇幻微妙难以理解的了，可跟张仲景的这些书那简直是没法儿比啊（然何至如此之闭结不解也）！

结果，黄元御从公元1737年开始看《伤寒论》，一直极其投入地研究，又在临床中进行体会，最终在公元1748年，完成了这本《伤寒悬解》。

完成这本书的过程是这样的。

当时，正好有个机会，黄元御出门办事，来到了阳邱，正好有个姓刘的朋友，家里有个没有人住的荒斋，黄元御一看很高兴，说：这正好，我正愁没有个清静的地方写东西呢，要不你这房子借我住几天得了。

这位老刘一听，好啊，这房子没人住，你就随便用吧。

这个房子所处的位置这个好啊，黄元御站在房子的前面，向北边望去，是一条大河，河水在秋天的天空下显得深蓝，冷峻异常；向南边望去，远处是一片崇山峻岭，在雾色中泛着青色；房子的附近，树林成荫，秋天的树叶斑驳陆离，五颜六色，充满着成熟的色调，不远处的山坡上满是野菊花，一片璀璨（北枕长河，南踞崇山，修树迷空，杂花布地）。这种环境搁现在相当于郊外的别墅啊，黄元御呼吸着没有污染的空气，感觉到心胸豁然开朗，心里突然涌现出了创作的欲望。

那年头人们的生活都很简单，也没有什么行李，一个人收拾收拾就搬进来了。

在这里，黄元御把院子的柴门一关，开始集中精神写书。我从黄元御在序中的文字里可以看出，黄元御每当这个时候，就会让自己的心彻底地安静下来，进入一定的境界中，他自己说这个时候的状态是"灵台夜辟，玄钥晨开，遂使旧疑雾除，宿障云消，蚌开珠露，沙落金呈，十载幽思，三月而就"，也就是说，仅仅三个月，黄元御就把这本书给整理出来了。

其实，我在看黄元御的这些文字的时候，同时也在想象着黄元御的生活，估计他在这里，什么好东西都吃不到了。在当时的农村，能有粮食就不错了，写了三个月，每天大概也就只有青菜下饭而已。

我总在想这样的问题，过去这些读书人，连自己吃什么都没有解决好，为什么总是要关起门来写书呢？

他们就不想想搞点什么赢利的东西？多搞点钱？鱼翅燕窝搞不到，猪肉总得多吃点吧？为什么会不顾一切地写书，去悟那些难懂的东西呢？

黄元御自己说，在屋子里狂写了三个月以后，自己的两鬓都突然变白了，可见精神损耗得很严重。他图的是什么呢？

黄元御自己说：他太喜爱仲景的书了，可是，仲景写书到现在，都这么多年了，千载之下，竟没有人能够彻底理解仲景书的玄妙，这是多么遗憾啊！这会辜负了仲景先师那颗仁慈的救人之心啊！所以，我黄元御即使是耗尽精神，也要把这件事情完成。

在这一年，黄元御已经 44 岁了。

一个 44 岁的人，身有残疾，却不想怎么尽力去讨生活，反而在这里耗尽精力给后世之人写书，我实在是无话可说。

在《伤寒悬解》的序言里，我找到了黄元御描述自己心情的文字，他说：清苦就清苦吧，昔日文信侯如果不迁，那么也就没有机会作《吕览》，如果西伯侯不被囚禁，也写不出《周易》啊。贫苦对我来说，是激励我写书的动力啊。我已经 44 岁了，岁月不会等着我，时节就像流水一样消逝，我要趁着身体还好赶快写啊，等到精力衰乏就来不及了。

古人在清贫的环境里，争分夺秒、殚精竭虑地为我们写下了经验之书，如果我们学习中医的人连看都不看，那就太对不起古人了！

我们现在的条件好了，要肯德基有肯德基，要吃什么就有什么，您还不好好地看看书？人家古人那可是在郊外的荒斋里，自己忍饥挨饿给您留下了宝贵的书籍，您还不好好看看？

总听到有人说，这个鼻炎的治疗效果怎么不好啊？那个什么病我开的中药也不行啊，其实这些古人在书里都写了，都是人家治疗成功后的经验，您都看了吗？甭说没时间，再没有时间，救人的本事也要长啊。

写完《伤寒悬解》后，黄元御心里想，既然已经步入了仲景的门墙，那干脆，我就顺势把《金匮要略》也给注释一遍得了。

于是，他再次静下心来，"精骛八极，心游万仞"，开始写《金匮悬解》，在这一年的八月份，最终写成了这本书。

在第二年的二月份，黄元御又写下了一本非常重要的著作《四圣心源》。

在这本书里，黄元御更加详细地阐述了他的"中土回环"理论，他把各种疾病的治疗方法，也在这本书里做了详细的说明。

前面我举例子说的那个自己治疗鼻炎的网友，就是从这本书里抄的

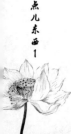

方子。

提到这本书，我要给各位讲一个故事。

我们在读博士的时候，有一批特别要好的同学，都是致力于发展中医的人，在食堂一碰到一起，谈论的话题就是最近有没有什么心得，一放假，就到各处拜访老前辈，求取经验。

有个山东的同学，回到老家，听说在某个地方有个老中医，治疗妇科病十分拿手，疗效很好，患者如云，于是就动身前去拜访。

到了那个村子，等到空闲的时候，就向老中医请教："您疗效这么好，都是读什么书学来的啊？"

我这位同学以为他会说出一大堆的书名。

可这位老中医特谦虚，说："嗨，我们这个小地方，能买着什么书啊？我这就有一本叫《四圣心源》的书，我一辈子就翻来覆去地看它来的。"

您瞧见了吗？这位农村老中医，人家就是把黄元御的心法给琢磨透了，结果疗效才那么好，可见这本书的价值。

就在写完《四圣心源》的第二年，也就是公元 1750 年，黄元御来到了北京，在这里，他的医术把乾隆皇帝给吓了一跳。

看到了皇上的模样

清朝的皇上对自个儿的身体那叫一个在意，其实宫里有很多御医，御医也都是千挑万选出来的。清朝的规矩是，在考科举的各省生员中，选了解医书，通晓京语者（那年头就注意普通话了），可通过面试，录用为肄业生，三年期满，礼部考试，通过者为医士。每季度都有考试，三年一大考，都由礼部主持。

每逢寅申年，更要大考，除御医外全部人员参加，考试过程和今天高考相似。

考试规章十分严格，考试当天，在黎明时所有考生集合，然后入座，考题按照"正大光明"四个字来分类，卷纸交到考生手里，考生就是一通狂写，一直考到日落交卷，这里面当然还有很多的要求，比如涂抹的字不许超过一百个等。

考到了一等，肄业生才有机会做恩粮生，然后再考，一级级地往上升。还要被派出去看病，各地有瘟疫时，得经常出差。

您看看，当个御医容易吗？

但就是这样，皇帝们对御医还是很不满意，估计皇帝们的想法儿是：今儿个得病，明儿个就好那才过瘾呢，所以一旦御医治疗慢了，就免不了是要挨训的。

比如说在康熙四十五年，康熙派御医治疗正黄旗护军参领莫尔洪之痢疾，由于这位得的痢疾太重了，治疗得慢了点儿，康熙就在奏折里批示道："尔等皆因医学粗浅之故，所以往往不能救人。"

瞧瞧，人家康熙说话一点都没客气，说手下的御医医学粗浅，显然很是不爽。

同年，康熙还派太医院院使和御医治疗正黄旗内大臣颇尔盆的病，这位是痔漏复发，已经溃烂得窜至左右臀，内通大肠，这病情可够严重的，估计此时御医治疗没有多大效果，康熙感觉很是恼火，在奏折里批示："庸医误人，往往如此。"

瞧瞧，直接管御医叫庸医了。

在奏折里尚有"用心治""快快地治"等语，可见康熙对御医很不耐烦。

又有一次，康熙派御医去给正黄旗侍卫布勒苏诊病，这位侍卫当时是胡言乱语，总说有人要来拿刀来杀他，御医诊断为"狂病"，就是说疯了。康熙对此很不满意，朱批道："此劣等大夫们知道什么？"在康熙的心目里，我们满人怎么能疯呢？你们这帮汉人大夫实在是劣等大夫，居然说我的手下疯了？我看是你们疯了！

到了乾隆朝也没好到哪儿去，乾隆二十年，乾隆派太医院院使治疗侍卫大臣伤寒发疹，结果病势严重，乾隆在手下呈递的奏折中批示："交给他们一个病就治坏了，你提防着点，派人去守着看，钦此。"

您看看，这对御医已经是很不放心了，还要派人去盯着，跟看贼似的。

可见，能让皇上看上眼的医生还真不多。

对宫里的御医，皇帝们不满意，于是他们就把目光投向九州大地，

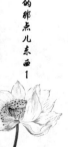

他们心里也琢磨，这天下都是我的啊，怎么精通医术的人不能都来到我的身边呢？

于是，皇帝就命令太医院也接受各地方官员推荐的当地名医。由京外大臣保奏准其带子弟一人进京，这种让地方官员保奏名医的诏书，各位皇帝都下过，说明他们为自身考虑得很仔细，还经常叮嘱要好言抚慰，不要威逼等，态度特温柔，进京路费全部由官家支付。入京后由礼部考试。著名医学家徐灵胎就曾经被推举入京。给光绪皇帝后期治病的几乎都是推举入京的人员。

我给大家举个例子吧，让我们来看看雍正皇帝的谕示："倘遇缘访得时，必委曲开道，令其乐从方好。不可迫之以势，厚赠以安其家。一面奏闻，一面着人扶持送至京城，朕有用处，竭力代朕访求之，不必存疑难之怀，便荐送非人，朕亦不怪也。朕自有试用之道。"此朱谕雍正皇帝亲笔工工整整地连写八道，您一看就知道了，这可绝对不是一般的重视，连语气都那么体贴。

但是您以为皇帝傻吗？他这么温柔完全是为了自己的健康。那么，他们说尽管让各地官员推荐，他们自有测试的办法，到底是什么办法呢？

原来，办法之一就是派招来的医生到大臣那里去看病，就跟我们以前讲过的徐灵胎似的，这让大臣也感激涕零，以为皇上真的这么照顾我，其实皇帝有自己的小心眼儿。

皇上当然还有另外的方法，比如我们的黄元御就遇到了。

在黄元御写完了书以后，不知道是哪位当官的多事儿，推荐了黄元御，可见当时黄元御在山东已经很有名气了。

当时大家也没有把进宫给皇上看病当成坏事儿，所以黄元御就来到了北京。

估计一开始黄元御也不知道是要给乾隆看病，所以当乾隆召见的时候，黄元御也吃了一惊。

这段历史文献里没有记载，是麻瑞亭老中医传下来的，他说当时的情况是这样的，乾隆恰巧有病，于是就招外来的医生黄元御前来诊视。

黄元御也很担心，自己的容貌有问题啊，自己是一只眼睛残疾了，容貌有些吓人，这皇帝能受得了吗？别回头看到了，吓了一跳，再怪我惊吓了皇上。

于是黄元御就跟来请的太监说了："我是一个草民，这模样长得也有点儿问题，如此进宫，恐怕会吓到皇上啊。"

太监就把这个情形回禀给乾隆了，乾隆倒是不很在意，说："这有什么啊，能看病就成，宣他入宫，见面就正面行四叩首，不必行君臣大礼！"

同时，乾隆还让太监带着绫罗绸缎和一些银子为礼，宣黄元御入宫。

就这样，黄元御跟着太监来到了宫里。

当时乾隆心里也在琢磨，这位医术到底行不行啊？我可要试试他。

这皇上的招法多去了，他让一个手脚粗壮的宫女，躲在不透光的帐子里，伸出一只手，等到黄元御进宫以后，就对黄元御说这是皇上，让黄元御给这位宫女诊脉。

可怜的黄元御哪里知道皇上这么多心眼儿啊？就对着宫女四叩首，然后上前诊脉。

诊了一会儿，退下来了，冲里面再叩头，然后就往外走。

乾隆马上派下面的人问："皇上到底是什么病啊？"

黄元御很是沮丧，说："龙得凤脉，无药可医，估计怕是不久于人世了。"

这话是什么意思啊，是说皇上应该是个男的啊，我怎么诊出个女的脉来了，这样的情况是不好的啊。

皇上一听，嘿！这位还真厉害啊，居然给诊出来了，于是就立刻让黄元御诊自己的脉。

您说这皇上的心眼儿有多少？

估计此时黄元御同志的心里一定是百感交集，有种被恶搞后的失落。

但是皇上的病还要好好看啊，于是就再次认真地给乾隆诊脉。

诊完以后，乾隆问："朕患的这是什么病啊？"

黄元御回答："皇上您不要担心，您这是小病，本来没有什么大问题，但是由于服药错误，本来只有三分病，现在加上七分药毒，所以才病倒了。我先给您开两服解毒的药，把前面误服的药毒解去，然后再治疗您的那点儿小病。"

乾隆一听，言之有理，我本来就怀疑这些御医们开的方子不对路，果然如此啊！

各位您可要记住了，这虽然是麻瑞亭说的传说，但是这里面的真实性是很高的，黄元御说的这些话就得罪了御医，我们看到在真实的历史中，结果就是如此。

于是黄元御就给乾隆按照自己的思路治疗，结果，没两天，乾隆皇帝的病就好了。

这下可把乾隆给乐坏了，朕终于找到名医了！

皇上是谁啊？天下老大啊！他觉得这个人对自己有用，那就要留下。于是乾隆皇帝下旨，把黄元御同志借调到太医院工作，让他做个御医。

同时，乾隆还在高兴之余，干了件让其他太医很是不爽的事情，乾隆觉得自己的字儿特好，就写了一个匾额，上面的字是"妙悟岐黄"，让人就直接给挂到了太医院的门口。

这皇上高兴，喜欢怎么干就怎么干，可他就没顾及下面人的感受。您说，这黄元御初来乍到的，一下被空降到太医院，还赐了块匾额，这让其他的御医很没面子啊。

而且，黄元御还在殿上说皇上的病是七分药毒、三分病，这也太不给大家面子了，这不等于说我们在给皇上下毒吗？

可以想见，大家对黄元御的态度一定不是很好。

乾隆题匾的事儿可就不是传说了，这是真的，而且，黄元御确实就此成了让乾隆信任的御医，但是，由于工作环境太恶劣了，他才干了几个月，就受不了啦。

乾隆下江南

如果让我们公平地评价黄元御的话，我们必须说，这位同志哪点都好，唯一的缺点就是不大注意同事之间的关系，脾气有点倔，性格有点孤傲，瞧不上别人。您想啊，连古代的朱丹溪、李东垣他都没瞧上，那还能瞧得起太医院的这帮人？

尤其是刚来北京，就碰到了乾隆给他戴了个"妙悟岐黄"的高帽，让太医院的这帮人也很忌妒，结果您想吧，这黄元御在太医院里一定是吃了不少的白眼。

刚走入社会，就碰到了这么复杂的人际关系问题，头疼啊——这一定是黄元御当时的由衷感慨。

黄元御那个脾气，能在太医院里坚持多久啊？我告诉您吧，他是四月来的北京，结果在十一月的时候，就挂冠而去，浪迹江湖了。

掐头去尾，一共在太医院里坚持了近七个月。

我们已经无法知道黄元御到底是怎么离职的了，从他后来性情非常激愤来看，他似乎是被排挤出来的。

没有办法啊，这里是个黑暗的地方啊，我一定要离开这里，不再受任何的窝囊气了！

估计这是今天任何一个员工把辞职信摔在老板的桌子上时的想法，当时一定觉得特痛快，但是，痛快过后，痛苦也会跟着来的。

黄元御一定和现在的年轻人一样，望着茫茫人海，马上就开始感慨了，天啊，到底哪里是我黄元御落脚的地方啊？我要到哪里去安身啊？

十一月份，眼前的景物笼罩在一片苍茫中，天已经冷了，但是，更冷的是黄元御的心。

他在思考了很久以后，决定不留在北京，因为这里的人心太冷了。

他把目光，投向了温暖的南方。

就在这年的十一月份，黄元御动身，来到了南方找工作。

但是，当年南方的工作也特难找，招聘会去了都白去，用人单位都特牛，有时候你的简历人家都懒得扫一眼，这搞得黄元御同志很被动，从兜里掏了半天辛苦钱打印的简历，人家连看都不看，就直接给扔垃圾桶了。

人家这边只认经济效益，你说你以前多有名、在皇帝身边干过也没用，就看你能不能带来经济效益。

结果，三甲医院没有进去，最后实在无奈，黄元御在今天江苏省淮阴市的清江河院部门（就是清江运河航运管理公署）找了个工作，搞起

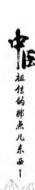

了航运工作，总算是有口饭吃了。

同时抽出时间来给别人看看病，但只能是业余的。

就在黄元御以为从此要过上平淡日子的时候，一件事情的发生，又打乱了他的生活。

原来，就在第二年的正月里，雄心勃勃的乾隆皇帝突然游兴大发，决定动身到江南逛逛！

这可是个不小的举动，带来了很多连锁反应，这反应甚至一直持续到现在，使得很多影视工作者现在还指着这事儿过日子呢。

当时这动作也够大的，那叫一个兴师动众，这皇上旅游可和我们今天报个团，拎个包就走不一样，这位把后妃、皇子都给带上了。自个儿家走还不行啊，公务怎么办啊？那是咱家自己的事儿啊，于是就捎带了一套办公的班子，再加上王公、章京、侍卫。好嘛，浩浩荡荡，将近三千人，大小千余艘船只，仅仅乾隆坐的龙船，就有三千多个"龙须纤"河兵。乾隆也玩得高兴，连着去了六次江南，虽然给现在拍戏的人制造了好多话题，但是当年却花费了老百姓两千多万两白银。

在乾隆刚要出发的时候，日理万机的乾隆皇帝突然想到了一个问题，我带了这么多的人去旅游，为了给老百姓省几个钱，我连保险都没买，生病了怎么办呢？

这时，他突然想起了黄元御，那个曾经给他治病的御医，于是连忙问起，下面的人一听，晕了，心想这位有日子没见了，哪儿去了？

忙到太医院打听，太医院也慌了，忙到处询问，最后知道，原来黄元御现在在淮阴的运河管理局上班呢，于是忙回禀了皇上。

乾隆一听，反倒乐了，得，甭让他跑来了，朕走的是水路，正好路过他那里，就让他在淮阴等着朕吧！

这下，黄元御又被乾隆皇帝给盯上了。

后来，乾隆在路过淮阴的时候，就让地方官传旨，找一个叫黄元御的人，这帮人就找到了清江运河管理局，局里人一看：啊？敢情这位黄元御是皇上的老朋友啊，嘿，我说黄大人，您怎么不早说呢，我们有什么得罪的地方您可多担待了！

就这样，黄元御又来到了乾隆的身边，乾隆很高兴，就带上了黄元御一起旅游。乾隆的下一站是武林（现在的杭州），于是，黄元御就随着去了杭州旅游了一圈（辛未二月，随驾武林）。

要说跟着皇帝旅游，这种机会还真难找，沿途接待工作做得那叫一个好，各地特产都吃着了，您该想了，这位黄元御一定玩得很高兴吧？

其实，还真不是那么回事儿，皇帝可以玩得高兴，但下面的人可就未必了。这么多随从，有病了您得开方子吧？尤其是乾隆皇帝，他也会生病啊，结果开方子的事儿也是黄元御的活儿。

但是黄元御的功夫还真不错，辨证准确，给乾隆看病那是"著方调药皆神效"，让大家都感觉非常满意。我现在唯一不清楚的是，他是否有机会给乾隆讲一下这个圆圈的故事。文献没有记载。

乾隆在旅游了一圈以后，开始打道回府，走之前，想把黄元御带回北京，就对黄元御说："老黄同志啊，我看你就不要在航运局干了，还是跟我回北京吧。我跟下边说一声，把你的北京户口解决了，你看怎么样？"

黄元御一听，这皇上都发话了，也得给个面子啊，就回答："皇上啊，你再给我点时间，我回淮阴收拾一下吧，回头我一定去，好吗？"

就这样，君臣二人分别，黄元御四月份的时候回到了淮阴，但是他没有立刻动身，他在淮阴收拾东西的同时，还把写过的书给整理了一番，直到八月十五，才动身去了北京。

在一轮皓月之下，黄元御荡舟北上。

当时，他心里或许对前途还抱有一些希望，估计他仰望明月，没准儿还有些许的激动。

他完全没有想到，他后来到了北京，迎接他的却是十分不如意的境遇。

他将从此在不如意的状态下生活，一直到死去。

但是，在非常凄凉的境遇中，他却奋笔写下了更多的著作。

那么，他是怎么迎接残酷的命运的呢？他是怎么在逆境中创造奇迹的呢？

一个人，该怎样面对不如意的生活？

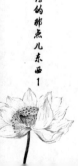

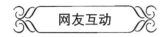

网友互动

clarkvc 问：

黄元御真是太了不起了。他的这个圆圈理论真的是中华医学发展的一个高峰。

请教楼主，能否介绍一下黄老大这一派的传承情况，以及现在有哪些名医在应用他的这个理论？

罗大伦答：

应用黄元御的理论的人确实不多了，西安已故的麻瑞亭老中医是其传承，但是用的也只是黄元御理论的一部分，我还真不知道谁很好地完全继承或者有所发展的。估计在民间有吧。

本主长平问：

追到此时，总算是赶上了大部队。

我从小身体不好，然后跟着五官五脏出问题。自己觉得是一处不通则变得处处不通。看到现在才明白：是我的那个"圆圈"出了问题。

我小时候又瘦又小，眼睛老使劲儿眨。我爸带我过江去找了位老中医。那时小，记得满屋子都是小孩。有位老爷爷给我把了脉，然后在手掌小指下方的掌纹再往下 0.5~1 厘米的地方用刀划开了个小口子。我当时一看就哭了，所以记忆深刻。划开之后挤了很多东西出来。我后来问我爸这是什么，我爸说，挤的都是虫子（不知道我爸爸是不是骗我），完了擦了点水，也不包扎。

后来隔了一段时间，又去了一次，划开另一只手。

再后来长个子了，肯吃饭了，眼睛也不使劲儿眨了。

请问这在中医中叫什么？

安之春答：

这就是扎四缝穴吧，挤出来的应该是积痞。有人曾建议小儿无论胃口好坏都要扎一下四缝穴，在调理脾胃的同时还可以舒理肝气。

杏虎答：

这应该是传说中的割治疗法了。对某些疾病有特异性的疗效。

paopao8088 问：

一路追着各位大师追得腰酸背痛，脖子僵硬，终于赶上了，特地注册 ID 作为记号。在这里请教楼主，我女儿今年 11 岁，自小就有鼻炎，夏天症状不明显，一到冬天就鼻塞或者不停地流清涕，是否可以用你前面提到的那个治鼻炎的方子？还想请教一个问题，鼻炎是不是有遗传性的？她父亲和叔叔都有鼻炎！

罗大伦答：

朋友你好，可以用黄元御的方子，这个方子叫桔梗元参汤，组成是：桔梗 9 克、元参 9 克、杏仁 9 克、橘皮 9 克、法半夏 9 克、茯苓 9 克、甘草 6 克、生姜 9 克。

这个方子黄元御自己说是治疗"肺气郁升，鼻塞涕多者"，一般的鼻炎如果是鼻涕多的，只要鼻涕不黄，效果还是不错的，我经常给人开这个方子，大家服用后都说效果还可以。有位叫"加减五味子"的网友，她的鼻炎很久都不好，后来自己看书看到这个方子，就在家人的注视下毅然服用，结果没几服药，鼻炎就好了，其实服用这个方子不用那么担心的，因为方子里面的药物都很平稳，是个非常平和的方子，平和得近乎食疗，试着服用几服是没有问题的。只是小孩子的用量减半就可以了。

另外，对鼻炎也可以使用外用药，去药店买几十克芙蓉叶，让他们给研成粉末，自己用榨汁机磨也可，然后上到鼻子里，我以前是把这个粉末放到口罩的夹层中，让患者戴，这样疗效也不错。

我们通常所说的鼻炎，大多都是鼻腔处于一个气机壅滞的状态。根据我们中医的理论，肺气本来是应该下降的，这样人体上部的气机才不至于壅滞，可是现在肺气为什么不降呢？原来，除了肺经自己的问题，还有胃在里面捣乱，胃气本来是应该下降的，"胃气以降为顺"，我们每

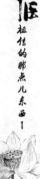

天吃的东西，都要下去，胃气降了，胆气和肺气也就都降了，所以黄元御调理这个鼻炎是从中焦下手的。你看方子里，法半夏就是一味药性下降的药物，法半夏、茯苓、甘草是黄元御的三驾马车，用来旋转中焦的，然后再加上一些调理肺经的药物，这样气机就流动开了，也不至于壅滞在上面了，所以鼻炎也就有了治愈的机会。

但如果是寒邪深入的总是打喷嚏的过敏性鼻炎，这个方子力道则显得不够，一般还需要使用麻黄附子细辛汤等方子来治疗。

paopao8088:

感谢楼主的指点，我决定给小女先用芙蓉叶磨粉试试看。

对于中医，本人一直比较信奉，但是庸医和良医确实悬殊太大。说说本人的经历，生完女儿出月子的时候，膝盖僵硬得几乎下不了楼梯，一个草药医生说我是在月子里开着电风扇吹的，他告诉我，是月内风，一辈子都没得治。结果看另外一个老中医，他告诉我是肾湿，三服药15元钱帮我搞定，且不见再有复发。有意思的是每次找他看病，他都是从不开方，随手抓药，效果都不错。结扎的时候发现子宫肌瘤，后来两年复查子宫肌瘤基本都保持原来大小，医生说一定要开刀切除，本人由于麻醉药反应太大就迟迟不敢手术。后来一位开中医诊所的亲戚，用中药配了药丸大概200个，花费300元，断断续续吃了一年只吃了一半，前两年复查时，子宫肌瘤居然不见了，B超医生说那么平滑的子宫，根本不像生过子宫瘤的样子。

梦不回的唐朝问：

罗兄，上面提到的治疗流鼻涕多的鼻炎方子，不知饮法如何？一日几次？一服药煎几次？

罗大伦答：

黄元御的这个方子，水泡半个小时，熬药时水开15分钟即可，一日喝两次三次都可以，一服药煎两次就可以了。这个方子有的人效果比较明显，有的人也反映没有什么效果，没有效果的人似乎都是重一些的患者，可以再外用芙蓉叶。我的建议是不要多喝，两三服药即可，是否见效你自己就有体会了。如果没有效果，就不要喝了。好在黄元御的这个方子特别的平和，近乎食疗，所以我才把它贴出来。

codemania 问：

中医对过敏性疾病有什么解释？例如过敏性鼻炎（可以说城市人十之三四都有这种病）。

罗大伦答：

看来很多朋友都有过敏性鼻炎，这个病大多数的人都是因为正气不足患的。中医理论认为正气足的时候，如果有外邪侵入，人体是可以控制局面的。但是如果正气弱（主要是阳气弱），外邪来的时候，人体就会不断地试图把它宣出，但是总是不成功，所以会出现不断地打喷嚏等反应。当然，根据个体的不同，会有各种证型，但是基本是以补正气、驱除外邪为主，我个人遇到的麻黄附子细辛汤证比较多。

曹雨奇：

读到此处不禁让我拍腿叫绝！

从网络上提供的资料：麻黄含有麻黄碱、伪麻黄碱。附子中可提炼出三种成分，分别为去甲乌药碱、氯化甲基多巴胺和去甲猪毛菜碱。麻黄碱、伪麻黄碱、去甲乌药碱和去甲猪毛菜碱都有 β 受体兴奋作用，类似于现在哮喘病人常用的沙丁胺醇（舒喘灵）气雾剂，服用后舒张支气管平滑肌，喘息、咳嗽症状自然好转。细辛的成分似乎更为复杂，但是大多数文献指出细辛有抗组胺作用，类似于现在常用的扑尔敏，服药后自然可缓解过敏症状。

古人在几百年前就认识到这三味药的功效，实在不简单！

十拳大补：

说到鼻炎本人深有体会，那难受劲太大了，西医也把俺吓得够呛，一会儿查过敏源，一会儿是鼻中隔偏曲要开刀，反正没你好受的，不花

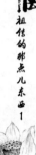

费几千块钱那是不会好的。不过，我又找了几个中医，有一位把我给治好了，而且没复发过。他就是用药给我补正气的，补我的脾……

太湖小渔问：

我得了丘疹性荨麻疹，都 3 个月多了，还没痊愈，可以用这个方子吗？

荨麻疹：苏叶 9 克、粉甘草 6 克、炒杭芍 9 克、丹皮 9 克、生地 9 克、浮萍 9 克、杏仁 9 克、大枣 4 枚，生姜 6 克；瘙痒甚者加荆芥 6 克、防风 6 克。

我是照抄麻瑞亭先生的方子，感觉里面没什么有毒的中药，试一下应该没啥问题，不过最好让罗老大把个关。

罗大伦答：

朋友，这个方子寒热都调了，也很平和，我觉得可以试用，我平时用药很谨慎，不过黄元御的这个方子确实是没有什么药性猛烈的药物，我觉得可行。需要提醒网友的是，如果是其他的方子，确实就要在当地医生的指导下服用。黄元御有些温燥的方子也要慎用，那些都是热药，一定要找医生分清自己的寒热再服用。

另外还可以提供一个治疗思路，荨麻疹多为外邪留滞于肌表，导致营卫不和所致，因此我们中医还经常用桂枝汤类方来治疗，桂枝汤是《伤寒论》中的方子，是调和营卫的，这里顺便讲个例子：我曾经在一个中医学校讲课，当时有个男同学，说他的妹妹有荨麻疹，问我可以治疗吗？我说可以，于是他就把妹妹领来了。我一诊脉，脉象微迟，舌质的颜色不够鲜红，我就问：是怎么发病的？这个患者回答，是在一次献血以后出现的荨麻疹，胳膊上一挠就起来若干的红色风团。我这才恍然大悟，原来是献血后，本来比例相当，配合得很好的气血，突然因为血液的流失出现了不调和，这就是我们中医说的营卫不和，现在我终于看到一个真实的案例了！

于是我就让同学们试着开方，可是大家是按照自己的思路，开了很多杂乱的方子，最后我告诉大家，这就是你们学过的桂枝汤的汤证啊，于是就开了桂枝汤（桂枝汤的方子是：桂枝、白芍、炙甘草、生姜、大枣）。

几天后，我再去上课，同学们就说："老师，她又来了，你来给诊一下脉吧。"这些同学们很有意思，也不说治好没有，就是让我诊脉（这是在考验我吧），我当时还以为出了什么问题呢，就坐下来诊脉，手一搭脉，觉得脉象很是平和，再看舌头，也红润了，就说："这应该没事儿了，荨麻疹如何了？"这个女孩子这才说，荨麻疹已经消失了。

桂枝汤有系列的方子（张仲景给进行了加减），叫桂枝汤类方，在临床中，用桂枝汤类方来治疗荨麻疹的机会是比较多的。

康师傅：

太湖小渔，你所说的荨麻疹，俺们那里俗称"抓疙瘩"。用谷子（也就是小米）的秸秆烧火，光身烤一下即可完事。也有说用艾叶烤火的。得病的人可以试试，又不花钱。呵呵！

秋水宁宁问：

去年冬天我妻子患了感冒，引起了过敏性鼻炎，每天好多次鼻痒突然打喷嚏。我带她去了华西医院看病，末了给的结论是过敏性鼻炎，开了一些国外的进口喷剂，和一些抗过敏治疗过敏性鼻炎的西药。近一年来鼻炎很少复发，然后到了今年过年前，妻子患了感冒，感冒好了后，喉咙就一直干痒，有时感觉喉咙有黏液，堵得慌，呼吸时喉咙感觉有冷空气进入，而且呼吸也不顺畅。带她去看医生，每次医生都是开了一堆糖浆类的药物，治疗针对的还是过敏性鼻炎，然后将药吃完症状没有任何减轻，喉咙仍然是每天不停地痒，需要用咳嗽来止痒，后来我自己写了个方子：桑皮15克、杏仁12克、前胡12克、陈皮12克、川贝15克、黄芩10克、桔梗12克、紫菀12克、射干12克，煎服三服，还是没有好转，不知道究竟是哪里出了问题。

罗大伦答：

我们所说的久咳，首先要排除因肿瘤或者肺结核等引起的咳嗽。

余下的有一种咳嗽，西医叫做咽源性咳嗽，就是感冒的同时引起了

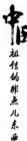

116

慢性的咽喉炎症，这个炎症会总是引起咳嗽。大家可能都关注气管等部位了，忽视了慢性咽炎也会引起咳嗽。所以我在治疗长期咳嗽的病人的时候，总是在方子里加入薄荷、射干等通利咽喉的药物，通过实际观察，这样效果就好了很多。我曾经把我治疗久咳的方子给大家介绍过，其实我是想让大家按照此方，找当地医生参考的，但是很多朋友拿着这个方子就开始服用，结果几服药就好了。有的网友，吃一两服好转些以后，我劝他还是找当地医生看看吧，于是去了，结果给治疗坏了，又咳嗽了，再服用这个方子一两服，又快好了，我又劝，结果又坏了，最后网友不管我的劝告，自己一直服下去，几服就好了。这说明一个问题，这个久咳现在各地的治疗效果不太好，而这个方子的思路是值得大家研究的。

我再把这个方子写一遍：细辛3克、五味子5克、薄荷9克、射干9克、法半夏9克、杏仁9克、枳壳9克、桔梗9克、沙参9克、陈皮6克、瓜蒌壳9克、甘草3克，如有黄痰等热证，加入黄芩5克、桑白皮9克。

这个方子是江西著名老中医林鹤和老先生创立的，被我学习而来，我不敢掠人之美。一个老中医，一辈子都会有那么一些效方，这里面都是闪光的精华，我们不学习，不总结，就可惜了。很多医生在临床中面对久咳的患者束手无策，却不知早有人总结出治法了。

此方我应用多年，治好久咳患者无数，许多都是咳了两三个月甚至更久，医院毫无办法者，一般在四服到五服之间痊愈，不用多服。之后可以用通宣理肺丸或者金匮肾气丸善后。

Yueyingerkui 问：

罗老师，鼻窦炎和鼻炎最难受的是睡觉时鼻子不通气，我有五六年的鼻炎了，那个桔梗元参汤能吃吗？有副作用吗？

罗大伦答：

桔梗玄参汤是治疗"肺气郁升，鼻塞涕多者"，这里面突出的是个"郁"字，鼻塞，同时流的鼻涕是清鼻涕，这是寒邪郁留在鼻窍，导致的肺经气机不通。如果流的是黄鼻涕，说明此时有热，黄元御用的是五味石膏汤，前面有网友写了方子。黄元御还写了另外一个方子，是苓泽姜苏汤：茯苓9克、泽泻9克、生姜9克、杏仁9克、甘草6克、橘皮9克、苏叶9克，这个方子治疗的是鼻塞特别严重，说话声音都不清楚的，这是体内的湿气特别重，再加上寒湿瘀滞导致的鼻炎，具体的症状还应该有全身的其他表现，比如舌苔白腻、四肢肿胀、胸脘痞闷等湿邪症状，方子里的泽泻不可久服。

仔细想想，我还是不赞成网友自己拿方服药，最好还是请当地的医生帮助分析一下，看看自己适合其中的哪个方子。

狂爱萝卜问：

罗老师及维肝、杏虎等各位老师、朋友，请教一个问题：

我妈身体每遇到生气、着急或着凉就会犯尿道炎，轻则小肚子憋憋堵堵，重者排小便时感觉不适，更严重时觉得疼，想问一下，这个病能不能根治？平常要注意什么？

罗大伦答：

朋友你好，很为你的孝心感动，母亲是我们最亲爱的人，母亲的身体健康确实牵动着我们的心，这也是古代为什么有那么多的书生是在母亲有病的情况下，走上从医的道路的，这是孝心驱动的啊！

你母亲的病首先要进行检查，看看尿检的结果如何，是否有白细胞或者红细胞，一定要小心，这种病在中医里称为"淋证"。一般在治疗这种病的时候，很多医生看到尿道炎这个"炎"字，就觉得该用清热解毒的方法，或者是用抗生素来治疗，但是很快就会发现，这方法似乎当时有效，可是过一小段时间，就马上开始反复了，这样的患者我见过很多，她们很痛苦，每次的治疗都不能起到很好的效果。实际上，在治疗这种病的时候，一定不要一心清热，要从疏肝的角度来考虑，如果仅仅用一些寒凉的药物去攻伐，这样只能导致脾胃的阳气受伤，使得肝气越来越瘀滞，肾气越来越寒凉，这样这个病不但不会好，人体的正气还会受伤，这个病也会迁延不愈的。

很多妇女都有这种病，我们到底该怎么治疗呢？我的体会是一定要从疏理肝气的角度来考虑，我在这里特别推荐清朝名医黄元御的传人，麻瑞亭老先生的方子，我刚学中医时，学的就是他老人家的思路，而且对于这个病，我也一直使用他的方子，深有体会，疗效是很不错的。麻老治疗淋证用的方子是：猪苓9克、泽泻6克、炒白芍9克、丹皮9克、当归9克、橘红9克、炒杏仁9克、法半夏9克、炒杜仲12克、泽兰15克、炒蒲黄15克、冬葵子9克、半枝莲9克、焦山栀6克、白檀香3克、桉树叶3克，方子里面的白檀香和桉树叶有的地方可能买不到，这是麻瑞亭老先生独特的用药，我通常用扁蓄6克、瞿麦6克来代替，同时我的方法是用艾叶15克熬水，用这个水来泡脚。

另外，可以让你母亲每天坚持喝一杯豆浆，因为大豆里有类似雌激素的成分，对老年妇女来讲，适当地补充该类物质，对治疗是很有好处的。

我举个我治疗过的例子，有位五十多岁的妇女，患了肾盂肾炎，尿路感染。这个病她已经患了不止一两天了，而且是不断地犯病，然后休养，再犯病，每次是稍微凉到一点就犯病，然后就是服用三金片，打抗生素，开始控制得不错，后来复发的频率越来越快，犯起病来是尿频得很，一会儿一趟厕所，然后尿急尿痛，总之很痛苦。

当然，她也求助过中医，她自己讲了看中医的经历，去找了个医生，这个医生一看是下焦的炎症，于是就开了个方子。服用后，这个妇女反映，当天晚上就浑身发冷，直打哆嗦，然后就再也不敢服用了。我让她把方子拿来一看，是八正散的路子，全都是寒凉的药物，那中医把这个病当一个热证来治，"见炎治炎"了，正好这个患者身体也虚弱了些，于是就反应如此强烈。最后我就按照麻瑞亭老先生的方子来治疗，调理这个患者的气机，没到一个星期，这个患者尿检的白细胞就消失了，我又开了方子善后，最后这个患者就彻底好了，再也没有这个病的困扰了，后来再见到她，简直和以前判若两人。

具体你可以和当地的医生来商议，让医生根据症状来判断具体的证型，参考这个方子来调理，希望你的母亲早日获得康复！

（三）

怎样面对凄凉的日子

很多朋友问过我，自己的工作环境、生活环境非常不如意，怎么办？

我的回答是：看你这辈子到底想干什么。

如果你没有目标，没有生活方向，不知道自己未来到底要干什么，这你就痛苦了，这种人，即使是在非常优越的生活条件下，也会过得没滋没味儿的。

可是，如果你有自己的方向，有自己远大的目标，那这些环境问题就不会影响你了。甭管吃得好坏，甭管周围的人怎么看你，就是一心向着自己的目标前进，总有一天，你的能力提高了，周围的人一定会对你刮目相看的。

我前两天看电视，有一个残奥会采访节目，说北京有位残疾人，因为电击，失去了双臂，生活中所有的事情都要用双脚来进行，什么刷牙、洗脸的，这生活够艰苦的吧？可人家没有失去希望，他还要上班工作，上班做什么呢？修理钟表。

您说这怎么可能呢？我估计，他周围的人一定是嘲笑者居多，这环境可谓是太严峻了。虽然自己的条件不好，周围的环境不好，但是，这位小伙子有自己的目标，他不管别人怎么说，就是一路直行，天天练，最后越来越熟练，还真能用脚趾修理钟表了。

而且，这位小伙子后来还练出了一手绝活儿，就是专修瑞士手表，别人修不了的，他一修就好。

当时播放他修表的镜头，看着让人感到特难受，整个人弓在椅子上，头努力凑近双脚，眼睛上还要夹着一个专用的放大镜，这姿势一般人都做不出来。

但人家活儿特好，就连双手健全的人都比不上。

就是这种人能够成功，他不管周围的环境如何，一心向着自己心中的目标而行进。现在这位小伙子，被请到瑞士去工作，每个月的工资是五万元人民币，已经去了几年了，在瑞士也特轰动，老外也佩服

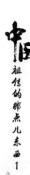

中医
祖传的那点儿东西 1

120

得不得了。

所以，不要管周围的环境有多么恶劣，也不要管自己的条件有多差，只要心中有目标，就向着目标前进吧，当你在努力中脱胎换骨以后，你就会超越这一切的。

我们没有办法知道黄元御来到北京以后，受到了什么待遇，因为黄元御留下的相关生活资料特别少。

我们能够确定的是：黄元御又回到了太医院，但是，他非常不得意，一直处于半用不用的状态，整天在清冷的房子里，很是孤独，人也变得越来越孤愤。

在这种被边缘化的状态里，黄元御一直生活到去世。

此时，距离他走到生命的尽头只剩下七年的时间了。

那么，面对如此糟糕的工作环境，黄元御是如何面对的呢？黄元御的想法是：不去管它，越是艰苦的环境，越会磨炼出杰出的人物，我的目标是要把中医思想研究透，写下来，我才不管环境如何呢，我只管向着我的目标前进就行！

黄元御自己说过："世之最难长者，得意之事，玉楸子（黄元御的号）往往于失志之中，有得意之乐。若使得志，则必失意，若使得意，则必失志。圣人无全功，造化无全能，与其得志而失意，不如得意而失志。二者不可兼，宁舍彼而取此，此中得失，不足为外人道也，此中忧乐，未易为俗人言也。"

在《四圣心源》的序言里，黄元御老师也把这种想法给同学们好好地讲了一番，大家可要听好了，谁都保不齐自己是否会陷入逆境，应该如何对待，黄元御老师做了解释。

黄老师的意思是：昔日的屈原，因为十分的不得意，才写下了传颂千古的《离骚》。这古代人啊，往往是在特不得意的环境里，而且还要远离家乡，在哭着喊着想家的状态里，才能写出伟大的作品来，而且当书书写好以后，自己内心的那份儿喜悦，早已超越了孤独离愁。假如让屈原得意了，楚王也信任他了，他还能写出那么伟大的《离骚》吗？那就不能了。

黄老师接着说：您看这世界上是有特得意的人，整天小酒喝着，歌厅小歌唱着，小蜜后面跟着，老天爷对他是够好的了。但是您要知道，这世界时间过得可快啊，转眼几十年就过去了，跟闪电一样快，您再看看他那别墅，很快就成荒宅了，您再看这位得意之人，很快就坟里待着去了，可是屈原的《离骚》却留了下来，成为不朽之作，所以"窃以为天之厚安乐之人，不如其厚羁愁之士，丈夫得失之际，非俗人所知也！"

就这样，黄元御苦中作乐，开始他的写书计划，在这么短短的七年时间里，黄元御把自己以前的医书都重新进行了整理，又写了若干新的医书，有十一部之多，再加上他写的《周易悬象》《道德经悬解》两本学术著作，一共有二百多万字。

这些内容我会在下面慢慢地讲的。

您该问了，这乾隆皇帝不是对黄元御特好吗？怎么会使黄元御的境遇如此凄凉呢？

其实皇上也特忙，人家哪有时间总是惦着你一个御医啊，黄元御自己就说过"帝眷之隆，何可恃也"，意思是，不要依靠别人，尽管这人官特大，有的时候也没工夫管你，尽管你老爹是房地产公司董事长，也有资金链断掉的那天，所以，谁都别靠，自个儿长本事吧。

就这样，黄元御在太医院院长、处长、科室主任的排挤和忌妒下，开始了自己一个人的奋斗。

差点儿成了神话

黄元御在那个时期写的书中，最著名的要算是《长沙药解》和《玉楸药解》了，在黄元御的诸多著作中，这两本被人们关注得最多，书中对药性的解释非常透彻，而且还很有独到的见解，如果您现在翻看某味药的注释的话，在很多书里，都会引用黄元御的解释。

其实我在写黄元御的时候也觉得这个人很是奇特，他从学医到去世，一共才二十来年，他是怎么一下就明白了治病的道理的？他是怎么掌握那么多的知识的？甭不服气，您把这些本草的东西看一遍，理解一下，也要很长的时间啊。他怎么能那么熟悉，而且还提出了很多新的见解。

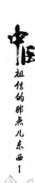

中医
祖传的那点儿东西 1

就说这个《长沙药解》吧，为什么用"长沙"这个名字呢？那是因为他把张仲景所用过的药都给解释了一遍，传说张仲景曾经做过长沙太守，所以又叫张长沙。在这本《长沙药解》中，黄元御把每味药在张仲景的各个方子里是怎么用的，作用在哪里，都给论述了一遍，整个书读下来，就感觉黄元御旁征博引，信手拈来，让人看得那叫一个佩服。您学习《伤寒论》时如果再看看这本《长沙药解》，那您的理解可就深多了。

这位黄元御到底是怎么学习的？难道他真的是天生的？

我们中国人很容易神化一个人，关于黄元御的民间传说就特别多，这更让人们觉得此人不凡。

我们现在来剖析几个传说吧。

山东当地传说（奇怪，黄元御在山东没住多久，传说却很多），说有哥几个，有一天看到黄元御远远地走了过来，于是闲着没事儿，就商量作弄一下黄元御，其中一个说："我听说这位的医术特别好，现在我躺在地上装死，看看他能不能识别出来。"

剩下那哥几个也都是无聊之人，都很赞同，就让这位躺在了地上。

等黄元御走了过来，几位一起央求："老大，您就救救命吧，这位不知道怎么就躺在这儿了，是不是要死了？"

黄元御没说什么，马上蹲下给这位诊脉。诊完了说："这位马上要死了。"

这帮哥们儿一听，哈哈大笑，连躺在地上的都笑起来了，说："我们装的，没有死啊，哈哈哈！"

黄元御很认真，说："是，开始的时候是没有危险，可是这位本来肠胃就有病，岂不知现在是暑热之天，这湿热交蒸，天地之间热毒流行，这位躺在地上这么久，热毒已经从口鼻而入，现在已经深入脏腑，无药可救了，这个病来得可是迅速，估计马上就要死了。"

这哥几个哪能相信，于是黄元御就走了。

没多大一会儿，这位的肚子就开始痛，几个时辰以后就真的死了。

这个传说流行很广，但是我们仔细看看，就会发现这应该是老百姓的一种神话模式，或许这个故事有它的原型，但是加工过的痕迹比较重，因为以黄元御这样的境界，是不会扔下濒临死亡的患者不管，扬长而去的。

另外一个故事，是说黄元御的一个表兄考中了科举，马上要到南方去当官了，走之前，大家都去他们家送行，很多人都送了礼物，纷纷说以后承蒙关照之类的话。

黄元御送的礼物很特别，说："我没有什么东西可送的，这样吧，我送你一脉吧。"这是过去医生的一种送礼方式，叫赠脉，王孟英也经常送朋友们脉（这比较省钱）。

诊完了脉，黄元御却把眉头皱了起来，说："大哥啊，你这脉象显示，两年以后，你将患发背，如果不及时治疗，会有性命之忧啊。"

大家一听，顿时鸦雀无声，心想，这是真的假的啊？我们也知道你黄元御很厉害，可是您这不成乌鸦嘴了吗？

但是这位表兄显然很相信，他立刻被恐惧的情绪给笼罩了，问："老弟，那我该怎么办呢？我还有好多的事情没有做啊，不会这么倒霉吧？"

黄元御沉思片刻，说："这样吧，我给你开个方子，你到任后，立刻服上十服，这样我就可以把你背上的疮移到腿上，这就不严重了，然后你可以在当地找个医生治疗。但是，我对这个医生是有要求的，这个医生必须知道这个腿上的疮是从别的地方移过来的，才能让他治疗，否则就不要让他治，因为连这个都看不出来，水平肯定不够。"

后来，这位老兄在到任后就按照黄元御的指示服了药（够相信的了），结果在两年以后，果然在腿上生出了一个疮。

到了这个时候，我相信这位兄台一定会感到毛骨悚然的，敢情这是真的啊！于是立刻招来医生，让大家看这个疮，然后挨个地问："知道这疮是哪儿来的吗？"

所有的医生都茫然不知所问：您这是从里面长出来的啊，哪儿来的？什么意思？

这下，这位老兄的心彻底凉了。

最后，有一位医生看了，说："大人，我知道您这个疮是一个高手从别的地方给移来的。"

这位老兄差点哭了："天啊，终于有人知道了！"

接着这位医生说的话又差点让他晕过去："我只是能看出来，可是不

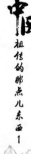

会治疗。"

于是，最后的肥皂泡破裂了，这位仁兄疮口崩裂，在悲惨中死去了。

这则故事靠谱些，比如中医确实有把疮毒从一个危险的部位引到不危险的部位的说法，但是会的人很少，还有中医对接手治疗的医生确实有考验的习惯，昨天我就碰上这么一位女同志，拿个方子挨个人问，大家都很疑惑，这位干吗呢？最后推到我这儿，我一看，她手里拿着个方子，上面全是繁体字，问我认识吗？我再一看这方子，乐了，药物的名字都特怪，比如"国老""雅连"什么的，每个药物的名字都不是通用名，我说这谁开的方子啊，这是一个排石的方子啊。

这位女同志乐坏了，原来她母亲患有胆结石，之前在四川一个老中医那里看病，服药以后结石已经排下来一些了。后来她随女儿来北京看病前，老中医说，下一个开方子的中医，你一定要鉴别一下，我的考察方法是，要知道我写的这些药物的名称都是什么，才能接着看病。

这我可见识了，敢情真有这么做的。

真是写到什么偏偏就碰到什么事儿。

但是这个故事也有问题，既然考虑得那么长远，为什么不把大概的方药事先写出来呢？要是真的没有人知道，岂不是虽然显示了自己的手段，最后却没有救人？

所以，这些传说只考虑了宣传名医的某些方面，但是有部分内容显然是加工过的。

这说明了一个问题，就是黄元御在民间有着广泛的影响，有着一定的群众基础，因此才有产生这些传说的土壤，但是也说明老百姓感觉此人神秘，也搞不懂，这位怎么就这么聪明？他身上一定有某种神秘的力量吧？

传说越来越多，最后连黄元御的死都被搞得很戏剧化，这个故事是麻瑞亭老中医传下来的，说是打上面传的。故事的内容是说，黄元御在晚年的时候，沈阳一个王爷的儿子病了，求乾隆皇帝派个御医来治病，乾隆就把黄元御给派去了（这个做法倒是符合乾隆的脾气）。于是黄元御就一路风尘，马不停蹄，直奔沈阳。等到了沈阳，就来到了王府，进了院子，直奔正堂，在走的过程中，黄元御就听到厢房里有人咳嗽，等到落座之后，王爷就说了："黄先生的大名我是久仰了，我的儿子患肺病，好长时间了，您一会儿给瞧瞧脉吧。"

黄元御听完，说了句："刚才我路过厢房，听到咳嗽之声，是否就是小王爷在咳嗽呢？"

王爷说："正是犬子。"

黄元御说："那就不必看了，我听这个声音，他的肺脏已烂，无药可救了，必死无疑啊。"

王爷一听，当时就感觉很不爽，但是这位王爷表达不爽的方式太奇怪了，他立马抄家伙，直奔厢房，只听得一声惨叫，然后王爷就拿个盘子托着团烂肉出来了，走到黄元御面前，对黄元御说："黄先生，您的医术果然高明，我儿子的肺脏的确烂了，肺脏就在这里。"

说着，把盘子放到了黄元御的面前。

黄元御虽然学的是医学，但毕竟解剖课没认真上过，看到如此情景，吓得面如土色。

这种恐惧估计各位体会不到，就好比您是医生，给一位领导看病，一号脉，也没让人家去做核磁共振或者拍个片子什么的，就说人家肺脏上长了恶性肿瘤，结果这位领导当即就……您说说这能不哆嗦吗？

结果黄元御是一路颠回了北京，告诉了乾隆皇帝，同时跟皇上说了："您这位堂弟太生猛了，把我吓着了，我现在要告老还乡了，不行了，被他吓得不会号脉了。"

乾隆一听，得，这事儿谁都不怪，你就回家养养吧。

于是黄元御返回家乡，告诉儿子，为父我的胆被吓破了，也就能活一百天了，你把大家找来，和我告别吧。

结果，在和亲戚朋友见个面后，黄元御果然在百日的时候去世了。

就是这么个传说，符合黄元御 53 岁去世的史实，而且当时乾隆确实喜欢把御医派到八旗各处去诊病。

但是，这只是个传说，各位可以想想，达到了黄元御这种医疗水平的医生，会通过一个声音就判断病症吗？他对于患者的病，一定会仔细

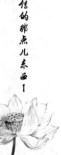

126

思考的，何况是一个王爷的儿子。

我们赞颂一个古代的中医，要通过他留下的学术著作，如果只是通过类似的传说，不但不会给名医增光，反而辱没了他的职业精神。

那么，这个故事是真实的吗？其实，这个故事是清朝乾隆年间的另外一个名医王九峰的，这位王九峰也是个民间医生，被乾隆征为御医，当时人称"王征君"，是黄元御的同事。当时有位八旗里的将军的女儿病了，乾隆就派王九峰去治疗。王九峰来到将军府，好多人都在那儿呢，王九峰就诊脉，结果诊完了，来到大厅，当着那么多人的面，就说："恭喜您了，哪儿有什么病啊，您的姑娘是有喜了！"

王九峰说完，就发现所有的人都用满怀敬意的眼神望着他，仿佛在说："算你有种！"

这位旗人当时脸就绿了，为什么，因为他的姑娘还没嫁人呢！

结果他恼羞成怒，提着刀进入内室，一会儿，提着一个胎儿就出来了，说："先生果然好脉法！"

结果，王九峰吓得魂飞魄散，从那以后，耳朵就聋了。

王九峰在当年的外号就是"王聋子"，这事儿当时被大家当做一件王九峰丢脸的事儿谈，大家总拿这事儿逗王九峰，所以这事儿属实。

后来好多戏剧，比如电视剧《大宅门》都从这里取材编了故事。

这事儿发生在王九峰身上，就不大会在黄元御的身上再发生了，如果乾隆派出去的御医个个是这个结果，乾隆早该急了。

现在清楚了，这些传说都是不大真实的黄元御，那么，黄元御到底是个什么样的人呢？他到底是如何在短短的二十年的时间里，从一个一窍不通的学子，成为名留医史的大家呢？

一个人的奋斗

其实，从黄元御写的书的序言里，我们可以很清楚地看到黄元御是怎么生活的。他早年由于眼睛的残疾，被排除在科举之外，这对他的心理伤害很大，后来，在北京工作期间，他有些愤世嫉俗，看不起那些俗人，那些往来应酬的人，结果搞得他很孤立。在大多数的时间里，黄元御下了班后都是在冷清的屋子里，自己琢磨着医学，整天在那里伏案写作。

如何在那么短的时间里成为一个高手？黄元御为我们做出了答案，那就是，耐得寂寞，刻苦钻研，用全部精力，一生只做一件事。

在《素灵微蕴》这本书的最后，黄元御写了一个小故事，说有个特有地位的邻居（估计当时黄元御住的御医宿舍一定是在二环以内），这位邻居整天坐着车子出去应酬，一身的名牌儿，见天儿吃喝。天天路过黄元御的门口，他就有些好奇：这位怎么天天都闷在家里，干什么呢？

于是终于有一天忍不住了，看朋友约的饭点儿还早，就顺便进来了，寒暄了一下："您说我们这都是高干宿舍里住着，还真没怎么聊过，您整天在家都忙什么啊？忙收藏吗？练字画画？"

黄元御就回答："我整天给古代的医学典籍做注解呢（穷年作解）。"

这位一听，傲然而笑："嗨！我都以为您在忙什么呢，原来干这个，太没意思了，您看看人家那些生活，多好啊，这个世界那么多美妙的地方，您都去过吗？高尔夫，您玩过吗？天上人间俱乐部漂亮美眉巨多，您去过吗？北边小汤山温泉的鲜花浴，您泡过吗？最近台湾游也放开了，您报名了吗？都没有，您这好啊，这么多好东西不尝试一下，整天在屋里'足不出于方州，行不越乎闾里，抱一篇以长吟，面百城以自喜，仰屋梁以咨嗟，扶空几而叹只'，您这都图什么啊？"

黄元御叹了口气，说："恐怕说了你也不明白啊，古代留下的那些医学经典，能够真正理解的人已经很少了，我为了让大家看得明白，就把这些书给注释一遍，这样可以让这个世界好的医生更多啊，让病痛中的人痛苦更少啊，所以没有时间玩了。现在，我还觉得时间不够用呢，你能明白吗？"

这位邻居没等黄元御说完，突然急了："嘿！我忘了点儿了，来不及了，约好了酉时在国贸吃花家菜呢，聊着聊着忘了点儿了！回见了您呐！"

然后，钻进奔驰马车，一路绝尘而去。

黄元御很痛心，又被人耽误了半天的时间，于是低下头，重新开始

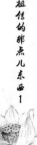

中医
祖传的那点儿东西 1

写书。

这种孤单的生活在黄元御的医书里都有反映，让我们来看看他自己都是怎么描述的吧。

在《四圣心源》的序言里，黄元御凄凉地写道，当时"霖雨初晴，商飙徐发，落木飘零，黄叶满阶。玉楸子处萧凉之虚馆，坐寂寞之闲床，起他乡之遥恨，生故国之绵思。悲哉，清秋之气也，黯然远客之心矣，爰取《心源》故本，加之润色"。

各位可以想象到吧，这是一幅怎样的场景，黄元御自己孤独地坐在桌子前，秋风吹过，满院凄凉，院子外面的世界也许很精彩吧？也有很多热闹的事情吧？但是黄元御似乎并没有关注那些事，他把自己以前的手稿拿出来，又开始一笔一笔地修改。

我们现在打字都是很容易的事情了，可那个时候，每本书都需要自己用毛笔一笔一画地写，我们可以想象一下，就是用这种小楷，黄元御为我们留下了近二百万字的著作。

其实我们也不能完全说大家不愿意和黄元御交往，实际的情况应该是黄元御自己拒绝了很多的社交机会。

从前来拜访他的人很多来看，其实当时很多人都希望和他交往，只不过是黄元御没有时间和大家应酬而已。

他最后选择能够和他交往的，都是和学术有关的人员，比如当时的文瑞公的孙子，叫伊赞咸，这个人非常喜欢医学，自己也很刻苦，他就经常跑到黄元御的家里，向黄元御请教。

黄元御见这位能够如此专心学医，也很感动，于是对他很是看重，他们在一起讨论了很多的问题，尤其是关于瘟疫痘疹的问题，伊赞咸问了很多的问题，黄元御都一一作答，最后还把问答的内容编入了《四圣悬枢》这本书里面。

如果要说中医有理论家，那么黄元御无疑是其中的一位，他从学习中医理论出发，在经过临床实践以后，又回归到理论，并通过总结，为中医理论增添了新的内容。

虽然黄元御的学说也有偏颇之处，他在理论领域对使用滋阴的药物比较排斥，但是在临床实践中，他也没少使用该类药物，总的来说还是根据病症施药。

黄元御在53岁的时候就去世了，由于资料缺乏，我们无法搞清楚他到底是因为什么去世的，但是我觉得这并不是一个主要的问题。一个人去世的方式太多了，一个才华横溢的人可以过个马路就被车撞死，一个愤世嫉俗的人很可能因为自己的情绪患上恶性肿瘤，各种原因都可能导致一个人在五十几岁死去。而过度的劳累，显然是其中一个重要的原因，我觉得黄元御来到这个世界上，仿佛就是为了发展中医理论而来的，他殚精竭虑，在极短的时间内，消耗尽了自己所有的精力来攻读发展中医理论，在他把自己的任务完成以后，他就像一支燃烧殆尽的蜡烛，慢慢地黯淡了下去。

我觉得，黄元御到底是怎么去世的并不重要，重要的是：这个人作为一个残疾人，通过自己的努力学习，最终成为了一位中医学家，并为中医理论的发展做出了自己的贡献，为我们留下了近二百万字的医学著作。

单凭这一点，这个人就值得我们敬佩。

由于我们无法知道他是怎么去世的，那么，我就把救治患者的过程，来作为他的故事的结尾吧！

这是一位妇女，姓林，也不知道她跟谁生了气，结果气生完了，开始感觉自己胸腔里面热痛，还吐血，她这下可吓坏了，甚至都忘了到底和谁生的气了（可见生气实在是没有必要）。不仅如此，她还不停地吐痰，头疼，恶心，有呕吐的感觉，然后是脑袋、四肢都出现了水肿，肌肉也瘦了下去，并且"常下紫血"。

您觉得这个情况比较严重了吧，这还没完呢！她的症状还有，在夏天的时候，心口那里开始疼痛，肚子里像有三块石头一样的东西，左右胁下各一个，一块在胃那里，总是感觉胃里胀满，还往上嗳气，心烦，口渴，喝水喝进去马上就吐出来，吃饭也是，吃下去没多久就吐出来，这简直让人抓狂，那么多的粮食都浪费了，人还是那么瘦。

这些症状还不够，这位林女士还手足冰冷，只有到了秋天的时候才开始好转。在来月经的时候，肚子感觉很疼痛，而且浑身上下的皮肉筋骨都感觉疼。现在是几乎吃不进去什么饭，喝的粥一到胃里，就开始往上返，小肚子那里像被堵塞住了，喘息也很费劲，小便红浊淋涩，大便像羊粪一样干燥。

各位，这都是些什么症状啊，简直是周身上下乱作一团，这么多症状放在一起，简直让人无从分析。

当黄元御被请来以后，也感到很困惑，您这怎么会病成这样啊？您就说说原因吧，生一次气不至于这样。

这位林女士一听，眼泪就下来了，原来，她先是失去了自己的儿子，当时悲哀异常，眼泪流光了以后，眼睛里都出血了。

后来，她的姑父又去世了，她在痛哭的时候，眼睛里又出了血。

这件事情过去半个月以后，她便开始咳喘、惊悸、失眠，但是平时还觉得困，一觉醒来，就是一身的汗，身上还感觉忽冷忽热的，而且眼眶周围还呈现出青黑色。到今天，这个病已经有九年，患者到此时已经是奄奄一息了。

大家看到了吧，人的情绪到底有多重要，不好的情绪会彻底地破坏人的各个系统的正常运作，有的时候会有很严重的后果，甚至恶性肿瘤等病症的发病都和情绪有着很大的关系。所以各位在碰到什么不顺心的事情时一定要想开，要知道自己的健康才是最关键的，那些倒霉事儿回过头一看，不过如此而已，很快就会烟消云散的。

黄元御碰到这么个患者也感到棘手，病情复杂，而且现在还很危重，怎么办呢？没办法，还是用气机升降的那个圆圈理论来解释一下吧！

于是，黄元御老师就又给各位上起了关于大家体内的圆圈课，各位，让我们最后一次再来听听他老人家讲的内容吧。

他说：脾是负责把清气往上升的，胃是负责把浊气往下降的，如果脾气正常把清气往上升，那么大小便就会顺利地从下边排出（因为如果清气和浊气在下焦抟结，则大小便就不容易排出），如果胃气正常地往下降，那么也就不会吃进食物呕吐了，现在这位显然是胃气不降才呕吐食物的；胃气不降了，心火就无从下降，结果就在上面刑克肺金，这样就出现了烦躁、咳嗽、口渴，肺主皮毛（中医认为身体的皮毛是肺来管的），肺金被克，则出现了皮毛开泄，汗就多了；甲木不降，则胆虚，就产生了惊悸。

显然，这个圆圈的上面出了问题，整个不往下降了，导致了很多病症的出现。

那么为什么在夏天的时候病重，到了秋天就好转了呢？要知道，现在很多人的病都有这个特点，有的人的皮肤病到秋天就好转，让我们接着听黄老师讲讲吧。

黄老师说：在夏天的时候，自然界湿气重（现在北京还是这样呢），脾气郁陷，胃气不降，脾胃之气和肝胆之气扭在一起，乱作一团，"两气抟塞"，所以形成了三个块，等到秋天的时候，秋天之气为燥，湿气收敛，这样脾气可以生发了，胃气也降了，所以病就好转些。而中医认为脾主肌肉，湿旺脾郁，则身体变得非常消瘦，水湿之气重，所以会有水肿出现。

除了脾胃，让我们再来看看肝肾吧，脾胃是这个轮子的中轴了，中轴出了问题，这个圆圈的其他部分也就不转了，这就导致了上热下寒；下焦寒冷，则导致经血瘀滞，慢慢就变成了紫色的，很多人认为经血紫色为热，其实也要考虑到下焦寒冷的情况啊。

肝藏血而开窍于目，这位悲哀过度，肝气郁结，所以血会从眼睛里出来，肝气郁陷，则小肚子感到有硬结，肝属木，其色青，所以得了肝病脸色会发青。

这样我们就解释了她身上出现的所有乱七八糟的症状，这些症状看似凌乱，但是如果从气机升降的角度来分析，还是都可以找到根源的。

这就是黄元御的脾胃升降理论的好处，多复杂的病情，都可以归纳入一个简单的模式，并用轻轻一拨的方法，让人体自行恢复。

林女士的病怎么治疗呢？黄元御老师开出了方子（其实我估计各位现在也都会开了），就是：茯苓、甘草、半夏、川椒、附子、干姜、桂枝、白芍、丹皮、肉苁蓉。

这个方子里的前三味我们已经很熟悉了，是拨动圆圈的中轴的，茯苓把湿气泻去，让脾气上升，甘草坐镇中州，半夏把胃气往下降，而黄元御认为这个患者下焦虚寒，脾肾阳虚，所以加了川椒、干姜、附子。这个川椒就是花椒，四川产的好一些，所以叫川椒。它是个热药，为什么四川那边常用来做菜呢？因为四川那个地方湿气重，花椒有燥湿的作用，各位有患皮肤湿疹的，可以把川椒熬水，然后用这个水洗患处，可以去除湿疹。川椒还可以暖中驱寒，肚子里凉就可以用川椒，有的女孩子因为胞宫虚寒，冷得导致月经时痛经，就可以用川椒和公丁香研成粉末，放入肚脐里，外边用风湿膏贴上，则可以起到缓解痛经的作用。

干姜我们讲过了，是入脾肾经的，可以引附子的药性入肾经，所以有"附子非干姜不热"的说法，黄元御非常喜欢用这个药，用来燥除脾经的湿气，黄元御说干姜的作用有："燥湿温中，行郁降浊，不宜火土，消纳饮食，暖脾胃而温手足，调阴阳而定呕吐，下冲逆而平咳嗽，提脱陷而止滑泄。"

至于附子我们就不讲了，这是温补肾阳的。

方子里的桂枝、白芍、丹皮是针对肝经的，因为肝经郁陷是这个妇女的病之诱因，因此调理肝经很重要，桂枝可以升肝经之郁陷，白芍入阴，柔肝和肝，丹皮可以清泄肝经之火。

最后用的药是肉苁蓉，这个药是干吗的呢？原来，肉苁蓉是入肝、肾、大肠经的，它可以起到暖腰膝、健筋骨的作用，可以滋养肝肾之精血，润大肠之燥结。黄元御认为，那些大便像羊粪一样，都是小颗粒，很难排出，是土湿木郁、下窍闭塞的缘故，肉苁蓉这味药温补肾阳而不燥，富含油脂，可以滋润大肠，使得大便通畅，如果有这样症状的朋友，可以用10克或者15克肉苁蓉，配合10克的火麻仁来服用，可以使得大便排得更容易些。黄元御对于这种大便燥结的，都喜欢在方子的最后加入肉苁蓉，他认为其他的泻药都有伤正气的可能，而肉苁蓉的药性从容不迫，非常合适。

这个方子服用半个月以后，这位林女士的病就痊愈了。

各位看看，这就是高手，无论病情多么复杂纷乱，人家很快就找出问题的症结，用的药不多，在气机流转的过程中轻轻地一拨，人体自身就开始恢复了。

好了，这个病治完了，我们知道，这是黄元御老师给我们上的最后一堂课了，让我们用目光，来送别我们的黄元御老师吧。

我们看到黄老师慢慢地整理好自己的东西，在患者家属的感谢声中，离开了患者家。他穿过北京繁华的街市，穿过熙熙攘攘的人群，穿过挂满商品的商店，穿过音乐喧嚣、门口站着时髦男女的戏院，穿过人世间无数的快乐与痛苦，走回自己的住处。

那天，天空非常晴朗，扶疏的树枝掩映在湛蓝的天空中，又是一个清凉的秋日。

黄元御站在房子的门口，望了一眼万里无云的蓝天，脸上露出一丝向往的表情。

然后，他走进屋子，坐了下来，继续写他的医书。

黄元御，名玉路，字元御。他因为被庸医误治，丧失了一只眼睛，成为了残疾人，但是他化悲愤为力量，奋起攻读医书，最后终成一代中医大家。他一生救人无数，发展了中医的脾胃理论，为气机升降理论增添了新的内容，他在最困难的境遇里，孤军奋战，用自己的努力来扼住命运的咽喉，最终为我们留下了近二百万字的医学著作，使自己成为了一个对世界有用的人。

尽管黄元御在批评唐宋以后的医生方面言辞过激，但是瑕不掩瑜，他的巨大的贡献是无法抹去的。

他的理论在清代以后几乎失传了，如今让我们重新捡起来，仔细地研究一下吧，这一定会对我们认识自己的身体有所帮助的。

多说几句，我个人在生活中，曾经数次遭遇困境，每到这个时候，我都会听贝多芬的《命运》，我把它存在我的手机中，随时在走路的时候听。这是一部伟大的交响乐，贝多芬在写它的时候，已经失去了听力，这对一个音乐家来说，简直是致命的，贝多芬曾经悲叹命运为什么对他如此的不公！他在给别人写的信里，曾经责问苍天，为什么拿走的偏偏是自己的听力！那么，该怎么办呢？难道要从此不再创作？贝多芬在经过了无数痛苦的思考之后，决定要扼住命运的咽喉，奋起反抗，在没有任何听力校正的情况下，在自己的大脑中想象着创作的效果，各个和弦、对位，所有乐器的配合，复杂得我们无法想象，最后，他创作出了不朽的《命运》交响曲。音乐学院的人说，这是人类音乐史上的一座大山，从此再也没有人能够翻越了。

第一次演出《命运交响曲》的时候，是贝多芬自己指挥的，表演结束后，所有的观众都激动地起立鼓掌，而贝多芬因为听不到任何的声音，还是面对乐队站着，当旁边的人把他的身体转过来以后，他看到的是整个欧洲、整个人类在向他表示尊敬！

这是一个聋人能够获得的最高殊荣！

各位，如果你听一听《命运》交响曲，你就会听到在贝多芬的笔下，命运之神是多么的残酷（有时确实如此），但是人类反抗命运的力量又是多么的强大！在《命运》的第二乐章里，反映出的人类的感情，是那么的细腻，像流过的河水，让人听了感到无比的心酸。但是，一旦人们有了信念，那么他反抗命运的力量便如同排山倒海般的强大。你再听听后两个乐章，那简直是战斗和胜利的辉煌之歌！

我在写黄元御的时候，耳边会经常出现《命运》的旋律，心里面一直有种感觉，觉得黄元御和贝多芬有某些相似。他们从事的领域没有任何的交叉，但是这些人的精神境界是相通的，他们都是在最恶劣的环境里，在命运把他们最美好的希望剥夺以后，他们奋起战斗，扼住命运的咽喉，最终获得了辉煌的成就。

顺便说一句，贝多芬的性格也不好，他总是衣冠不整，走路时，如果迎面走来一群贵族，贝多芬会一个招呼都不打，昂首从他们的队伍里穿过，旁若无人。

所以，我们不必责难他们的性格，我们要看到他们的精神。

人生难免遇到困境，每当这个时候，想想黄元御，想想贝多芬，该怎么做，自己就知道了。

与大家共勉。

杏仁露也能治病

去年冬天的一个清晨，我刚起床，突然接到一个电话，是一位朋友打来的，从他有气无力的声音里，可以断定他病了。朋友说这么早打扰，真不好意思，不过也实在没办法。

原来这位朋友头天晚上就开始肚子胀疼，到凌晨 1 点钟时，疼得实在忍受不了，便打车去了北京协和医院特需门诊，医生给做了 B 超，拍了片，还验了血，结果出来后，医生告诉他："放心吧！你没什么大问题，不是胆囊炎，也不是肠梗阻。"医生的自信和先进的仪器让他放心，但却丝毫没有减轻他腹部的疼痛。他恳求医生开药治疗腹痛，但医生却告诉他开什么药都不会管用，输液吧，效果也不会大，因为他的肠内已没有了肠气，西医拿这没有办法。他再三恳求，医生无奈地给他开了一盒开塞露。他付了一千多元的医疗费，拿着开塞露回了家，结果仍然无济于事。

朋友说，这一夜真是难熬呀，他在床上翻来滚去，黄豆大的汗珠不停地从额头上流下来。好不容易熬到了天亮，他才忍着疼痛给我打来了电话。

我询问了一些情况后，觉得有几种可能，比如腹中有寒，或者是有些什么器质性病变……不过，北京协和医院是北京最好的医院之一，它的检查应该能排除器质性病变的可能。我心里不断地琢磨，他的疼痛究竟是属于哪种呢？为了得到更多的信息，我对他说："你拍一组自己舌头的照片，上网传给我。"当看到他舌图的时候，我就可以确定了，因为他的舌苔带着淡淡的黄色，尤其是以舌的前半部分为多，这说明什么？这说明他的肺气壅滞，因为舌体的前半部分反映的是上半身的情况，如果是腹中有寒，那么整个舌质应该是淡白的，而舌苔也不应该是这个淡黄色。于是，我就判断可以通过降肺气来通大肠之气，因为中医里面有句话，叫"肺与大肠相

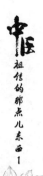

136

表里"，如果肺气不降，则可能引起大肠之气也不通，他之所以胃痛，就是因为胃气不能随着肺气下降。于是我就打电话告诉他："没关系，这样吧！你去买两罐杏仁露，加热后喝下；再去药店买一盒麻仁润肠丸，一次吃两丸。"朋友听完我开的药方后，沉默了一会儿，从这短暂的沉默里，我感觉到了他的怀疑，他心里一定在嘀咕："我都疼成这样了，协和都没法治，难道两罐饮料和几粒药丸就能解决问题？"

大约 3 个小时后，我又接到了这位朋友的电话，从他疲惫的声音里我听出了兴奋和惊讶，他告诉我，照着我开的方子喝了杏仁露、吃了药。结果几分钟后，肚子就开始咕噜咕噜地响了，明显地感觉气在往下走；接着，就开始不停地放屁；在打电话几分钟前，他终于在厕所里酣畅淋漓地解了大便，腹部痛也开始减轻了。他还算了一笔账，一盒麻仁润肠丸 10 元，两罐杏仁露 4 元，总共只花了 14 元钱。他难以相信这么简单就解决了他的大问题。

大家也一定会觉得神奇，那就让我来说说这其中的道理。各位还记得黄元御的圆圈理论吧，按照这个理论，肺在这个圆圈的上面，主肃降，现在我这位朋友的肺气壅滞不降，那么整个圆圈的气机运行便出现了问题，所以他会感觉到腹部疼痛；如果肺气一降，心火和胃气也都跟着降下去了，这样气机就能转动起来，疼痛会自然消失。那么用什么来降肺气呢？我选择的是杏仁露，因为当时考虑汤药来不及。中医就这么神奇，服用麻仁润肠丸和杏仁饮料后，他的身体马上就有了反应，这不是麻仁润肠丸的作用，这个药的作用没有这么快，一般要几个小时以后才能起作用，这次治疗真正起作用的，是那两瓶小小的杏仁露，因为根据我的临床经验，通过杏仁降肺气来通便，效果是非常迅速的。怎么样？没想到吧，一个小小的杏仁，在我们中医里面还有大用场呢！

中医·西医·我的外甥女

一些人不是讨厌中医，就是讨厌西医，似乎中医和西医是一对天生的冤家，其实，只要有益自己健康的，管它是中医还是西医呢。

我自己的亲妹妹，37 岁，住在澳大利亚，5 年前怀孕后流产了，洋大夫说是胎儿发育得不合格，身体就把胎儿自然淘汰了，不要管。结果很多年都无法怀孕。无奈前两年回国，一检查是多囊卵巢综合征，没有成熟的卵泡形成，无法怀孕。我觉得西医还是很厉害的，查得如此仔细，就让他们治疗，用了很多药，不断地做检查，看看用药效果如何，结果还是无法见效。当时，家里的老人都盼望有个后代，所以妹妹的压力很大，谁知治疗了一段时间后，不但没有怀孕，经检查又患了肾小球肾炎，尿检红细胞很多。这个时候，情况几乎失控了，母亲在家里暗自哭泣，给我打电话，说怎么这么多的磨难都跑到我妹妹的身上了？我急了，觉得还是用中医吧，当时我没有回老家，就通过电话给开药，方子用的是赵绍琴教授的凉血活血的方子，基本的方子为：防风6克、荆芥6克、炒槐花9克、生地榆9克、丹参9克、茜草9克、芦根9克、白茅根9克、杜仲15克、小蓟15克、生黄芪15克、焦三仙各9克、水红花子9克。为什么用这个方子呢？因为我判断妹妹的体内有热，这个热一定要清除掉。结果是立竿见影，两个月后，妹妹的肾小球肾炎便痊愈了。

这个时候，全家的心情开始好转了，但是我还没想给她治疗不孕，只是想给她接着调理一下身体。考虑她此时体质不好，于是换方，方子用的是：紫河车、何首乌、山药、白术、太子参、甘草各等份，研成粉末，装入胶囊，每日早晚各服用5个胶囊，这个方子是补脾肾之气的，同时里面的何首乌也滋肝肾之阳，是个比较全面的补益方子。结果，没想到调理的成果是：半年后怀孕，剖腹产生出了一个健康的女婴。

可是又不能说中医是全能的，剖腹产就是西医的手段。

但剖腹产后瘀血出不来又没有了办法。当时母亲来电话，急得不得了，说别的产妇生产以后，恶露都顺利地流了出来，可是我妹妹却没有，肚子里感觉结成了块，按上去硬硬的，结果是腹痛，发热，尿潴留。我问明了情况，口述开了生化汤一服。这个生化汤是名医傅青主经常用的方子，具体组成是：当归25克、川芎9克、桃仁6克、干姜2克、炙甘草2克，我给妹妹开的是半服的量，这个方子的主要作用是温经化瘀，对产后瘀血停滞效果不错。结果只服了一次，母亲就来电话，很兴奋地告诉我，说流了很多恶露，危急的情况就解除了，如此见效，这又是中医的手段。当时我心里十分高兴，心想自己远在北京，也能帮上忙了。

可没高兴多久，又出了问题。

原来还有问题，母亲说妹妹还有尿潴留，每天在插导尿管，医生说最多的时候有两千毫升了（做了超声检查，这又是西医的手段），母亲问怎么办。我就想起了北京中医药大学已故著名温病学家赵绍琴教授的故事，赵老是学问大家，他的父亲赵文魁公是清朝太医院的最后一任院使（院长），赵老的师傅就是当年北京的四大名医之一汪逢春。当时一位老领导的儿媳妇在美国生孩子，产后也是尿潴留，在美国住院花了很多钱，最后还是没有解决，于是就打了越洋电话，问赵老有没有好办法，赵老说：我给你开个便宜的方子吧！于是就开了枇杷叶和苏叶，当时在美国抓药也只花了很少的钱，喝下去后，这个尿就出来了。赵老说：这叫"提壶揭盖"法啊，就好比是茶壶，你把上面的气口堵着，你就倒不出来，可是把上面通了，下面的水也就出来了。在中医里面，枇杷叶和苏叶等药都是开肺气的，肺为水之上源，上面的气开了，下面的水也就出来了。

当时我连犹豫的时间都没有，立刻开了这个小方子，就是枇杷叶15克、苏叶15克，熬水5分钟，当茶喝。

结果母亲第二天打来电话说，水下去后，妹妹的尿立刻就出来了，这个尿潴留就此解决了（多说一句，枇杷叶和苏叶是偏于通小肠的，服用后尿液可以通畅；开肺气的药中，杏仁和紫菀是偏于通大肠的，服用后可以使大便通畅，我在治疗便秘的时候，则通常使用杏仁和紫菀等药）。事后想想，如果没有中医的这个办法，这个尿潴留不知要插多少导尿管、要遭多少罪啊！

结果，没有超过5天，妹妹顺利出院。

在妹妹从治病到怀孕到生产的整个过程中，我觉得中西医都起到了很大的作用。

中西医都是保护您的卫士，别跟自己较劲，哪个有效就用哪个吧。

现在感受尤其强烈的倒不是中医还是西医厉害，而是我做了舅舅了！妹妹的孩子已经6个月了，聪明得很，我的家里有两张我穿博士服的照片，家人一说"舅舅"，她马上就指我的照片，很有意思。

肝为百病之源

有个网友，患的病是重症肌无力，她告诉我说："为什么得这个病住院的患者都那么相似呢？一个病房里，都是要强的、急脾气的人。"她让我研究一下性格和这个病有什么关联。其实我好多年前诊脉，有个重症肌无力的老太太，我感觉她的肝脉很特别，我判断她这个病和生气有关，当场儿女们就回忆，原来就是那年女儿闹离婚，然后老太太就患了这个病。你们看，情绪对人的影响有多大啊。可能您在生气的时候，不会觉得有什么影响，但是，从我们的角度来看，则有太大的问题了。所以不可不慎啊。

从我治疗过的病例来看，因为肝气不舒而患了各种疾病的人极多，随手可以举出无数个例子，每个病的后面都是患者的痛苦史，所以我现在讲出来，希望能引起大家的注意。

中医有句话，叫"肝为百病之源"，其实这话说得不对，肝是好的，肝气不舒才会导致百病。为什么这么说呢？因为从黄元御的理论来看，人体的气机升降是一个圆圈，黄元御特别重视脾胃的枢纽作用，但是黄元御过分强调脾湿的问题了，其实他的理论中，肝气不舒的影响也很大，这个肝气一横逆，那么整个圆圈的运转马上就停止了，所以黄元御在开方的时候，也都会加入调理肝气的药物，比如丹皮、何首乌、桂枝等，他非常重视疏肝升陷，这是他的圆圈理论的一个秘密，各位不能仅仅看到他强调脾胃的一面，其实他也是个调肝高手。我现在把这个秘密讲出来，以便大家更深入地理解黄元御。

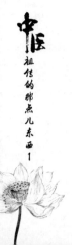

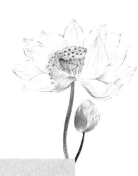

张景岳，诊病如神的望诊大医

经常有网友给我来邮件，向我咨询有关治病的问题。

我看了这些网友治病的过程，很是感慨，他们通常都是患了某种病，然后到处求医，好多网友还真的是中医的粉丝，但是，现实却让他们很失望。

他们去了很多的中医院，排队挂号找名医，可是一般的遭遇都是：名医匆忙诊病，匆匆诊脉，三分钟内就把方子开完了，有的甚至还没等患者把病情叙述完。

结果可想而知，通常是连服几个月的汤药都毫无效果。

就凭这种治疗效果，您还怎么让人家当中医的粉丝？

有的网友在邮件中说："我们看了你写的中医故事，对中医充满了信心，可是求诊以后才知道，好的中医太难找了，哪里才有啊？"

到底中医出了什么问题，为什么现在中医的疗效会如此之差？难道这种服药几个月毫无效果的诊病方式就是中医吗？

那么古代的中医呢？有的读者问我，为什么您写的古代中医，身边总有一群庸医啊？古代名医成长的故事，似乎就是和庸医斗争的故事。是不是古代一百个医生里，有九十九个是庸医，只有一个才是名医啊？

这都是值得大家思考的问题，如果这些问题不解决，那么中医就难以发展。

那么，问题出在哪里呢？

我认为，问题就出在一个重要的环节：中医诊断学不健全。

我写了那么多的古代医案故事，发现误诊医案中都是医生上来就诊断错误了，大方向错了，怎么用药怎么害人。诊断是基础，如果诊断出现错误，后面的治疗无论如何也对不了。

诊断是看病的第一步，诊断的大方向如果对了，那么后面的药物还可以调整，不至于犯大错误。但是如果第一步就错了，大方向错了，那后面的就全盘皆输了。

所以我非常重视中医诊断学，认为这是一个中医看病的基础。

但是，我也同样迫切地感到，中医诊断学现在是如此薄弱，拿来现在的《中医诊断学》教材看看，这本书那么薄，和《西医诊断学》简直没法儿比，其实，它原本应该比西医教材厚很多的。

中医诊断学就好像是一杆枪的瞄准器，只有瞄准了，才能射中目标，否则一定会误伤人命的。

通过这么多年的观察，我发现，谁的中医诊断基础好，谁就能做一个好的医生，如果在诊断这个环节上基础不扎实，那么这个医生看病的效果一定是不好的。

那么，中医诊断到底该怎么发展呢？我们老百姓怎么能够了解一些诊断知识，为自己做一些分析呢？这都是值得我们思考的问题。

今天，就让我给各位来讲述一个诊断高手的故事吧，这个人就是张景岳，他在古代医家中独树一帜，对中医诊断学的发展有很大的贡献。

而且，他还是一个对阴阳理论理解得非常深刻的医家，他的好多用药方法现在都广为应用。

可是，非常遗憾的是，现在绝大多数的人对张景岳都不大了解了，他的几百万字的医学著作，似乎都很少有人看了。

一方面，是那么多的宝藏，都沉寂在历史的迷雾之中；另一方面，是很多医生感叹：现在的病怎么那么难治呢！我们的办法怎么那么少呢？

其实，办法很多，古人早就写下经验了，只是我们不去看而已。

那么，张景岳到底是怎样的一个人呢？他有着怎样的故事呢？让我们从头来讲述吧！

（一）

北京学医

张景岳，名介宾，字会卿，号景岳。因为中医界习惯称呼他叫张景岳，所以我们后面为了方便，也这么称呼吧。

张景岳生于嘉靖四十二年（公元 1563 年），明末会稽（今浙江绍兴）人。祖上本来是四川绵竹人，在明朝初年，放着好好的在江边品茶打麻将的生活不过，跑出来跟着朱元璋打仗。估计是很能打，让老朱同志很感动，在平定了天下以后，就封了张家到绍兴，食禄千户，世袭绍兴卫指挥使。这么看来，张景岳小时候的日子是很舒服的，估计是在部队大院儿里长大的，年幼的张景岳和小朋友们在比谁的父亲官大的时候，自己还经常能够找到自豪感。

但是这也给张景岳留下了另外的影响，那就是总是幻想着打仗，心里总是惦记着，世界上这些国家谁最厉害啊？我们和那谁谁比，谁的军事实力强啊？

而且杂志摊上一旦来了有关兵器的杂志，他一定是最先买来的，身上穿的也巨拉风，总是搞点迷彩什么的。

您该问了，我们的小景岳都这样了，他爸爸就不管管？

管，当然管了！他的爸爸叫张寿峰，这不，小景岳刚把兵器杂志买回来，他爸爸一眼瞄见了，立刻喊住了他："景岳！是最新一期的吗？"

小景岳掖着藏着地回答："是……是。"

张寿峰高兴地说："快点儿拿来，我先看，我看完了你再看！你先回屋写作业去。"

小景岳不情愿地交出了杂志。

对，就是这样，其实小景岳的父亲也是个豪气之人，很是尚武，总想有所作为。

当然，我们说的这是爱好，人家小景岳私塾还是要上的，儒家的经典还是要读的。但是根据老师们反映，小景岳读书有个特点，就是领会了意思就满足了，非常不愿意死背那些句子（这似乎是很多名人的共同特点啊）。而且您别看他喜欢看那些兵书，其实他并不是一个好动的孩子，他总是在那里坐着安静地读书，用我们现在的话说，就是特有心眼儿一孩子。

在张景岳14岁的时候，他父亲张寿峰同志终于坐不住了。他觉得这么混日子太没劲了，整天白吃白喝的，凭什么那一千户人家就得向你交纳收成啊？你祖上的军功并不等于你自个儿的军功啊！

不行，我们要自强自立，我们要自己建立军功！

抱着这样的想法，张寿峰同志领着14岁的张景岳，离开了绍兴，北上，来到了北京，来到了天子脚下，寻求发展的机会。

来到北京一看，天啊！怎么人这么多啊！怎么大家和我想的都一样啊！都想来北京发展，天南海北的都来了，交通拥堵这么严重，出门办事儿在路上就得几个小时，还谈什么发展啊！

于是，张寿峰同志及时地改变了策略，把来北京求发展的目标改了，改成了教育孩子。

您别说，这么改还真对了，北京历来不缺人才，教育气氛特好。于是张寿峰同志就开始了对张景岳的教育计划。

其实我在研究张寿峰同志这个人的时候，一直有点琢磨不透，这位到底是想让张景岳同学朝着哪个方向发展啊？他的教育计划看着怎么这么乱呢？

首先，他在来到北京后不久，就带着张景岳到了当时的一位名医金梦石那里去学习，在跟着金老师学习的过程中，张景岳打下了坚实的中医基础。

这个安排似乎是比较靠谱的，如果单是这样安排我也就不奇怪了，可您再看看他接下来的安排。

他让人教张景岳学习"鱼腹八阵"之策。这是什么？兵法啊，看来他的尚武思想还在活跃。

除此之外，他安排张景岳读的不是科举的八股文，而是诸子百家，

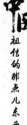

什么经、史、子、集的，您说这是一种什么教育思路啊？

这"经史子集"的内容可就多了去了，什么天文、堪舆（就是风水地理）、音律、兵法等，张景岳就像是一条小鱼，在浩瀚的知识海洋里畅游。

这种知识结构是横扫一切式的，很多似乎八竿子打不着的学科都被张景岳给扫荡了。

现在我们是无法了解张寿峰同志到底在想什么了，总之在这种教育环境下，张景岳慢慢地长大了。

很多年以后，在张景岳写出了研究《黄帝内经》的著作《类经》时，我们才明白，原来他学的这些学科都不是白学的：他用他的音律知识解释了《黄帝内经》中音律的部分，用天文知识解释了《黄帝内经》中的五运六气部分，等等。这使得《类经》这本书的学术价值非常高，清宫太医院里就是用《类经》来做教材的。

让我们回到当年吧。一晃，张景岳已经是一个英俊的青年了，此时的他，已经不再是当年那个与满院小朋友一起玩闹、相互攀比的幼稚孩子了，他已经成长为一个豪侠般的年轻人了。

此时，他总喜欢与一群志同道合的朋友一起喝酒聊天，有人说张景岳此时是"谈兵说剑，壮士逊其颜色"，显然在大家一起喝酒的时候张景岳同志很是高调，搞得餐厅的服务员小姑娘总是对他投以爱慕的眼神。

这帮朋友在一起聊天，最后气氛总是搞得很热烈，大家都热血沸腾、豪情万丈，觉得建功立业就在明日。结果大家一激动，就提着宝剑，结伴闯荡江湖去了。

江湖，江湖到底在哪里

江湖到底在哪里？这实在是个好问题，"江湖"这个词张景岳自己就用过，他说他在中年以后，还曾经"多游江湖间"，但是江湖到底在哪里呢？鬼才知道呢！张景岳他们自己也不知道，这帮哥们儿也是一通瞎逛。从他们走的路线来看，他们先去了北方的边境，似乎他们认为边塞是建功立业的好地方。但是从张景岳的书里，我找出了蛛丝马迹，张景岳的这帮朋友显然并不是都那么的坚决，有的几乎是抱着玩的态度去行走"江湖"的。

此时的张景岳在经过了十几年的学习后，已经掌握了很多医学的知识，基本是一个成手了，因此他行走江湖的过程也是一个学习和实践的过程。

由于张景岳的知识结构特殊，因此他思考问题特别缜密，这使得他在中医诊断方面独有心得。他对中医诊断学的贡献是巨大的，可以说，他就是一位中医诊断大家。

这可以从他在游走江湖时的一个故事中看出来。

当时，这帮哥们儿行走江湖到了榆林，这里在当时就是边关了，几位大侠就打尖住在了客栈里，等待着建功立业的机会。

有的哥们儿等得枯燥了，就给自己找了件"快活"的事儿——召妓。

张景岳的一个朋友就是，这位很快就和当地的妓女搞得火热，张景岳同志是怎么劝都不成，最后想想陆小凤等名角也都是这样的，就忍了。

但是，在仲冬的一个深夜（谯鼓初闻），这位就突然跑到张景岳的房间敲门，张景岳忙开门，睡眼惺忪地问是怎么了？

这位"大侠"说："景岳大侠，快来救命吧！"

张景岳更急了："怎么？你行侠仗义把人给劈了？"

这位"大侠"急忙摇摇头，说："不是，是和我相好的依红楼的小翠姑娘，忽然患了急症，命在垂危，如果真的死了，我们就甭想行走江湖了，直接牢房里待着了！"

张景岳一听，这哪儿成啊，要赶快去，于是就随着那位"大侠"来到了依红楼。

到那儿一看，这位姑娘口吐白沫，僵硬地躺在地上，好像气息也没有了，用手触摸了一下四肢，四肢也挺凉。

此时的张景岳乍一看，也大为惊骇，心想这是怎么回事儿呢？

于是就拉过手来诊脉，可是手一搭脉，就更觉得奇怪，因为脉是很平和的。

脉象和病症并不相符啊！脉如此平和，而病症却很严重（予意其脉和如此，而何以证危如是），这很奇怪啊！

这搞得张景岳很是被动，从来没有看到过这种情况啊。想了半天，就又诊了一下脉（沉思久之，则将信将疑，而复诊其脉）。

脉象还是很平和。

张景岳突然恍然大悟，原来，这位姑娘是诈病啊！医圣张仲景就提到过，有的时候，患者是因为某种原因诈病，此时医生必须要能够识别出来，这才是好的医生，不至于耽误事。

果然是江湖险恶啊，张景岳倒吸了一口冷气，于是打定了主意，对朋友说："此位姑娘已经病危了，必须用火攻来治疗啊，否则必不能活！"

那位"大侠"也傻了："什么火攻啊？"

张景岳说："要用这么大个儿的艾炷，点着了以后，灸她的眉心、人中、小肚子等地方，反正要灸得皮焦才能活！唉，多漂亮的姑娘啊，啧啧，以后就破了相了，可惜啊！"

那位"大侠"一听就急了："您就没有别的办法吗？"（这位"大侠"是个实心眼。）

张景岳说："艾草在我的客栈里，去拿可能要耽误时间，我这儿有点药，如果服用了能醒，就不用再灸了。"（估计这话一定是在小翠姑娘的耳边说的。）

然后就从袖子里拿出了一块小饼干，就给姑娘灌下去了。

张景岳很有趣，灌完后，连等都不等，就直接走了，走之前，留下一句话："如果醒了，告诉我就可以了。"然后扬长而去。

等张景岳回到家，前脚刚进屋，后脚那位"大侠"就跑进来了，欣喜地对张景岳称赞道："张大侠，你真是神了，这药一咽下，姑娘马上就醒了，就跟什么事儿都没有一样，你真是太神了！"

实际情况果如景岳所料，这位姑娘一听要破相，都差点急哭了，心想，老大，你也太狠了吧！俺只是装装而已，不要这么整我啊。

于是，吃了饼干以后，立刻就急不可待地醒了，一脸的无辜，可怜这位"大侠"还蒙在鼓里。

张景岳听了，哈哈大笑，心想，兄弟，你这还行走江湖呢，连一个小姑娘都能把你骗晕。

本来想把此事点破，但考虑到妓女也是人，也有人权和尊严，就给人家留点面子吧。于是就把真相留在了肚子里，只是随便问问为什么这样。

那位"大侠"回答说是因为争风吃醋搞的（看来这位仁兄很有魅力）。

张景岳笑了笑，心想，真是"江湖"险恶啊。

看来，和这帮朋友行走江湖，想搞点成绩出来是很难的啊，搞不好还有学坏的可能，于是张景岳就离开了榆林，前往山东。

在去往山东的路上，年轻的张景岳昂首挺胸，大步流星，在他的眼里，天高海阔，大地无边，未来是无比光明的，似乎有着无数的事情等着自己去做。

到底，怎样才能建功立业呢？

出征，我要建功立业

从此，张景岳仗剑走天涯，去了很多地方。但是显然现实的情形和看武侠小说想象的不一样，不但他学的那些剑术用不上，就连他学的那些"万人敌""鱼腹八阵"等统军的策略，也都用不上。

这让张景岳很是发愁，自己空有一腔抱负，何时才能得以施展呢？

反而是他学的那些医术，到处可以用到，行走之间，也救了一些人。

就在张景岳愁眉不展的时候，朝鲜战争爆发了。日本的丰臣秀吉命令日军倾国而出，侵略朝鲜，向鸭绿江直扑而来。危急时刻，朝廷开始征兵了，准备赴朝鲜抗日。张景岳一听到这个消息，立刻激动得跳了起来，这，岂不就是建功立业的机会吗！

于是他立刻报名参军，做了一个幕僚（相当于现在的参谋吧）。

然后，随着大部队，直接开赴凤城（在中朝边界处）。随着进军号令的下达，千军万马渡过了鸭绿江，剑锋直指倭寇。

此时的张景岳豪情万丈。他知道，迎接他的，将是真正的金戈铁马、血流成河的战争生涯！

中医
祖传的那点儿东西 1

这是一场异常残酷的战争，明军的统领是名将李如松，主力部队是他手下的辽东铁骑和南方征调来的戚家军，这些人英勇善战，直杀得日本军队丢盔卸甲，狼狈逃窜。

李如松是一个兵法高手，你看这段战争的历史，就会发现他攻守得当，搞得日军叫苦不迭。

在战争中，张景岳得到了直接的锻炼，他对兵法的理解也更加深刻了。如果你看过他写的中医巨著《景岳全书》，就会发现，里面的方剂全部是按照兵法来分类的，比如新方八阵、古方八阵，每八个阵里是按照补阵、和阵、攻阵、散阵、寒阵、热阵、固阵、因阵排列的。这种用药的方法是把疾病当做一个敌人，然后思考用药的对策，这是常见的思路，但是把方剂这么排列的，从古至今只有张景岳一人，为什么会这样呢？我们现在知道了，原来他曾经在战场上亲身感受过兵法的妙处。

张景岳后来做人很低调，对这段历史并没有怎么提，但是文献记载他"从戎幕府"、"渡鸭绿"，好多研究医史的学者以为他还是一个人，做着侠客的梦，游荡到凤城并渡过鸭绿江的呢，其实如果把历史书拿出来，看看那个时候在鸭绿江边发生了什么就知道了。那个时候是没有人能够去鸭绿江边逛逛的，那是个万马奔腾的地方啊，日光都会因为千万刀剑发出的寒光而失色，还游荡呢，根本就没下脚的地儿。

所以，研究医生的生平要把他放在当时的历史背景中，否则你无法真正地理解他。后世很多人说张景岳好出奇，否则干吗把方剂按照兵法排列啊？其实，如果你把他放在历史背景中，看看在他身上发生过什么，你就知道了。

最后，战争结束了，日军除了个别的逃回了日本，大部分都被歼灭了。朝鲜又恢复了往日的平静，明朝军队也撤回到了国内。

但是张景岳建功立业的梦想却没有实现，负责这次战争的陈璘等领导只被提升了半级，明军的统领李如松还差点被言官们骂死，大家找出各种小问题来批评李如松，搞得他很狼狈。

所以当时的明朝官场很黑暗，各种歪风特多，还真不是一般人能混的。

张景岳看到了这种情形，希望就开始破灭了。

在回国的路上，又遇到了一件事情，这件事情的发生，让张景岳对当前的朝廷彻底失望了。

这件事情的版本很多，大抵是这样的：当时张景岳在撤回辽东的路上，就听到辽东田野里赶马的老百姓在唱歌，张景岳是精通音律的，他听到老百姓唱的歌以后大吃一惊，天啊，这是悲声啊！

于是，张景岳断定，辽东这块土地要出问题了。果然，许多年以后，在张景岳去世没多久，大明朝就被清军给灭了。

这个事情其实只是一个导火索，以张景岳那么聪明的人，对当时的局势早就有所察觉了。万历皇帝不上朝的日子都把一心修道的嘉靖皇帝给超过了，您想想国家还好得了吗？而这次听歌事件的发生，彻底让张景岳放弃了建功立业的不切实的想法。

于是，他黯然解甲归田，"功名壮志，消磨殆尽"，从此不再提什么豪气的事情了。

家里的温暖

这个时候，张景岳已经 36 岁了，他牵着自己的战马，拎着早已破旧的宝剑，回到了北京。

北京，还是那么的繁华，但是眼中的一切又显得那么的陌生，似乎这个城市早已不属于自己了。

张景岳慢慢走回到自己家的胡同，只有到这里，只有望见了家门口的那棵枣树，他才感觉自己是回家了。

他心情复杂地走到家门前，推开院门，院落里静悄悄的，一个消瘦而又衰老的身影，正在院落的一角整理着柴火垛。

老人似乎听到有人进来了，吃力地转回身，慢慢望了过来。

张景岳怔在那里，一动不动，泪流满面，一时间竟无法言语。

这，就是自己的父亲啊！那位当年拉着少年张景岳的手，雄姿英发地闯荡北京的父亲啊，他的头发是什么时候白的？皱纹是什么时候刻进了他的脸庞？

自己号称是"闯荡江湖"，到底有多久没有回家看看了？到底有多久没有照顾自己的父亲了？

张景岳轻轻地说了声："爹，我回来了。"

大滴的泪珠，从老人的眼眶中流出。

许多年以后，张景岳的外孙林日蔚追述了当时的情景，那是"亲益老，家益贫"。张景岳的父亲已经老了，家里也没有什么钱了，当年幻想的功名早就烟消云散了，父子两人的生活日渐窘迫。

张景岳面对着家庭的如此窘境，仰天长叹，唉，这个世道不好啊！想要用热血报国，结果却换来了如此凄凉的下场，我们还是用自己的技术，能帮助老百姓做点什么就做点什么吧！

于是，他又拿出了医书，开始钻研医学（尽弃所学而肆力于轩岐）。

其实他的医术一直都没丢，相反，在外面闯荡的这些年，他的医术得到了锻炼，此时再看书，那进步可就不是一星半点儿了。

我们来看个例子吧。

这位患者是北京城里的驻军，姓吴，是个参军。这位吴参军有一天路过菜市场，看到有卖蘑菇的，那蘑菇"肥嫩可爱"，于是就让仆人买了些回去做汤。谁想到，当时的菜市场管理不严格，没有准入制度，这蘑菇也不知道打哪儿来的，这位吴参军吃了以后，上吐下泻，他一边痛骂销售伪劣食品的奸商，一边让下人快去请医生。结果先请来的是一些当地的普通医生，这些医生一看，蘑菇中毒？这得解毒啊！于是他们就马上用黄连、黑豆、桔梗、甘草、枳实等入药，结果吴参军服药后病得更重了，而且还出现了胸闷和腹胀，同时开始气喘，连水都喝不下去了。

您看看，这可要命了，本来这蘑菇毒就够厉害的，现在又增加了这么多的症状。

直把这吴参军难受的，那是痛不欲生啊。

突然，他想起了自己的战友张景岳，于是告诉仆人，赶快去把张景岳给我请来！

张景岳听说以后，也很着急，就急忙跑来了。

诊断以后，张景岳就开了方子，方子如下：人参、白术、甘草、干姜、附子、茯苓等。

这位参军一看，差点没背过气去：老大！我是让你来解毒的，你开了这么多温阳的补药是干什么嘛！我现在腹胀、气急、口干，哪里还服得下这么多的温补之药呢（腹胀气急口干如此，安敢再服此药）！

张景岳知道劝也没有用，就回家了。

第二天，这位参军愣是挺了一天，结果病势更重了（而病愈剧，若朝露矣）。

没办法，又把张景岳给请来了，张景岳诊了脉，还是同样的病机啊，于是开的方子和昨天的一样。

这位吴参军是实在没有办法了，心里是既怀疑又害怕，可是怎么办呢？已经没有办法了，于是就走进里屋，和家人一一告别（这哪里是服药啊，简直和自杀的阵势差不多），还和老婆说："如果必须服这个药，那么能够救活我的可能是这个药，杀死我的也可能是这个药（余之生死，在此一举矣）！"

然后冲着张景岳说："老大，我的命就托付给你了！"

然后，"遂不得已含泪吞之"。感觉特壮烈。

张景岳简直是哭笑不得，这就跟要害死他一样啊，把我当什么人了！

结果，喝完了一服药以后，吐就止住了。嘿！有希望，这位吴参军的眼泪终于可以擦干了，于是他又喝了一服，结果腹胀也减轻了。

看到病人有好转，张景岳又在方子里加入了大分量的熟地黄（这位张景岳是使用熟地的专家，后来的外号叫"张熟地"，这个我们以后再聊），结果吴参军的情况是一天天见好，等到二十多服药以后，这个病就彻底地好了。

啊？这是怎么回事儿？吴参军也看过两天的医书，很是不理解，就问张景岳，说："老大，你这个治病的路子我怎么琢磨不透啊，我中的是毒，他们用解毒的药反而重了，你不用解毒的药，用了温补之药，病却好了。你这也太匪夷所思了，给俺讲讲呗。"

张景岳说："毒有不同，谁说黄连、甘草什么的就解毒啊？像你吃的

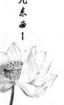

152

这种蘑菇，肥白鲜嫩，一定是生长在深坑枯井里的，属于阴寒之毒，看你的症状也是一派寒证，此时热药就是解毒药，黄连等寒凉药就是助毒药。你整天听收音机里那些搞讲座的大夫说：'我们门诊辨证论治'，搞得很神秘，其实一点都不神秘。这次的蘑菇中毒，辨证论治就是看你中毒的性质，你中的是热毒，我就用凉药，这凉药就是你的解毒药；你中的是寒毒，我用的就是温热的药，这温热药就是你的解毒药。这就是辨证施治啊，那些用一个思路治病的方法就不是辨证施治，明白了吗？"

吴参军听了，恍然大悟："原来是这样啊！老大，简直太感谢了，如果不是这个辨证论治，我恐怕就要挂了啊！"

无独有偶，这里还有一个中毒的医案，和上面的大致相似。

这是北京的一户普通家庭，有天，父亲带着五岁的小女儿出去逛，正好路过一个药铺，药铺正好在晒晾巴豆，这个药铺也真是有毛病，您说这巴豆怎么能随便搁外边晒呢？这东西有毒啊。

但是如果不碰到这位父亲也没事儿，正巧赶上这位父亲也是一个好贪便宜的主儿，看见了巴豆，以为是松子仁儿呢，顺手摸了一粒，对小女儿说："姑娘，来，张嘴，爹给你顺了一粒松仁。"您瞧瞧他这出息，还美呢。

这个小姑娘哪儿知道啊，一张嘴，就给嚼了，但立刻感到味道很辣。您别看才五岁，也知道这不是松仁，马上就吐了，结果还是有半粒给吞了下去。

没多大一会儿，就开始大泻，一共泻了十余次。您说这个小便宜贪的，给女儿带来多大的麻烦。等到第二天，肚子可就胀了起来，全身也肿了，已经无法吃下去东西了，这位父亲被他老婆暴打了若干顿，脑袋肿起了数个大包，痛定思痛之后，终于做出了正确的决定：请来张景岳。

张景岳来的时候，正有一大帮儿人在这儿出主意呢，什么主意都有，什么喝绿豆、黄连的，什么用五苓散、五皮饮泄水的，总之很乱。

张景岳在诊断过后，说："现在大泻之后，脾胃之气已经虚了，还能用苦寒的黄连吗？泻出了那么多的水，还能再用泄水的药吗？这个时候应该补脾胃之气啊！"

于是，就开了独参汤和温胃饮（独参汤，一味人参叫做独参汤；温胃饮：张景岳创立的方子，成分为人参、白术、扁豆、陈皮、干姜、炙甘草、当归，用来治疗中寒呕吐，吞酸泄泻，不思饮食等症），结果喝了几服，就彻底地痊愈了。

这就奇怪了，这巴豆不是热毒吗，怎么张景岳用的是温补脾胃的热药，还把病给治好了呢？

原来，小姑娘服用的只是很少的一点巴豆，热的力量并不大，但是泻的力量大。她这么一泻，就把脾胃的阳气给泻没了，结果出现的肿胀等都是阳气不足导致的水湿泛滥，所以张景岳给温补脾胃，反而就把这个病给治好了。

这也是辨证施治，是根据患者此时的体质来判断的，我们从这两个中毒的医案来看，人家随证而变，不同的情况分析不同的问题。所以这位张景岳的诊断水平，还真不是盖的。

爷儿俩都喜欢喝两盅

我一直觉得张景岳和他的父亲是一对很有趣的父子，两人有很多共同的爱好，比如都喜欢研究军事，都喜欢医药。张景岳的父亲显然对医学很是爱好，从他把张景岳十四岁就送去跟人家学医这件事上就可以看出来，除了这些，这对父子还都喜欢喝点儿小酒。

没事儿的时候，父子俩坐在院子里，望着北京湛蓝的天空（那会儿污染还不严重），心情舒畅地喝上二两，其乐融融啊！

但是，喝酒分别给他们带来了一些麻烦，这从张景岳的书里可以看出一些端倪。

具体情况是，40岁以后，张景岳就跟他爹一样，身体出现了问题。

什么病呢？就是一喝酒，就闹肚子。

这个病现在可多了去了，现在很多同志以酒为浆，基本上是拿酒当水来解渴的，单位应酬、朋友交往，都少不了多喝点，所以经常有患者来看病，患的就是酒后泄泻。

像张景岳那样的名医，四十多岁的时候也被这个病给折腾惨了。

那个时候张景岳刚从部队退下来，揣着大明政府发的军功章就回家了，估计前来串门的老战友也少不了，这是退伍军人的特点嘛，结果喝了酒就闹肚子，有的时候泻得非常厉害，连着病了好几年，"其势已窘"（看看古代的名医自个儿患病时的情况）。

人家张景岳自个儿读的书也多，就把以前古代各个医家论述的治疗酒泻的方法都找出来了，什么朱丹溪的，什么薛立斋的，都拿出来看，然后看着合理的，就试着服用。

这些人里面，朱丹溪认为酒是热毒，所以用的是凉药，黄连什么的，薛立斋用的是补脾的药，反正各有说法。

张景岳按照这些说法，服用了什么理中丸、金匮肾气丸、补中益气汤、六君子汤等，都没有效果。

张景岳算是真没办法了（技穷力竭，若无再生之望矣）。

此时的张景岳，心情很是复杂，就这么一个小小的闹肚子，居然把自己给彻底地难住了？

他很不甘心，于是就潜下心来，仔细地琢磨，这到底是怎么一回事儿呢？

琢磨的结果是：他认为这个病是命门火不足造成的，需要峻补命门。

于是，他自己创立了胃关煎、右归丸、一气丹等方子，服用了一年，最后把自己的病彻底给治疗好了（当然，他把酒也给戒了）。

右归丸现在在药店里都有卖的，可谁也想不到，它原来是张景岳治疗自己的酒泻时创立的。

下面我把这几个方子给大家聊聊，因为张景岳的方子特实用，他对中医临床的贡献非常大，在现在的《方剂学》教材中，除了医圣张仲景的方子，收录数量第二多的，那就是张景岳了。

先说胃关煎，这个方子是用来治疗脾肾虚寒导致的泄泻的。有的人闹肚子，就是一见凉就闹，早晨吹了冷气，喝了凉啤酒等一定会泻，张景岳的胃关煎是治疗这个的。方子组成是：熟地、炒山药、炒白扁豆、炙甘草、焦干姜、吴茱萸、白术。

我把这个方子给大家解一下：方子里面的第一味药是熟地，这很让人奇怪，您说这不是补命门的吗？命门是肾阳啊，怎么出来一个补肾阴的药物呢？

而且，张景岳说这味药在这里少用可以用三五钱，多用可以用一两，这么大的量，是干什么的呢？

原来，张景岳是精通《易经》的人，中医里面有句话，叫"医易同源"，这个观点就是张景岳明确提出来的，其他人说得都含含糊糊的，张景岳小时候的国学功底厚啊，他深知阴阳互根的理论。中国古代哲学认为，阴阳是互相转化的，是互根的，一个方面的生发，是以另一个方面的发展为基础的，这是一个非常聪明的系统观，它很恰当地解释了矛盾对立双方的依存关系。所以在中医里，认为阳气不足，也会导致阴气不足，而阴气不足，也会导致阳气的不足。换成现在的话说就是，物质基础的不足，也一定会导致功能的不足，好比油灯里的油少了，那么火苗燃烧的时间也会变少。

所以，张景岳提出了一个中医里面的千古名句，这句话是学中医的人必须会的，就是"善补阳者，必于阴中求阳，则阳得阴助而生化无穷；善补阴者，必于阳中求阴，则阴得阳升而泉源不竭"。在临床中，你反复琢磨这句话，确实有提纲挈领的感觉，很是受益。

张景岳对熟地那是十分地看重，因为熟地"大补血衰，滋培肾水，填骨髓，益真阴。专补肾中元气，兼疗藏血之经"，而且张景岳认为熟地可以入脾经，滋养脾阴，所以是一味兼顾脾肾的药物，在这里，熟地可以补足脾肾之阴，使得阳气的生发有了物质基础。

干姜是味辛热的药物，可以温中散寒，起到止泻的作用，炒焦后尤其可以起到收敛的作用；吴茱萸温中下气，方子里只用了五六分，非常少，但是可以起到暖肝经的作用，因为中医认为这个泻是和肝经有关的；白术、山药和白扁豆都是补脾的，我们以前讲过了，对于脾不足的人，这些药非常好，很平和，可以自己磨粉，熬成糊喝；方子里的炙甘草是坐镇中州的，起到补脾胃的作用。

总的看来，这个方子有补脾胃的，有温中的，但是最高明的用法就是使用了熟地，起到了从阴转阳的作用，这是一个非常好的思路。

那么右归丸是怎么回事儿呢？我们现在药店里卖的这个药，是用来

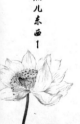

治疗什么的呢？原来，这是张景岳的《景岳全书》里的新方八阵中补阵里的方子，组成是：熟地、炒山药、炒山萸肉、枸杞子、鹿角胶、菟丝子、杜仲、当归、肉桂、制附子。

这个方子是根据金匮肾气丸打的底，张景岳觉得金匮肾气丸里有泻的成分，但是有的患者肾阳非常虚，根本就不用泻，所以他就把金匮肾气丸里面的茯苓、泽泻、丹皮三味泻药给去掉了，他说这样补的力量就专一了，然后加上了补的药物。

张景岳同志对这个方子很是推崇，因为中医认为肾阳在右，肾阴在左，所以张景岳给这个方子起名叫右归丸。而这个方子也成为了后世温补肾阳的经典方子，对于肾阳确实不足的人，这个方子的效果是非常好的。

这个右归丸对老年人肾阳虚引起的膝关节退行性病变（老化）、骨质疏松等证都有效果，对肾阳虚引起的阳痿、遗精也很有效果。对女同志的一些阳虚证也很有好处，很多妇科专家也经常用这个方子。我国的已故妇科大师罗元凯就极其推崇张景岳，甚至他的整个妇科理论都是从张景岳这里发展而来的。

但是我在临床应用的时候，发现这个方子也有个弱点，就是通的力量不够。一下子补进去以后，人体受不了，所谓"虚不受补"是也。所以有的患者反映服上以后腰开始痛了，这个时候我通常用桑枝 10 克、丝瓜络 10 克，这都是通络的药物，让患者熬水，然后用这个水来送服右归丸，就起到了补而不滞的作用了。

在治疗好了自己的酒泻以后，张景岳同志的心并没有完全安定下来，他在 49 岁的时候（公元 1612 年），又开始出去游走江湖了。

不知道江湖上到底有什么，让他魂牵梦绕的。

而这次在江湖上的一个经历，却让张景岳如梦初醒，从此放弃一切，钻研医术，并懂得了医道的真正含义，最终成为一代大家。

而在此之前，张景岳都把医术当做一个好玩的事情，懂很多，却没有细心钻研，更没有达到悲天悯人的至高境界。

那么，到底发生了什么呢？

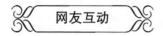

网友互动

dajiene 问：

罗兄说到了中医诊断学，正好我在自学北京中医药大学的《中医诊断学》，给人的感觉是，就是死记硬背。比如五色主病，我好容易记住了，然后观察旁边的人，却很难准确分辨出什么浮沉、清浊、微甚、散搏、泽夭，而且这样学诊断很空洞，好像离开了阴阳五行似的，罗兄能不能指点一下？

罗大伦答：

中医望、闻、问、切，望排第一，古人对中医的四诊做了概括："望而知之谓之神，闻而知之谓之圣，问而知之谓之工，切而知之谓之巧。"所以，望诊是中医最高的境界，给你讲一个我遇见的高人吧。

前几天遇到了一位高人，经过如下：那天我给一个患儿看病，患的是皮肤病，在四肢的肘窝处有湿疹，因为孩子脾胃弱，曾经服凉血解毒的中药半年左右，没有什么效果。我给用八珍糕加味调理脾胃，服药2个月后，现在胃口不错，湿疹很少发作。我上次听家长说孩子脾气急，于是我今天给开了方子，疏理肝气，并开始治疗残余湿疹。

这是下午两点的事儿，两点半时，在同一地点我约了望诊大师王老师聊事情，正好遇见，我就对孩子说，来，让王爷爷看看怎么样？

结果让我吃惊的事情发生了，王老师让孩子（七八岁）坐下，看了孩子的脸几秒钟（准确地说应该在3秒左右），就说："这孩子，病了好几年了，脾气很急，容易发火啊，体内的湿气也太大了。"

我目瞪口呆，这些都是我费了半天力气得来的诊断信息，人家在三秒钟内搞定，而且只是通过望了一眼，佩服啊！

然后，我把我的治病思路和王老师讲了，他认为这个思路是正确的。

以前没见过王老师诊病，这次开眼了，看来中医学问深如海啊！以后一定多多向王老师学习。我也是学诊断的，望诊也很熟悉，中医的

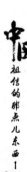

"望而知之谓之神"的绝技，现在很少有人有了，那天算是看到了，才知道真有人到达了这个境界啊，敬服！打算让王老师好好给我点拨一下。

罗大伦：

这两天忙着和望诊大师王老沟通，昨天再次见识了他的功力。他来北京电视台商量讲座内容，面对众多编导，我让他看看大家的情况。他眼睛凝神看了一下诸人，然后挨个指出病症。他叮嘱某个小伙子以后千万不要喝酒，并问："你是哪里人？"小伙子说是东北人，王老说明白了，说这个小伙子胃热，小肠有热。我事后问小伙子，原来他每天吃饭都要喝一瓶啤酒（我以前都不知道）；然后王老说某个女孩子月经不调，痛经，那个女孩子连连点头，后来一再问王老如何治疗；王老又说某个女孩子肝气不舒，胃痛，别人都大吃一惊，说她特活泼啊，结果女孩子开始涨红了脸自己点头，说她就是心思特重，别人可能都不知道，而且自己的胃确实在痛。所有的这一切，都是在一望之下判断出的，看每个人的时间不超过三秒，这些人就生活在我的身边，我都了解得不准确，可见境界确有高下之分。现在明白什么叫"望而知之谓之神"了！

王老不出诊，我问他为什么，他说要集中精力把这些古人的不传之秘整理出来，写成书，传下去，让所有的医生都会，大家去治病，这样比自己多治疗几个患者要有意义。

其实，王老是中医世家，他的本领是在以前临床中锻炼出来的。以王老的功力，现在出诊，绝对是患者如云的，但是他的想法确实让人佩服。

昨天我看了他写的资料，其实很多内容在中医诊断学里都有，只不过以前不大相信这些就可以作为诊断依据，现在发现，还真都是有用的。

王老告诉我说：张景岳、徐灵胎等都是色诊的高手，他们都留下了详细的面部色诊图谱，我当时就在想，张景岳、徐灵胎等人，其实一看患者，大概的病就知道了，所以才诊病如神啊。

这几天自己要好好地悟一下。

混沌之后：

追了这个帖子这么久，学了不少东西。尤其读了张景岳治吴参军的医案，颇受启发，最明显的就是我歪打正着，居然把老公的咳嗽治好了。原来一直以为老公得的是热证，仔细看过舌象和询问症状，才发现是寒证。喝了一天的桂圆红枣枸杞水就明显见效，再多喝几天就基本好了。

采纳了网友冲虚子的意见，让他多摩擦后腰，有时间出来晒晒背，每天在空调房待得身体一团寒气。

老公看我一本正经地给他忙活，还笑话我："别以为在网上看几篇帖子就是半仙儿了。"不过咱不跟他计较，呵呵。

冲虚子：

不用摩擦，手搓热了扶着两腰就可以了，坐着、睡着、走动都可以做，脚心发烫了，就是水火相济的开始，自然呼吸，两腰有点火烧的感觉即可，这样气血自动顺经脉导至脚，身体也就上下通畅了。清气上扬，浊气下沉，一切自然而然。

afreegull_hunan 问：

罗老师，您好！看了您的帖子，深感中医的博大精深，远超吾辈所想。我也身患一疾，深为头疼，我将症状跟您讲一下，您看能用中医治否：我今年30岁，4年前的夏天，因为房间空调对着我的左腿吹了一个月时间，那年冬天，我就感觉到我的左腿膝关节里面有点酸冷的感觉，从此以后，只要温度转冷，左腿膝关节就有点酸，在空调房里或冬天非常明显，只有戴上护膝让温度升高才感觉正常，我去看了西医，拍片也看不出原因。虽然现在年纪不大，没什么明显副作用，但我担心年老之后会加重，请问如何医治。我应属于火体，容易出汗，冬天只要稍微运动，身体就发热。望罗老师百忙之中释疑，不胜感激！

罗大伦答：

朋友，容易出汗未必就是火体，出汗很多时候是自己身体卫气不足的表现。我觉得您的发病原因其实很清楚了，是因为一次寒邪的入侵导致的，显然是有寒邪留滞于经络。如果是在戴上护膝后才能缓解，那说明情况还是很严重的。你可以用散寒祛风的方法把寒邪驱散出去，否则

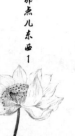

日后必然为患，你可以到附近找个医生，根据体质开出方子。

我在这里可以告诉你一个小方法，你可以去药店买这个方子：透骨草30克、伸筋草30克、桂枝10克，每日一服，熬水，然后用药汁来泡脚，最好用热毛巾蘸药汁也热敷左边的膝盖。这个方法可以坚持一段时间，我给一些患者用过，效果还不错，你可以试试，不知回答是否满意？

诗画书三绝问：

常年坚持吃梨对消渴（糖尿病）真有治疗作用吗？这个偏方是我从介绍叶天士的一篇文章中看到的。偏方是否也是因人而异？

罗大伦答：

应该是因人而异的，如果是虚寒型的患者，就不大适合这样的偏方了。而且古代的消渴不一定是糖尿病，这两者的概念有一定的交叉，但是不完全重合。

在现在的糖尿病患者中，刚刚患病的时候，有些患者会出现消渴的症状，比如口渴，中医叫上消；有的特别能吃，叫中消；有的是小便特多，这叫下消。但是很多患者过了一段时间，这些症状就消失了，但是糖尿病却更重了，有的患者干脆就没有经过这三消的阶段，所以两者不是完全一样的。

糖尿病现在很多中医认为需要清热滋阴，但是，中医讲究的是根据患者的具体情况来分析，有的患者根本就不是阴虚，因此也不能用这个滋阴的方子来硬套。在古代，很多中医就观察到，消渴病很多是肾阳虚，因此就用金匮肾气丸来治疗，这从张仲景的时代就开始了。张仲景最初设立这个方子就是为消渴准备的，"男子消渴，小便反多，以饮一斗，小便一斗，肾气丸主之"（《金匮要略》），这个肾气丸，就是我们现在药店里的桂附地黄丸，古代又叫八味丸和金匮肾气丸，这是治疗糖尿病在消渴阶段的一个思路，大家一定要知道。

随便举个例子，我前两天治疗过一个患者，是在药店工作的，男士，50多岁了，糖尿病，血压高。起初他并不是找我看病，只是偶尔聊天，我见他面色黧黑，尤其是在眼眶周围，同时人很胖，我就说："你伸出舌头来看看。"伸出舌头一看，只见他的舌体淡白，舌苔薄，满布于舌体，我就对他说："你可要注意血糖了，现在身体必须调理，否则要后悔啊。"他大吃一惊，很不好意思地说，他就是糖尿病，尿多，尤其是夜尿特别多。本来只是聊聊天，我也只是说说而已，但是他马上就要让我开方子，他说已经经过很多治疗了，中药也吃了很多，滋阴清热的，都没有效果。

这就是问题了，现在很多医生用方来套病，这个患者一派阳虚之象，为什么还要滋阴降火呢？这是违背了中医的辨证论治的原则啊。

当时我就开玩笑，我说你这药店有的是药啊，我随便给你挑一个服用吧，就指着旁边的金匮肾气丸，告诉他："这个药，你就坚持吃吧，等下次我来时再看看。"

后来，等我两个星期以后再去的时候，他非常高兴地走过来，向我说："这药真管事儿，现在夜尿几乎消失了，身体的状态也好多了，原来手都是黑的，现在黑色已经退去了。"再看他的脸，颜色也开始恢复了。他自己说，血糖现在也控制得非常好了。

最后，他还由衷地感慨："中药真管事儿！"

我接着说："中药是管事儿，但是一定要对症！"

子木在人间问：

罗老师，各位高人，当我敲下这几个字的时候已经不能控制自己的眼泪了……

这一个月来，每天打开这个帖子我都会看到泪流满面无法继续看下去为止。名医们绝立于世的高贵人格，罗老师文字背后振中医、兴中华的良苦之心，肝兄、杏虎与无数用自己的实际行动帮助我们涤清思路、答疑解惑的好大夫们的真心诚意，让我这样一个一心愿助世人却不得其门的中国人既感动又羞愧。但是，各位老师们，请你们相信，你们的努力教育着、感动着无数中国人，这种感动一定会成为我们内心的力量。至少我，王子木，已经在心中许下了一个承诺，谢谢你们。

这个帖子之所以会如此撞击我的心灵，是因为我第一次真实地感到自己的无助，第一次感受到这种无助带来的巨大痛苦。

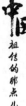

　　我的父亲在我生命里就像太阳一样永远温暖着我，他在去年被诊断患有 MDS（Myelodysplastic syndrome），也就是骨髓增生异常综合征。我的父亲才 54 岁，在这次之前他连针都没有打过，各种体育运动连二十多岁的小伙子都不是他的对手，可现在，父亲连上二楼都需要休息，连 5 斤的重物都提不起——我看着父亲，看着他苍白的脸庞，听着他总是那么温柔的声音，我真的不敢相信我的太阳就要逝去了。我是独女，我的父亲给了我一个父亲能给的一切，可现在，我能够为他做什么？

　　看着一天一天虚弱下去的父亲，我强挤着笑，心如刀割地听着他一次又一次地对我说："没事了，就要好了，输这次血就好了……"日子一天天过去，那种无助和无奈已经浸到我的骨头里，我无数次地询问苍天，为什么，为什么要让我承受这样的痛苦，为什么让我眼睁睁地看着我最最爱的父亲一天天消耗那已所剩无几的元气。终于在有一天夜里，我跪在窗前，第一次，我开始乞求神灵，乞求命运的怜悯。我以前也跪求过佛祖，但都只是膝盖着地的形式，这一次，我把自己的心奉献了出来。

　　各位老师，请原谅我打扰这篇著作的进程，更请体谅我为人儿女的心情，我知道治疗 MDS 目前没有明确的特效药，但是这里高人辈出，我祈祷能够得到尽量延续我父亲生命的指引，您的恩德，王子木终身不忘。

　　各位老师，王子木用生命等待您的帮助。

罗大伦答：

　　朋友，你父亲的这个病的确棘手，但是不要太担心，只要找对治疗方向，是可以很好地恢复体质的。你回国以后，我建议你去北京中日友好医院，找梁贻俊教授看看。她一直致力于血液肿瘤病的中医治疗，她是地道的中医，是当年北京名医宗维新的弟子，对骨髓增生异常她有过成功的治疗病例。

　　此病的治疗一般中医有个误区，就是看到血色素低，看到病人虚弱，就用大补，殊不知"大实有羸状"，实际上应该是有热毒潜藏于骨髓，实际中医的温病辨证应该是卫气营血髓，并不是简单的卫气营血，因此还要使用一些活血散血的药物，把邪毒透发出来。

　　以前北京中医药大学的赵绍琴教授就是此观点，他治疗血液病比如白血病效果就很好，但是由于他治疗肾病效果更好，所以最后就全天治疗肾病了，但是我知道他有治疗成功的白血病患者。

梁教授也是这个观点，必要时她经常开些解毒的药物，以配合补药。

你可以在网络上检索一下梁贻俊教授。

你的一片孝心令人感动。网上有人指责你惊慌失措，将绝望的情绪传给了自己的父亲，不过，我觉得你没有错误，我们都是父母所养，父母生病，当然会悲哀，你已经把自己的情绪控制得很好了，大家尽力吧。

有很多患者家属问我，信仰到底有没有用，我一概回答：有用！因为人在有了重病以后，单纯依靠自己的精神力量是很难坚持的，那得多有毅力的人啊，那得是贝多芬那样的人，奋起和命运抗击。一般人都悲哀莫名，可是信仰告诉你这些不算什么，这样想开了，很多人就放下了精神压力，我见过很多这样的例子，最后人的精神状态很好，这对患者的恢复是很有作用的，甚至有时起到至关重要的作用。

wyhwylwybwyy 问：

我父亲有支气管扩张。经西医治疗后，每天咳嗽白痰，即使是夏天他也是四肢冷，夜里容易失眠，不易入睡。白天却很嗜睡，我看了一点资料，给他买了右归丸，开始吃那几天说睡得很好，后来有点上火，便停了，我再叫他吃，却说没效果了，是怎么回事呢？是否这药要一种类似"药引子"的服法呢？

请教各位老师，不胜感激！

冲虚子答：

这是寒气太重了的缘故。晚上寒气转重就加重了体内的寒，水火不能相济当然睡不好。白天阳气上来了，身体能够达到平衡，所以人反而容易睡。

建议：

1. 白天多晒太阳，在阳光下多散步，最好出点汗，不过要注意不要吹风，防止寒气加深。最好能在中午大太阳下晒背，背属阳，而且背上有各脏腑的反射穴位。多晒背有助于提升阳气。

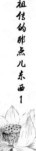

164

2.冬天来了，用黄酒放姜丝热了喝，最好睡前喝，量要适当。

3.平时可以多用两手扶后腰，意念两腰有两团烈火。半小时即可。

4.晚上睡前，泡热水脚，水要到膝。上床后用两手枕在腰后，一边一只手，手背贴腰，意念是有地下之气穿手心进入两肾，想一下即可，时间十五分钟。

以上方法简单，但是要坚持做，否则效果不明显。

（二）

领悟医道的秘密

在人一生的成长过程中，有的时候，一次遭遇、一段谈话，可能就让你茅塞顿开，从此人生步入新的阶段。古代的大书法家董其昌，就是科举考试的时候被考官批注说字体太难看，并因此落榜了，而自己的侄子却金榜高中，这件事情让他很受刺激，从此苦练书法，终成一代大家；俄国的大文豪列夫·托尔斯泰本来是个浪荡公子，到了三十几岁的时候，有天听到了别人评价自己的话，翻然醒悟，从此开始苦学写作，终于写出了《战争与和平》等巨著。您瞧瞧，有的时候，这人还真得受点儿刺激，这才有利于成长啊。

我们的张景岳同志此时还不知道一段这样的经历正在等待着他，他正在意气风发地踏上遨游江湖的道路。

让我们来看看此时的张景岳吧，他已经有一定的医术了，治病的效果也还算可以，他的学问底子也不错，天文地理什么都懂，可他的问题就是没有人生的方向，自己将来要干什么呢？自己要成为一个什么样的人呢？自个儿心里也没有多大的谱儿。

所以他才会在 49 岁的时候还到处溜达，到江湖上去转转。

但是我估计张景岳的游历也是有一定目的的，那就是寻访高人，和同道探讨问题。

当时的天气一定很好，张景岳心情舒畅地向东走去，一路风景迷人，张景岳也不禁感慨，还是旅游好啊！

然后，奇遇就发生了。在"东藩之野"，张景岳遇到了一位"异人"。这个"东藩之野"各位不要以为是指荒郊野地，它的大意是指在民间。我估计就是在一个什么村子里或者是胡同里，碰到了这么一个老人，两个人这么一搭话，还都是同行，于是就用行话套上了。

老人："怎么着？也是医行里的人？"

张景岳："好眼力！我还真是搞医的。"（怎么样？有点儿像武侠的意思吧？）

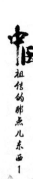

老人："学医很难啊，你一定要慎重啊！"

张景岳："您算是说着了，'医虽小道'，可是也关系到人的性命，我哪敢不慎重呢？"

老人听完，勃然大怒（果然是异人啊，脾气都大），马上大声斥责张景岳："谁把你介绍来的啊！早知道这样，我就不见你了，你简直是一点都不了解'医'这个字啊！去，去，赶快把你拿的那两盒月饼拿走，别在这儿耽误工夫了！"

张景岳晕了，心想：老大，不会吧，这么不给面子？嘴上还得招呼着："息怒，息怒，在下哪里得罪了？还望指点一二。"

老人余怒未消，喘着气说："医虽小道？你既然说这是性命攸关的事情，为什么会是'小道'呢？你这种认识肤浅到了何种地步！"

张景岳一听，有点傻了，原来是自己的话有漏洞（看来江湖真的很难混啊），于是就接着请教："先生您还得再给深入地指点一下。"

老人接着说："人的生命是最宝贵的啊，有了性命，才有三教、五伦，才有我们赖以生存的社会，所以我们说医药是生命的守护者啊。可是，医药的道理太深奥了，里面的学问那可大了去了，所以你没有过人的智慧，我劝你都甭来学，犯不上难为自个儿啊。而且，你还必须善于判断事物，善于找到问题的中心点，如果不这样，你很快就会被复杂的情况给搞晕了，回头北都找不着了，还给人瞧什么病啊！"

张景岳听着，大为吃惊。

老人接着说："所以说一个人如果懂了医药的道理，那么安定社会的道理也就懂了，社会兴亡的道理也就懂了，打仗掐架进退的道理也就懂了，生死出入的道理也就懂了。"

张景岳听得也很入神，就问："那怎么才能达到这个地步呢？"

老人说："怎么达到？我就给你说两句吧，好好记着。我们学医，不是仅仅学习医学那些知识就完了，你应该知道，儒家是要让人修心的，要把自己的心修到至诚的境界，这是儒家的自我修养的方法啊；还有佛教，人家是讲究反省自己，有没有造过什么业障，如果有就要悔悟，还要持戒，这是干吗？人家这也是修自己的心啊，要达到大慈大悲的境界。你觉得做个好的医生容易吗？一个好的医生，要同时用儒家和佛家的方法来修炼自己的心！要使自己的心精诚专一，全身心地为了患者！只有达到了这个境界，那才可能成为一个好的医生啊！这才是医道啊！你想知道医道在哪里？医道就在提高自己精神境界的过程中啊！"

老人接着说："你还说医是小道，怎么能这么说医学呢？这是多么重要的事情啊，一点都马虎不得，一丝错误都不容许你犯，'医道难矣，医道大矣，是诚神圣之首传，民命之先务矣'！你（他一指张景岳，张景岳立刻一激灵）不要觉得医道就是那些草药什么的事情，这样的理解太浅薄了！你一定要提高自己的精神境界，将学问融会贯通起来（必期进于精神相贯之区），领悟到医药和这个世界各种学问的关系，用你的全身心去领悟医学的道理，然后达到对医学知识心领神会的境地，只有这样，你才会真正明白医道的奥秘啊！你就好好地努力吧（斯于斯道也，其庶乎为有得矣，子其勉之）！"

张景岳当时听了这番话，惭愧得汗流浃背，感觉自己的境界怎么这么低呢？

回来以后，张景岳自己说，他"惶惶者数月"，就是心里很不安了好几个月。从他记载的这个细节上我们可以看出，张景岳的心灵确实受到了很大的触动，他突然意识到自己以前的思想是错误的，医学的大门向自己打开这么久了，自己却还在迷迷糊糊地混日子，要不是这位高人的点醒，自己还自鸣得意："医虽小道"，可是我掌握了不少——很是自得啊！

可现在再看看自己，修养差得太远了，在登上医学顶峰的路途上，自个儿那简直还是在半山腰啊。

后来，张景岳在写那部巨著《景岳全书》的时候，是按照"人、道、须、从、性、理、明、心、必、贯、天、人、谟、烈、圣、贤、大、德、图、书、字、宙、长、春"二十四个字来分集的，他把前面的这位异人的训话故事写进了"道"这一集中，我们现在可以看到了。

张景岳经历了这件事情以后，有了一种豁然开朗的感觉。他终于看到了医学的至高境界是什么样的，同时，他也知道了自己的不足在哪里。于是，他摒去一切杂念，从此专心致力于医学。

一个人，真的想做好一件事情，必须要抛弃一切乱七八糟的杂事儿，只有用心精诚，才能做到最好。

各位读者都是处于人生的上升期的人（我估计没有七十几岁的老爷子来看我的帖子），所以上面的这些文字大家可以细心领会，各个行业里都是如此。

我们的张景岳本来学的东西就多，各门学问都略知一二，现在他再这么一努力，思想境界获得了极大的提升，结果您一想就知道了，他的医学水平那是突飞猛进啊。

终成一代名医

有的时候，你的学问到了，可是境界没有上来，所以总是觉得不能融会贯通。等到突然在境界上有了突破，一下子将学问都融通了，那你就达到了一种"自由境界"，各门学问都开始联系在一起了。以前对各种病的认知可能都是模模糊糊的，现在来龙去脉，各个病之间的联系，哪里是根结，就一清二楚了。

比如说现在的张景岳吧，就达到了这个境界。

这天，有位叫王蓬雀的同志来请张景岳看病，这位小同志才30岁出头，患了咽喉病十几天了。

张景岳来到了蓬雀同志的家，刚看到这位同志的时候，也愣了一下，为什么呢？您看这哪儿是一般的咽喉炎啊（中医叫喉痹），这位整个的脸都肿了，脖子也变粗了，喘气很急，声音也哑了，喉咙里都肿了，连喝水都费劲。嘴里还起了口疮（口腔溃疡），这份儿疼啊，简直无法忍受。这位蓬雀同志疼到了什么地步呢？他需要用一个丫鬟来靠着后背，不能躺下睡觉已经几天了（看来这位蓬雀同志家里是有点钱，只是不知道这位丫鬟是否睡觉，估计得几位轮班来）。

张景岳看了，也觉得很严重，于是就开始诊脉。手一搭脉，张景岳就知道了，这位是个虚证啊。因为他的脉那是又细又数，微弱得厉害。以前好多中医都认为数脉就是热，但张景岳同志重新把张仲景的脉法又给整理出来了，他说这人如果虚弱得厉害的时候，元气大虚，这脉也是数的啊，各位需要识别啊。这就是人家张景岳提出来的。

再问这位蓬雀同志什么问题，他的声音简直轻微得像不能发声（声微似不能振者），张景岳又忍不住问了一下："你这些天都服用了什么药物啊？"

丫鬟赶快把其他医生开的方子拿了过来，张景岳一看，都是黄芩、黄连、栀子、黄柏之类的苦寒药物。

张景岳明白了，这个患者本来体质是阴虚，结果病了以后用的都是苦寒之药，这就使得下焦更凉了，肾经里寒冷得像冰窟一样，阳气飞腾，跑到了上焦来了。

这个病，如果再稍微晚一些，或者再继续服用苦寒之药，就要出问题了。

于是，张景岳马上给患者开了镇阴煎，熬好药后，用冷水冷却一下，然后让患者喝下去。

这个镇阴煎是什么方子呢？它是张景岳创立的方子，放在新方八阵的热阵中，方子的组成是：熟地、牛膝、炙甘草、泽泻、肉桂、制附子。

这个方子里面的熟地用得很多，张景岳说要一到二两，这分量现在看可能很大，但是这是经验，这种情况熟地就是要大量地用，几十克是正常的。熟地这味药在这里我给大家讲讲。

实际上，熟地和生地是一个药材，都是地黄，这是中医使用的最早的药材之一。早在汉代张仲景等人就用了。生地黄可以起到滋阴、凉血的作用。如果把生地黄给蒸熟了，就变成了熟地了。具体的蒸法也非常复杂，是要先把生地黄放入锅里，洒上酒，然后蒸，蒸完了，拿出来，放在太阳下暴晒，然后再重新拿回去蒸，再暴晒，这样一共重复九次，做成的就是熟地了。所以各位看清朝时候的医案，好多江南的医家开方子都是"九蒸熟地"、"九制熟地"的，就是说要炮制得法。

您该问了，有必要这么麻烦吗？其实这都是古人总结出来的方法，现在通过分析，发现炮制前后的地黄中有效成分的含量明显不同，可见古人是通过经验与效果来改进这些工艺的。

那么熟地这味药有什么好处呢？原来，它是补精生血的。各位记住了，在补血的方子里，我们都可以用到熟地，比如著名的四物汤，那就是熟地加上白芍、川芎、当归啊；又比如六味地黄丸，那主要的药物也是熟地啊。熟地这味药有个特性，虽然它主要是滋养肾精的，但是它和什么经的药配，就可以补什么经，比如，熟地配合白芍使用，就可以兼补肝经的阴血；和柏子仁配合使用，就可以滋补心经阴血；配合龙眼肉，就滋补脾经的阴血。

由于熟地是补血的，如果和一些祛除外邪的药物一起用，就可以在把外邪祛除以后，立刻由阴血来补足。比如在著名的阳和汤里，熟地是和麻黄一起用的，在麻黄把邪气散出后，由熟地来填补正虚的情况，这个方子对治疗寒性的闭塞性脉管炎、阴疽、慢性骨髓炎等效果都非常好。

其实生地和熟地都对风湿有驱除的作用，有的老中医就用生地七八十克，配合一点附子麻黄等热药，治疗风湿，效果非常理想。

张景岳是古今医家里面对熟地的应用最有心得的，经常随症使用，疗效非常的好，所以后人送外号"张熟地"。

在这个方子里面，张景岳使用熟地的量达 60 克，目的是赶快把患者的肾阴给补回来。他认为患者的咽喉肿痛都是因为肾阴虚，导致肾中阳气无所守，本来人家肾中的阴阳是抱在一起的，现在阴没了，阳当然也就飞了。阳气向哪里飞呢？是向上飞，所以就出现了咽喉部位的肿痛。这个道理看似玄妙，但是在临床中我们经常会见到这样的患者，这种患者什么六神丸、牛黄解毒丸吃了很多，越吃越重，反复地发作，有的几乎治疗了几年。当然，不都是咽喉肿痛，还有口腔溃疡，多少年都不好，其中就有这样的。

方子里还用了牛膝。牛膝是味补肝肾、强筋骨的药，药性是往下走的，所以如果下焦有虚弱之证，尤其是下肢，那么用了牛膝的效果就更好了。牛膝有怀牛膝和川牛膝之分，怀牛膝的滋补作用强，川牛膝的化瘀通络作用强，张景岳这里应该用的是怀牛膝。

方子里的炙甘草有通血脉的作用，同时甘草可以利咽消肿。

泽泻是泻肾经的水湿的。张景岳把熟地和泽泻一起用，这用的是金匮肾气丸的思路，使得熟地补肾却不增加水湿。方子里的附子和肉桂都是补肾阳的，用的量都不大，就一二钱，这是稍微地补点阳气。您该问了，上面都肿这么厉害了，还补阳？其实这就叫"引火归原"，这是中医理论的妙处，尤其是肉桂，用了以后，就能够把上焦的虚火给引下来，这是屡试屡效的方法。

这个方子张景岳是用来治疗吐血的，就是那种阴虚、阳气飞散导致的吐血，这种吐血经常是来势凶猛，非常骇人。同时还治疗阴虚导致的喉痹。但是在治疗喉痹的时候，要把药放冷了再服用，这叫"暗度陈仓"服药法，这么服药不至于引起上焦的难受。

这个方子的灵感其实来源于金匮肾气丸，但是熟地的用量大了，所以治疗的病症就改变了。这个用法后来被晚些年的傅青主学去了，傅青主就创立了"引火汤"，和这个思路是一样的。现在我们理清楚了，中医理论就是这么一代代传递的，各有来源（现在的李可老中医就特别擅长用这个方法，据他说很多五官科的疾病都是这个证型的，只是大家不会识别而已，所以久治不愈）。

这个方法我经常用，对于此种证型的口腔溃疡、咽喉炎疗效非常好，一般三服药基本恢复，但是要看清舌象，舌质一定是红的，如果舌质白，还有另外的方法。

我们把话题说回来，再看看这位蓬雀同志，他把凉的药，慢慢地喝下去了一服，然后就睡着了。等到第二天起来，惊奇地发现自个儿的脑袋变小了（原来是肿着的），而且，尤其令人惊喜的是，居然咽喉全都好了（"过宿而头项肿痛尽消如失"，看看，效果就是这么的快）。

当张景岳来复诊时，居然不认识眼前的这个人了，因为在张景岳昨天的记忆中，这位的脑袋个儿特大，非常的"威严"（这个词张景岳用得很搞笑），今天出现的是一个面容清瘦的书生，大家伙儿一介绍，张景岳才知道这位就是患者。

于是，张景岳就又开了调补气血的药物五福饮（这也是张景岳创立的方子，是新方八阵里补阵的，主要成分是人参、熟地、当归、白术、炙甘草），这个病就痊愈了。

一开始的时候，所有的人都怀疑，这位张景岳治病的路子怎么和大家不一样啊，治疗咽喉肿痛不用消炎药，倒用起补药来了，能行吗？

现在服了，十多天的病，那么重，人家一晚上就给治疗好了，真是高人啊！大家一起竖起大拇指——佩服！

这位蓬雀同志本来都觉得自己要死了，没想到一夜之间病全好了，他非常感谢张景岳对自己的恩情，从此两人成为莫逆之交。

说实话，我写到这里的时候，也是打心眼里佩服张景岳，他从《易经》的理论出发，深刻地领悟了人体阴阳的关系，开创了这个治疗方法，那真是功德无量啊。我临床用过，深深地知道这个方法的价值，但是非常遗憾，后世清代的温病学家对张景岳诋毁得很厉害，结果现在很少有人看张景岳的书了，这些方法知道的人也不多。大家都用清热解毒的方法来治疗这些病，导致那么多的咽喉炎、口腔溃疡患者久治不愈，有的十几年都生活在痛苦中，很是遗憾啊。

天下之病何其多

再讲个镇阴煎的医案。

这是一位少年，估计是刚结婚，性生活多了些。张景岳说，有的人身体本来就弱，如果房事多了，很容易损伤了肾精，也就是肾阴伤了。这样，肾中剩下的那点儿阳气无所依托，就很容易飘浮到上焦，形成热证，但是下面是寒冷的。张景岳说此时要诊患者的脉，这种脉一定是细微的，或者脉是浮的，但是一按，非常的空。

这位少年本来患的是外感伤寒，患了七天以后，突然就开始鼻子出血了。一开始大家还以为这是病要好了呢，因为张仲景说过，外感病中鼻子出血和身上出汗是一样的，都是邪气外出的途径，民间也有这种说法，说感冒了，鼻子出血就是要好了。但是这位的反应显然和大家想的都不一样，他的血是从鼻子里不断地流出，从早晨辰时开始，到了下午的申时，患者的家属反映流了有一升的血！

这是一个很恐怖的场景，血就那么滴滴答答地流着，愣没人能止住。此时再看这位少年，已经是奄奄一息了。

当张景岳被请来的时候，患者的身体已经冰冷了，眼睛也已经直了，这血还往桶里滴呢，张景岳立刻给他诊脉。

当时的情景很乱，患者的父母还在身边号啕大哭，这都给张景岳的诊断带来了很大的干扰。

但是，张景岳是诊断高手，他的手一搭脉，就马上判断出，这位是个虚阳浮越的上热下寒证。

他马上给患者开了镇阴煎，方子我们前面说过了，是重用熟地，然后用少量的肉桂等药引火归原。其思路就是把肾中的肾阴补足，这样使得阳气有所依托，然后再引火归原。

患者家属马上就按照张景岳的方子给这个少年服药，结果，一服药以后，鼻子里的血就不出了，身上也开始感觉温暖。然后张景岳再根据这个少年的身体情况调理了一下，这个病就痊愈了。

这是张景岳第一次治疗这种鼻腔出血，从那以后，凡是碰到这个症候的，张景岳全是这么治疗的，屡试不爽，疗效显著。张景岳自己也颇感自豪，他说这虽然是金匮肾气丸的思路，但是，这个镇阴煎对这种病症的疗效要迅速很多啊。

再说个吐血的患者。其实这个吐血从现代医学来看，病因挺复杂的，上消化道出血，呼吸系统出血，都会从嘴里吐出来。有的上消化道出血很危急，下了胃镜下去，喷射的血液都把视野给挡住了，根本就查不出哪里出血了。当然，古代没有胃镜，更是无法知道哪里出了问题，所以只能根据身体的整体表现来分析，然后确认出血的根本原因，进行调理。

这不，张景岳就遇到了这么一位，他姓倪，是个孝廉。这位老倪同志都四十多岁了，为了生活，还经常给报纸写点文章，给广告公司写点保健品的宣传文案什么的，赚点儿稿费，所以熬夜在灯下奋笔疾书那是经常的事儿。中医说啊，思虑伤脾，所以这位的脾经就不那么的强健，一过分劳累了，就会吐血。每次碰到这种情况，他都会来找张景岳，张景岳也就随症治疗，每次恢复得都还很快。

这一年的夏天要结束的时候，老倪同志手头的活多了点儿，连着几天都熬了夜，白天还要出去应酬，"连日交际"（提示中文系的同学，"交际"这个词看来明朝就出现了），结果坏了，又开始吐血了，不但上面吐，下面还泄血（这里没有说明颜色，如果是胃出血，便出来的应该是

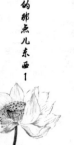

板油样的黑色），吐出来的血每次有手掌那么大一摊，或者是红色的，或者是紫色的，很是吓人。

老倪同志这下开始担心了，才想通，拼老命赚这么多钱干吗啊，还是身体健康重要啊，于是就赶快找人去请张景岳。可是恰巧，张景岳到别的地方出诊去了，没办法，就请了另一位比较有名气的医生。

这位医生来了以后，一看日子，这是夏天啊，夏天属火，正是火气当令，而你又是操心上火患的病，这两股火加在一起，不吐血才怪呢！

于是就开了清火的药：犀角、地黄、童便、知母等，这里面的药物我们大家都熟悉了，以前的各位医家也经常用。但是，中医就是有这么个特点，就是这些药，你用对了就治病，用不对就耽误事。

显然这位医生就没有用对，这些药老倪同志服用了两服，结果吐血吐得更厉害了，而且体力开始明显衰竭，脉搏跳动得也更快了。这下可把医生吓坏了，说："这脉搏跳动得这么快，你的体内该有多大的热啊（这位一直认为脉数为热来着），这么生猛的药我都用上了，居然还控制不住，唉，可叹啊，不可为矣。"在过去，医生一说"不可为"，就是这个病无法救治了。

这下老倪同志的儿子无比惶恐，于是赶快又来到张景岳的家里，正好张景岳回来了，于是就一起来到了老倪家。

张景岳一看，此时确实是病情危重了，一般的医生，这个时候就不能出手了，因为如果患者死在自己的手上，对自己声誉的影响是非常大的。但是病人情况危急，再不治疗恐怕就回天无力了。张景岳毫不犹豫，立刻给病人看病。他诊完脉，就给患者开了人参、熟地、干姜、甘草四味药，而且量特别大，让患者家属熬好，并喂病人喝了下去。

当时正好旁边有个医生，看到这个方子后，吓得捂住了嘴，心想：这张景岳葫芦里到底卖的什么药？病人体内火气旺，你还开这么多温补之药，好，我就来看看热闹吧，看你一会儿怎么收场。

这服药第一次喝下去后，患者没有什么反应，第二次喝以后，往上呕的劲头就小了。接着张景岳又在方子里加入了附子、炮姜各二钱，用了人参、熟地各一两，白术用了四钱、炙甘草一钱、茯苓二钱，黄昏的时候服的药，服完以后，患者竟然开始睡觉了，一直睡到四鼓时分。醒后又喝了一次药，这个时候，血就不吐了，于是张景岳就又开了很多的温补药，调理了十多天，这位老倪同志算是彻底地好了。

那位本想看张景岳出洋相的医生越看越吃惊，看到患者最后居然好了，终于心服口服，钦佩之情，溢于言表。他对张景岳说："如果你不在这里，老倪一定会被童便、知母、犀角等药给害得丧命的，不过您可得给我说说，先前的医生诊断开方，为何无法治愈？为什么这个病用温热药却能好呢？"

张景岳说："他是按照火症来治疗的，可是，你要把病情诊断清楚啊，病人他不是火症，他是因为脾虚，气不足了，导致的气不摄血（中医认为血液是在气的统摄下运行的，气不摄血则血就妄行），如果再用寒凉，那么必然伤了脾阳，这就会导致病情恶化啊，所以，我们一定要学好中医诊断学啊，同志！"

看到这里，有的朋友该有疑惑了，怎么翻来覆去就是这几味药，什么犀角、附子的，为什么这位用了就救人，那位用了就害人。看来这药是没有对错的，药就是药，是用药的人医术有高低，可是这里的区别到底是什么呢？

是啊，我们看了这么多的医案，用的药无非就是两大类，温药和凉药，用药的味数也就是那么多，还没超过几十味呢，为什么会出现那么多的错误判断呢？

原来，问题就出在诊断的水平高低上。

那么，张景岳到底有什么诊断秘诀呢？他对中医诊断学到底有什么贡献呢？我们下面接着说。

诊断的秘诀

要说张景岳为什么对中医诊断学有那么大的贡献，还真得从人家的知识结构谈起。一般人学治病，也就是跟着别人跑，别人说怎么治病就怎么跟着学，不会思考，不会创新。可患者的病情变化万千，千篇一律、不能与时俱进的治疗方法又怎么能跟上变化的速度呢？

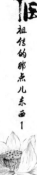

但是张景岳不同啊，人家的国学基础好（小时候的补习班报得多），尤其是《易经》学得好。《易经》是什么？方法论啊！各位千万别以为《易经》是拿来算命的，这可就太小瞧它了，它其实是叙述方法论的，是叙述如何处理事物之间的关系的。尤其可贵的是，它论述的那是动态中事物的关系、自己的处理方法等，那是古人的大智慧啊。一个人如果能够把《易经》领会好了，那这个人做事一定是十分成熟的，问题的要害在哪里，自己什么时候行动，都会有一个清晰的思路（顺便说一句，如果真的领会了，那么此人在单位里一定如鱼得水）。

张景岳除了《易经》，还十分精通天文地理，而且，他的生活经历也很丰富，尤其是战争中的经历，更让他知道如何分析问题，如何找到问题的关键。各位，这种能力那可是在瞬息万变的战场上得来的啊，那种刺激的强度估计我们是想象不出来的。

所以，张景岳分析病情，就跟分析战场一样，那是十分清晰明了的，什么是主要矛盾，什么是次要矛盾，对方的主将在哪里，如何一剑将其击毙，这都是他擅长的。

为什么他能达到那种高度呢？张景岳的知识结构不是一根线，他的知识结构是个金字塔，下面厚着呢，所以他看问题可以抓住关键。这就是为什么许多大师都是多面手的缘故，他们并不局限于一个学科，而是同时涉及好几个学科，最后在一个学科上有了突破。例子太多，我就不举了。

现在我们来看张景岳，他十分清楚诊断的重要性，因为这关系到后面的治病环节是否正确。诊断一错，您就甭想后面了。所以他在近百万字的《景岳全书》里（实在是个大部头，拿一会儿胳膊就酸），上来第一篇就是讲诊断的，他在这里说了一个问题，就是病情这么复杂，跟天上的千万繁星似的，我们怎么分析啊？

张景岳说，我们要把医家的心当做北极星，看准方向，找到主要矛盾。我们用这一颗星，对一个主要的矛盾，不去对那千万颗星星，我们把这个主要矛盾抓住了，其他的就迎刃而解了。那么，这个主要的矛盾是什么呢？张景岳说：就是阴阳。

张景岳这里说的就是系统论，这是从《易经》里学的，就是用阴阳，把事物分成两个系统，这样大方向就不会错了。

张景岳说："阴阳既明，则表与里对，虚与实对，寒与热对，明此六变，明此阴阳，则天下之病固不能出此八者。"

各位，这段话太了不起了，为什么呢？因为从此，中医的著名的"八纲辨证"出现了。

张景岳真是个高人啊，其实这些东西古代都有了，也有人提出来了，不过大家都没有仔细地给论述过。张景岳彻底地分析论述了一遍，从此建立了八纲辨证的理论体系。后来民国的时候上海的医家祝味菊，明确地提出了"八纲"这个名词。

其实看病和侦探破案一样，但是比侦探过瘾，因为你侦破刑事案件，这案犯有可能跑到国外去了，你找不着线索，急得干跳脚。但是看病可就不同了，所有的线索都在患者的身上呢，你就找吧，一定能找到，最后把案子给结了。这就像是福尔摩斯侦探小说一样，案件是封闭的，就在一个有限的范围内，福尔摩斯要很久才能破一个案子，医生可能一天要破获十来个。

一个严谨的医学体系，它的诊断系统一定要像法律的法典一样，条理清楚，规范严格，有据可查。西医这方面做得不错，我们中医现在经验都有了，在建立法条方面还应该努力。

但是张景岳那会儿就想到这个问题了，于是他提出了八纲辨证，这八纲就是又把阴阳向下细分了，分成了若干个子系统，这样就会把疾病的性质不断地缩小，从而定性。

中医还有若干个诊断体系，比如脏腑辨证、卫气营血辨证、三焦辨证、经络辨证、时间辨证等系统，这些系统是交叉在一起的，就好比是刑侦中的现场证据、目击者证词、人物关系分析、法医检验等，有好多条思路，哪个里面都可能露出线索。中医诊病也是这样，一个好的医生，这些体系都特别擅长，碰到一个患者，在哪个体系暴露出了问题，就从哪里下手调查，找出症结，就是这样。

我给大家举个例子讲吧。

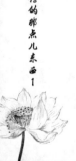

就拿我们经常患的感冒讲，一个人感冒了，怎么判断感冒的性质呢？

从八纲来看，此时，首先就要考虑阴阳了。一般中医先考虑所患邪气的阴阳，但是邪气的阴阳也没有写在那儿，怎么分析呢？实际上是从人体的反应来分的，您看自个儿心烦气喘嗓子疼，一派热象，热为阳，必伤阴，而病在肺经，所以要注意保护肺阴了。腑为阳，脏为阴，肺与大肠相表里，可以考虑从大肠泄去肺热，保护肺阴。

这个大思路定了以后，然后分表里，您的皮肤发冷，显然邪气在表。还有啊，发冷，这是寒啊，所以这里表里寒热就有了，是表寒证，这属于阴，但它此时是次要矛盾。

然后再看里面，您心烦口渴，嗓子疼，呼吸声音重，咳嗽有黄色的痰。通过观察这些症状，我们就清楚了，痰是黄色，说明里面有热啊，有寒那么痰该是青色或无色的啊。心烦口渴嗓子疼也是有热的表现，痰黄是正气正在和邪气斗争的产物啊，所以是里面有热，是里热证。而里热是主要矛盾，外寒是次要矛盾，要分清比例。

这个时候还要看看虚实，您肌肤出汗吗？不出汗，发冷，都是鸡皮疙瘩，这不是虚证，所以这是表寒实证。里面呢？感觉热，咳嗽也是很有力气的，脉象有力，这说明里面正气未虚，也是个实证，所以是里热实证。

合起来，就是外寒里热的实证。

这样方子就清晰了，要开一些散外寒的药比如苏叶、麻黄等，量少点，各用几克就可以了，加上清里热的银花、连翘、黄芩、白僵蚕等药，这个量可以大点，用十几克吧，其中连翘、银花可以用到30克。为了保护肺阴，加上点沙参、玄参。如果大便干燥，为了通大肠，稍微加一点大黄等药，因为没有虚证，所以不用补药，如果有虚的情况，还要用。

上面的例子主要是这个思路，有的时候还要加入卫气营血辨证、脏腑辨证什么的，但是一般的轻微感冒初起的时候，就是这个思路，按照这个方法辨证的。

张景岳在《景岳全书》里，上来就是《明理篇》《阴阳篇》《六变辨》，在《六变辨》中，又分了《表证篇》《里证篇》《虚实篇》《寒热篇》《寒热真假篇》，连着论述了这么多的内容。各位有兴趣的可以找来该书看看。为什么人家疗效好啊，因为人家精于辨证啊，只要从根上把问题分析清楚了，后面就不会出什么大错的。

这就是高手，从方法论上下手，然后才能势如破竹。

举个真实的例子吧。有位少妇嫁到了一户姓金的人家里，这位少妇的娘家是个官宦家庭，她从小就被宠得刁蛮任性，所以嫁为人妇后估计要脾气的事情是经常有的，时间长了，就出现了一些病症，主要是胸肋痛，还有呕吐，犯病的时候吃些药，也就好了。

这一年，秋天即将要过完的时候，北京的天已经很凉了，大家都忙着去香山看红叶呢，这位少妇的病突然就犯了，还是呕吐，但是这次呕吐得不是一般的厉害，连着吐了两日，她还昏迷了好几次，搞得本来计划去香山的家人全都留在家里伺候她了。

这个时候，家人就把张景岳给请来了。张景岳来了一看，一屋子的医生（看来这家人对这个少妇很重视）。医生都围着患者（见诸医环视）正讨论呢。都说什么呢？有一个医生说，应该使用独参汤，用一味人参，熬汤，给灌下去，或许可以救活。大家都摇头说现在连汤药都下不去了，进嘴里就吐，没有什么办法了。

张景岳听了，也没说话，就坐下来诊脉。诊得的脉象是"脉乱数甚"，而且看到患者"烦热躁扰，莫堪名状"，现在就是这些症状了，让我们来分析一下吧（张景岳老师此时已经判断完了，剩下的我们来练习一下吧）。

首先，我们从阴阳来分，这位烦热、躁扰，再加上脉数，这都是阳证，如果虚弱的昏迷是可以用人参汤的，但是这位显然不是虚弱，而是热盛，所以从阴阳上来分，那位医生要用人参汤就不对了。

然后看表里，这显然不是外感，没有外邪来袭的表现，说明无表证，只有里证，这样表里就分清了。

寒热是这个病症的关键，这位少妇很烦躁，而且像神志受扰的样子，这似乎是热证，但是有的时候，阴盛也会烦躁，如何判断呢？从脉象上我们可以判断，如果脉数，则有热证的可能，但是脉数还可能是大虚。

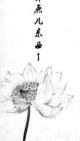

中医祖传的那点儿东西 1

180

但是看这个患者的状态，是个盛壮之象，不是虚的，所以从脉象来看只能是热，另外我一般是从舌象上看，热证的患者舌质一定是红的，寒证的患者舌质一定是淡白的。

张景岳显然对寒热这个判断还不放心，于是他就拿了一杯冷水，问患者，想喝吗？各位，这是一种诊断方法，试验一下，如果是寒证，一定是会想喝热水的，可现在给她凉水，这位少妇马上就点头。

于是张景岳就给了她半杯凉水，这位没客气，咕咚几口就给喝了，然后还觉得挺安静的，没有呕吐（不惟不吐，且犹有不足之状），于是张景岳就又给了她一杯凉水，这位又喝了，喝完之后，还是没什么反应。

这下张景岳就更有把握了，他立刻就开出了他自己创立的太清饮，这个方子是新方八阵里寒阵中的，组成是知母、石斛、木通、生石膏，药量都不大，石膏才用了五六钱。方子里的这几味药可都是清热的，其中的木通是导热从小便排出，石斛有生津的作用。

这个方子一写出来，大家就开始议论了。您别忘了，还有那么多的医生在场呢，这有的人就说了："现在是秋末了，天都这么凉了，患者能受得了这么凉的药吗（能堪此乎）？"

张景岳是个实在的南方人，不大会辩论，北京人则是出了名地能言善辩，每次辩论张景岳总是处于下风，有时候有的患者强词夺理，质疑张景岳的诊断水平，他都无法为自己辩驳，只能眼看着自以为是的患者倒霉了。

张景岳索性也不跟他们这些京片子理论了，直接就给患者喝药。这个药才喝进肚里，患者就开始感到困倦了，然后倒头便睡，睡了半天，再起来的时候，就不呕吐了。

然后张景岳用了一些滋阴的药物，不久，患者的这个病就痊愈了。

张景岳事后总结，说："自后凡见呕吐，其有声势涌猛，脉见洪数，症多烦热者，皆以此法愈之。"

因为，呕吐"声势涌猛，脉见洪数，症多烦热"的症候，就是一个里热实证。

自个儿的孩子病了

张景岳早年几乎把全部的精力用来行走江湖了，提着剑"出榆关，履碣石"，后来又当兵做了参谋，"经凤城，渡鸭绿"，结果是一点空余的时间都没有，我很怀疑他是很大了岁数才娶上老婆的（看来武侠的日子也不好过啊，毕竟像郭芙蓉那样的主儿少）。我的这个判断来自于他生儿子的年龄。让我们来看看吧，我们的张景岳老师是在公元 1613 年喜得贵子，这年他正好 50 岁，刚刚游走江湖回来（就是被那位异人给训斥了一通，终于顿悟医道的那次）。那个时候，他已经彻底放下了一切，开始专心琢磨医道，不再想着闯荡江湖。但是在琢磨医道的那几年，张景岳的二儿子和小儿子相继出世。

张景岳属于老年得子，自然对几个儿子疼爱有加，但是，人生活在这个世界上，哪儿有不得病的？张景岳的儿子也不例外，曾经多次患病，张景岳把这些治疗过程都记录下来了。让我们来看看吧，顺便了解一下，这些名医们在自己的家人有病的时候，会面临怎样的挑战。

中国有句古话，叫"医不自治"，俗话说就是"自己的刀削不了自己的刀把"，有的时候，自己或者自己的家人患病，自己因为感情的缘故，会丧失了判断能力，所以，这个时候是对医生的巨大考验。

在张景岳的大儿子长到 2 岁的时候突然病了，患的是背疽。谁也没有想到，这么严重的病，被一个刚满 2 岁的小孩子碰上了。

刚开始发病的时候，是后背上微微地有些肿，这个时候张景岳有些疏忽，没有采取措施（估计是没有完全判断清楚），几天后，用手一按，就发现这个肿的地方"根深渐阔，其大如碗"，这个疮疽严重与否是要看根盘大小的。这才 2 岁的孩子，根盘就这么大，很是吓人。随着时间的推移，孩子开始出现微热的症状了，您别看张景岳那么大的名医，这个时候也晕了，不知道该怎么处理了，因为里面带着感情呢，尤其是 50 岁时才得这么个儿子，心疼得很啊！怎么办？找医生吧（这就跟普通人一样了，我们讲述的每个故事里都有这样的情节）。找了好几个外科医生，估计以张景岳的名气，找几个朋友来是很容易的，这些外科医生在看了以后，对发病原因说法不一，但是大家的一致意见是赶快要解毒，于是就合着开了一个解毒的方子，都是寒凉的药。

结果是服用了一服以后，身上就立刻开始发热，精神头也开始不足（神气愈困），连饮食都不进了。

这样的故事我们已经很熟悉了，但是这次却发生在了我们的大名医张景岳的身上（看来谁都不是神仙啊），张景岳此时是什么反应呢？他是"畏惧之甚"，自己的宝贝儿子啊，怎么命这么苦啊！

此时张景岳的脑子里完全是乱的，50岁才有这么个独子，儿子就是他的命根子啊，作为父亲看着孩子受苦，他心如刀割。

怎么办？束手待毙吗？那哪儿成啊，自己学习了那么多的医学知识，难道此时就不能自个儿好好地琢磨一下吗？于是，张景岳就拼命地告诉自己，一定要静下心来，好好想想，自己以前看的医书里都是怎么说的呢？

他的思路很快，脑子里马上把以前看过的医书都检索了一遍，然后选出了比较有关联的论述，比如朱丹溪对此病症的论述，虽然张景岳和朱丹溪在某些问题上的观点不同（张景岳曾经说朱丹溪的"阳常有余，阴常不足"的观点不对，应该是"阳常不足，阴本无余"，这个我们后面再说），但是人家毕竟是搞学问的，对朱丹溪的一些正确的论述，张景岳也是不断地引用，各位可以看看《景岳全书》，里面对朱丹溪理论引用的比例是十分大的。

那么朱丹溪老师在这里说什么了呢？朱丹溪说过：痈疽因积毒在脏腑，当先助胃气为主，使根本坚固，而以行经活血佐之。

还说过：但见肿痛，参之脉证虚弱，便与滋补，气血无亏，可保终吉。

张景岳回想起这些，心里感觉踏实了一些，他向着远方舒了口气，心里默默地说："谢谢你了，丹溪前辈！"

然后，他的目光开始变得坚毅，他努力把自己的心神安定下来，把自己的孩子当做一个普通的患者，开始认真地分析。

分析的结果，张景岳把这个病定位为里虚寒证，这是从人体的正气的角度来考虑的，正气不足，所以无法把毒邪托出体外，这才形成了背痈那里皮色不变，而孩子神情困倦的情况。

张景岳开出的方子是：人参、附子、当归、熟地、炙甘草、肉桂。

这里面温补的药居多，当归是用来活血养血的，"当归"名字的由来，是能使血各归其所，故称之。过去当归这味药分成当归头、当归尾、当归身、全当归和当归横须，药用功能各有区别。当归头和当归尾是活血破血的，在需要化瘀的药中用的是这两味；当归身是补血养血的，化瘀的作用不强；全当归就是加在一起了，既活血又养血，如果写当归，就指全当归；当归横须是活血通络，对于病入脉络的，可以用这个，名医缪希雍就非常喜欢用当归横须。但是现在药房已经不这么分了，一般只有当归一味药，但是大家要了解这些，这是中医的文化，慢慢地就会消失了，反正我去问过很多药店已经没有这些分法了。

张景岳开的这服药，给孩子服了一服以后，孩子就开始能够吃东西了。再服一服，精神头就上来了（神采依旧）。这样，张景岳就开始给孩子"药食并进"，十服药以后，孩子后背的痈里面就成脓了（在正气不足的时候，是无法成脓的），然后张景岳就用针（在针灸用具里面有专用的针）把痈给刺开，这样脓就排了出来，再调理了一个月，孩子的病就好了。

张景岳后来自己总结，就是在判断病情的时候，首先区分了阴阳。其实正气和邪气是一对矛盾，但是此时正气虚是关键，张景岳说这个情况是"阴证"，邪气此时还没有完全发作，因此扶正才是必须要做的。

大儿子好了，没过多久，二儿子又病了。

二儿子出生在张景岳52岁的时候，五月份生的，没过几个月，就在初秋的时候被寒风吹着了，忽然患了感冒，身上发烧，脉稍微有些紧。一般受了寒，应该向外发散啊，于是张景岳就自己开了川芎、苏叶、羌活、白芷等发散的温热药，结果一服药下去，孩子就开始泻肚子，连泻了两天，在泻的同时，还出现了喘的症状，而且是越泻喘得越厉害。

这下张景岳自个儿也傻了，这要是给别人开药，孩子家长还不跟你急了？谁的孩子谁心疼啊。

张景岳自个儿也心疼啊，可是没有办法，一定要解决问题啊。于是

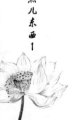

就开始了推理的过程。这就跟破案没有什么区别，要找到真凶是谁，具体的推理过程张景岳老师给记录下来了，我们可以观摩一下。

张景岳想：难道这是寒邪太盛的缘故吗？如果是的话，那么我用温热药，为什么没有见好，反而还泻肚子呢（何以用温药而反泻）？显然这里不是症结所在。那么难道是热邪吗？那么不应该他泻了几天热象还不减少，显然这里也不是问题的关键。

此时的张景岳看到孩子喘得厉害，心里也着急得很，但是他还是努力控制自己的情绪，告诉自己，一定要冷静分析。

突然，他在一个现象上找到了突破点。

他发现：孩子泻得越厉害，喘得就越厉害。真凶原来就在这里，为什么呢？因为如果是个实证，就是邪气盛的，那么在泻了以后，邪气排除一些，喘会减轻一点。但是，这里泻了以后，反而喘得严重，说明中气是虚的，泻了以后，就更虚了，所以才会喘得更厉害了。

这样，虚实就判断清楚了，原来是正气不足捣的鬼啊！

张景岳分析出来以后，就用人参二钱、生姜五片，熬了水，先给孩子试着服用了两三茶匙，然后抱着孩子在屋子里来回地走（"即怀之而旋走室中"——多有人情味的叙述啊）。接着，他仔细地观察了孩子的呼吸情况，发现孩子的喘并没有减轻，但是也没有增加，于是胆子就大了，又给孩子灌了三四茶匙。过了一会儿，觉得孩子的呼吸似乎顺畅了些，张景岳一直悬着的心这才放了下来，说明自己的分析是正确的，真凶就是中气不足啊，于是就把小半杯的药汁都给孩子灌下去了。

从中午开始，到下午的酉时，张景岳把一服药都给孩子喝了，这个时候，正好有个医生朋友来看望，一见张景岳给孩子服用的是人参，吓得连声说："错了！错了！如此大喘，怎么能用人参呢？应该用抱龙丸啊！"

张景岳不愿意和人辩论（我们说过了，他辩论的功夫不行），就嘴里答应着，然后又煎了一服人参汤，给孩子灌下去了。

到了半夜，这个孩子的气息就平复了，躺在床上呼呼大睡，然后泻肚子也停了，身上的热也退了，这个病就好了。

各位看看，养一个孩子容易吗？孩子患病的时候，父母的心都是揪着的，就连张景岳这样的大名医，也是反复思量，才能做出正确的判断啊。

所以张景岳在《景岳全书》中的《小儿则》的"外感发热治法"中就特别地提到了，说孩子患了外感，当然要发散解毒的；但是，如果看到孩子没有那些明显的外感表现，"气血平和"，但却总是"困倦昏睡"的，一定要考虑到正气的虚弱这个问题啊。

又过了两年，他的第三个儿子出生了，此时他已经54岁了（佩服一下，张老师很勇猛啊）。

这个孩子是正月时出生的，到了白露时节，刚刚满半岁。这个时候天气有些凉，张景岳就嘱咐老婆，要好好注意孩子的保暖。但是显然他老婆对此问题并没有给予足够的重视，结果孩子就受了凉，几天后，就开始吐泻大作，张景岳的反应也快（前面两个儿子生病，有了经验了），立刻就用温脾和胃的药给服用下去了，但是非常遗憾，没有效果。

然后张景岳又用了理中丸，孩子服用了也没有效果。

再后来，又在方子里加入了人参、姜、肉桂、吴茱萸、肉豆蔻等药，依然没有效果。

这个时候，孩子把刚刚喂进去的奶立刻全吐了，连着喝的药一点都不剩，全都吐出来，感觉是整个肚子都空了。

张景岳看到，孩子吐出来的东西一点都没有消化，而孩子此时的神情非常痛苦，已经到了病危的地步（万无生理矣）。

张景岳遇到了空前的危机，他描述此时的自己"含泪静坐书室"，很是凄惨。

怎么办啊张景岳，你一世为医，难道真的连自己的孩子都救不了吗？

不行啊，我一定要放下自己的感情啊，我要冷静下来，仔细地分析啊！

于是，张景岳长时间地坐在书房里，按照中医诊断学的理论，从头开始分析。

难道是用人参、附子、干姜等温热药用错了吗？没有啊，分明是受寒所导致的吐泻嘛。可是，如果分析得正确，那么为什么没有效果呢？问题出在哪里呢？

就这样，张景岳一直想到了半夜，突然，他灵光一闪，有了一些头绪（忽于夜半而生意起），他想：这是胃气虚弱得非常厉害的缘故啊，药的气味和胃的喜好不同，所以就不接受药物，我一定要把药物的味道改变了，再给孩子服用！

主意已定，说干就干。张景岳拿来了胡椒和煨姜，捣碎了，熬成水，然后用人参熬汤，十份参汤，配一份胡椒汤，一点点地给孩子喝下去。各位，这个胡椒就是开胃的，您看外国人吃东西都撒黑胡椒粉。胡椒的最大特性是药性往下走，止呕的效果不错。结果，这次给孩子服用的参汤，孩子居然都没有吐。张景岳来劲了，连着给孩子喝了二两的参汤（晕！二两，我没有写错，这量可够大的了）。

参汤刚喝完，孩子就开始烦躁起来（躁扰呻吟，烦剧之甚），家里人一看，都傻了，纷纷埋怨张景岳，尤其是爷爷，气得直蹦高，已经开始到处找板砖了，说："有你这么干的吗？参汤好，也没有这么个服用法啊！"老婆则与家人抱头痛哭。

张景岳也感到纳闷，不会啊，应该没有错误啊，如果用药是错误的，一开始服用一点的时候就应该有反应了，为什么此时才发作呢？

难道是这么久没有吃东西了，此时正气来复，肚子里饿的？

想到这，张景岳就拿了一碗米粥，在孩子面前来回晃，来馋这孩子，结果小孩"张皇欲得，其状甚急"，非常想吃。于是张景岳就给孩子一小盅的粥，结果孩子是"鲸吞虎嗜"，全给吃了。

再给半碗，又全都吃了，最后又吃了半碗以后，就开始困了，倒头大睡。

后来，张景岳在方子里加入了附子，结果孩子受寒而得的吐泻就痊愈了。

从此，张景岳对此类的婴儿的病症有了经验，并把它记录了下来。

各位看现在有位四川的"卢火神"写的书，他的书里在温补脾肾的时候，为什么用了那么多开胃气的药啊，什么山楂、白蔻仁、砂仁等，就是这个意思，把胃气打开，温补的药物才能进入，人体才能接受。

其实，人们对于治疗疾病的经验就是这么积累起来的。一开始谁也不是神仙，都没有受过理论的分析和指导，经过临床，治疗好了患者，就有了经验，后人也就可以少遭罪了。

我写的这些医案，都是古代的医生在自己的临床中遇见的、记录的。我们看了这些医案，可以知道原来中医是这么处理人体的疾病的。时代发展到了今天，很多病症依然相似，比如碰到因为天冷受寒而患的胃痛、肚子痛、吐泻，服用"附子理中丸"，不用多吃，就吃一丸，基本就可以恢复了。

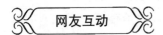 **网友互动**

王思柳问：

罗博士，你写张景岳治疗王蓬雀咽喉病的那个医案，不仅故事好看，而且医理也分析得透彻。你说你经常用这个方子，对于此种证型的口腔溃疡、咽喉炎疗效非常的好，一般三服药基本恢复，但知道这些方法的人不多，大家都用清热解毒的方法来治疗这些病，因此导致那么多的咽喉炎、口腔溃疡患者久治不愈。

你的话令我豁然开朗，难怪我每次得口腔溃疡用清热解毒的药总是治不好。我得试试你说的方法了，嘿嘿。

西医给我的诊断是慢性咽炎，是不可能治好的。我这个病一发作，嗓子也痛，鼻子也不舒服。有时还有口臭。

现在正在发作，我照了镜子，舌质是红的，应该对症吧？

罗大伦答：

王思柳及各位网友，大家要在医生的指导下应用，我把这个症候的特点说一下。这种龙雷之火上越的情况的诊断指征是：舌头红，苔薄，有的没有苔，脉弱，重按无力，感觉像棉花一样软，同时下肢冷，尤其是膝盖，经常自己感到冷，用手摸也感觉比身上其他的地方凉好多。有的人脸上泛出红晕，像是化妆后的感觉。李可老中医总结的指征是：膝盖冷；病情来势迅猛，病症突然加重；在节气交替的时候多病（我个人见到的在冬至的时候多）；有的人感觉有股热势从下面往上冲；不渴，尿却多，如果喝水，喜欢喝热水。

我这是给医生朋友写的，大家有兴趣可以参看《李可老中医急危重症疑难病经验专辑》这本书。各位网友需要咨询医生，稳妥为盼。

咖啡加蜂蜜 2008 问：

罗老师，张景岳在治疗王蓬雀的病时，使用熟地的量达到了 60 克，你分析说，张景岳的目的是赶快把患者的肾阴给补回来，他认为患者的咽喉肿痛都是因为肾阴虚，导致的肾中阳气无所守，本来人家肾中的阴阳是抱在一起的，现在阴没了，阳当然也就向上飞，所以就出现了咽喉部位的肿痛。

我想问，上面这个例子是不是真寒假热？如果不是，又是什么呢？

罗大伦答：

朋友，它可以算是真寒假热的一种。人们总是说真寒假热，那么是怎么形成的呢？这就是一种解释，对于这种情况，还有很多种名称，也叫"水浅不养龙"，你可以体会一下，就是阴气不足了，无法继续把持住阳气；另外的说法是"龙雷之火飞腾"，这个古人也有过一通讨论，其实就是中医认为肾是两水夹一火，这是一个象，阴丧失了，阳也就无所依托了。也有人用灯芯的火来解释，说当灯芯的油即将烧完的时候，火苗会忽涨，然后就油尽灯灭，这个忽涨的火苗就是虚火，古人用一些形象的东西来比拟这种生理状态。但是在生活中这种情况是普遍存在的，很多咽喉肿痛和溃疡都和这个有关。

Jadewindy 问：

罗先生，俺在北京，不知道是否可以告知您行医之所在？我想挂号请您看一下病。

罗大伦答：

每天都有许多邮件问我这个问题，我声明一下：各位网友，多谢大家的信任了！但是我客观地说，我故事写得好并不代表我就是中医高手，比我水平高的医生有很多啊！有很多朋友都想从外地来北京找我就诊，其实这是不对的。在全国各地都有很多好的医生，治病应该以方便为原则，就是在北京，也有许多好的医生。我写这个帖子的初衷并不是想让大家奔一个人去求医，而是让大家了解中医，在自己的身边发现中医，我现在自己的工作已经是超负荷了，所以人多了也会降低诊病质量的，不能因此耽误了大家。多谢各位了，希望不要再来邮件问这类问题了。相信您一定会在周围寻访到疗效好的中医的！

我写帖子的过程，也是向各位学习的过程，各位现身说法的治病经历，让我感觉中医在民间还有旺盛的生命力。反而是一些大城市里的朋友，经常很久都没有治好病。那些乡间的，找个邻村的医生，那乡村医生可能连这个病在现代医学里叫什么名字都不知道，用一些传统手法，却给治好了，让人感叹。

岩涧问：

我 2006 年时突发高热，身上初期是斑疹，后来全身皮损（除脸部），高热长达 40 天，体温都在 39.7℃左右，没有一刻时间退烧，抗生素、激素都无效，最后使用免疫疗法也疗效甚微。大概高热了 100 天后，有人向我推荐了一种中药叫西黄丸，吃了西黄丸，第二天体温就开始明显下降，连续吃了几天后，体温就基本正常了，人也慢慢恢复。因为初期使用西医治疗时，用了大剂量激素，皮肤全部换了一层。到最后也没有明确诊断我到底得了什么病。

我不知道是不是中药救了我，因为同时进行的治疗太多了，不过我感觉西黄丸的疗效是最显著的。

我想问一下罗博士，西黄丸的对症是什么？这个药是肿瘤科的医生推荐我吃的，现在快 3 年了，我的病没有再复发，但是我很容易过敏，身上容易出现湿疹。

看了您的文章，我感触很多，我太了解求医无门的感受了。在我高热期间，每天都是在医院里度过，反复做各种检查、换抗生素、用激素、各科会诊……每天我都希望医生能找到我的病因，每做一个新检查，我就燃起一份新希望，但是一直失望，到最后几乎绝望，西医完全无法控

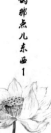

中医
祖传的那点儿东西
1

制我的体温。我换了 3 家医院，最后一家医院转了 3 个科室。100 多天，我犹如置身于炭炉之上。

我本身是护士，但是因为这次疾病，使我几乎对西医失去了信心，对中医，我想亲近却无门。我很害怕，如果再发作，我能不能再挺过来？

罗大伦答：

我来先说说西黄丸是个什么药吧。这个方子原来的名字是犀黄丸，因为用的药是犀黄。那么，什么是犀黄呢？难道是犀牛的胆结石？不是，中医传统上把牛黄也叫犀黄，原来犀黄丸是一个以牛黄作为主药的方子。

这个方子的组成是：犀黄、麝香、乳香、没药，这些药在研成粉末以后，用黄米饭做成丸。

我跟大家聊聊牛黄吧，天然的牛黄比较少见，现在的药物里多用人工的，天然的很昂贵，而且越来越少了，因为现在的牛都是饲养的，见天儿的在栏里关着，很不自由，也很少能形成牛黄。因为牛是要在自然的环境里吃草，然后患胆囊疾病，在胆囊发炎的情况下，才会产生牛黄的。如果真的发现了牛黄，那可真就感谢老天爷吧。一般传统采集方式是很讲究的，需要赶快把牛黄取出，不要被胆汁再泡到，否则牛黄就会变成黑色。弄干净胆汁后，要用中药灯芯草，或者是通草给包裹起来，外面再用白布包上，然后阴干，千万不能被风吹或者日晒，否则裂开了，品质就下降了。

那么牛黄的真假，我们怎么验呢？真的牛黄如果取一点粉末，用水化了，放在指甲上，会把指甲染成黄色，很长时间都不褪去，这叫"透甲"，也叫"挂甲"。

而且真的牛黄，入口清香清凉，味道是先苦，然后再带些微甜的味道。

牛黄有清心、化痰、利胆、镇惊的作用，尤其是当热邪侵入了心经，引起了一些神志方面的变化时，用牛黄效果非常好。钱乙的一些治疗小儿惊风的方子里就用了很多的牛黄。

以前同仁堂制作的安宫牛黄丸就是用的天然牛黄，后来库存了一批，为了处理，就让员工们认购了。当时可能很多人不情愿（这消息告诉我多好），可是谁也没有想到，现在的药都改人工牛黄了，想找以前那天然的，简直不可能了，结果现在那批药可值钱了，经常有人出特高的价钱征求当年的老员工：哪位的手里有啊，拜托了！多少钱您说个数儿，我都给！

犀黄丸是干吗的呢？它有解毒消痈、化痰散结的作用，现在经常用来治疗肿瘤。

但是为什么这位网友的病吃这个药见效呢？我分析这个网友当时的病情是邪热进入了血分，引起了高热，此时犀黄丸中的牛黄可以把热毒清出，而麝香和乳香、没药都是有活血祛瘀的作用，这样可以使得血分之毒更容易透出，所以才会见效的。

其实，有很多西医难以处理的高热，经中医处理后，热很容易就退下去了，这种情况我们在临床上会经常见到。所以，中西医应该更好地合作，这样才对病人有好处啊。

tangbaisheng 问：

呵呵，为啥没人回答我提出的关于顽固性口腔溃疡的问题呢？

我相信生活中有很多人得过这个病，确实非常苦恼，不知楼主及各位高人有没有好的建议？

罗大伦答：

朋友，我在张景岳故事里讲镇阴煎这个方子的时候讲过这个病了。

这个病有阴虚火旺的，有胃气不降的，也有比单纯的阴虚火旺更严重的，就是龙雷之火上越的，需要更多的指征来判断。可以在当地的医生指导下分析。

吃了您那问：

我咳嗽、嗓子痛年年犯病一两次，每次需要抗生素输液。但是今年治了半年都不好，自春天起，在某三甲医院呼吸内科治疗，反复输液青霉素、服用消炎药，就是不好，以致白血球都降低了，于是问那位呼吸

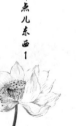

中医
祖传的那点儿东西1

内科主任：是不是应该吃中药？他说：那是骗人的，不行的。最近有幸看到楼主连载，感觉张景岳关于此类病的分析颇像自己的病症。索性停用一切药，用镇阴煎成方（熟地改为50克），到药店买三服，计22.5元，服后立见效果，心里很舒服，症状消除大半，信心大增，又用三服，更加好转。现决心继续服用。借此把自己的真实感受告诉大家，也谢谢罗医生。

宥觍问：

请教罗兄一个很外行的问题：经常看见上面很多医案中提到，治疗某疾病用到了补的药物，同时又加入了泻的药物（最典型的就拿六味地黄丸做例子吧），我一直疑惑的是，补的和泻的药物之间是否有相冲相克的情况，也就是说一个方子里面的各味药从单个看都是说得通的，但是放一起以后性状会发生改变吗？而中医里又是按怎样的原理来判断其变化的呢？

外行的疑惑，见笑了。

罗大伦答：

基本没有冲突的情况，这些药物的具体作用机理还不是特别清楚，但是从我们现在的认识来看，它们的补和泻是不同层次的事情，作用点是不一样的。

张弓挟箭问：

问各位大师一个问题：有些女孩子上嘴唇绒毛特别重，几乎像长了小胡子。很破坏美感啊！这是什么机理？如何治疗呢？

罗大伦答：

朋友，看到你的问题了，一直觉得无法回答啊。一般认为这是激素紊乱的表现，如雌激素不足，雄激素稍微多些的缘故，有的女孩还同时伴有肥胖、粉刺多等情况，也有可能是患有多囊卵巢综合征，治疗的主要方法是滋补肾阴，这样就可以达到阴阳平衡了，这是一个很重要的概念。但是我觉得这不是病，即使汗毛重也没有什么！主要是身体是否有不舒服的感觉，如果有，稍加调理就可以了。而且，这样的女性的比例非常之大，随着年龄的增长人数还会更多。注意，不要吃辛辣等助热的东西，不要吃含激素的食物（比如某些炸鸡），多喝些豆浆，在医生的指导下用一点滋补肾阴的药物。我治疗过几个这样的患者，感觉他们的身体都有了改善，但是从来没有注意过汗毛是否改善，很抱歉。

槐树花串问：

从明日小雪起至22日大雪，共16日，拟用3个方子，1方6剂，2方、3方各5剂（药方是网上查到的）治疗自己的子宫肌瘤。请问罗老师是否有更好的方法能治疗此病？

罗大伦答：

朋友，不可以自己治疗啊，我写帖子的目的不是让朋友们拿起方子自己治病。前几天一个网友把不知道从哪里拿来的说是治疗多囊卵巢综合征的方子贴出来，说网上说这个方子服用后浓重的汗毛就会脱落，我看了方子以后很吃惊，里面很多补肾阳的药物，估计吃了以后会更严重的，所以各位还是要找当地的医生来判断。网上的小道消息很多，但是各位一定要会识别，否则以身试药，实在是不对的。

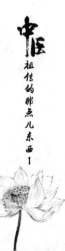

（三）

断病如断案

故乡是什么？故乡就是你出生、玩耍、成长的地方，我们每个人，对故乡的山水、气息都有一种特殊的感情。

人是一种很奇怪的动物，年轻的时候，总是拼命地逃离故乡，嘴里唱着"我要飞得更高、飞得更高"，希望自己离故乡越远越好。但是，等到年龄大了，却反倒拼命地思念起故乡来了，故乡的一切此时统统变得无比的美好。有时，我走在北京的街上，看到卖火车票的售票处，就会突然想到故乡的一些细节，然后心里就会猛地一痛，思乡之情在心底蔓延得无边无际。

甚至有的时候，闻到别人吃方便面的气味，也会突然地想起故乡，想起故乡的亲人和街道，因为每次坐火车回家，在路上总是吃方便面，吃着方便面，就意味着离家不远了。

其实我十八九岁就离开故乡了，一直是在外地生活的，但是尽管在外漂泊这么多年了，晚上做梦，梦里的场景多数还是发生在故乡的街道上。

所以，我可以体会得到张景岳在北京时的心情。

张景岳此时的名气已经很大了，每天前来求诊之人的马车常常把胡同给堵满了，搞得街坊大妈想买菜都出不去，很有意见。而此时张景岳治病的效果也是非常好（因为人家中医诊断学得好），遇到什么疑难杂症、危重病的，别的医生一看都不大敢接手的，张景岳来了，开几服药，嘿，还真就解决问题了（遇有危症，世医拱手，得其一匕，瞿然起矣）。当时他的名声很大，就连延边那边的驻军司令（延边大帅），都派自己的警卫员带着很多金币，特意跑到北京来请张景岳去看病（不知道张景岳后来去了没有）。

但是，此时张景岳的内心却涌动着一股思乡之潮。

他从十四岁就离开了故乡绍兴，这么多年过去了，走南闯北，到过无数地方。但是，每次在梦里出现的都还是古越的山水，那小桥、那流水，还有熟悉的乡音。

每当秋天看到北京人开始吃冬枣的时候，他都会回想起故乡的茴香豆，想起故乡的黄酒；每当看到别人练习书法时，他都会回想起小时候，父亲带着他去会稽山参观王羲之的鹅池的情景。

江南水乡波光粼粼中的乌篷船、水光掩映中的青瓦白墙，多么熟悉啊，它们是如此频繁地出现在张景岳的梦中，以至于有的时候，张景岳在刚刚醒来的刹那，还以为自己是置身于温暖的故乡，但是，片刻过后，他才猛然醒悟，原来这里是遥远的北京啊。外面的空气是干燥寒冷的，人们交谈用的是京腔，大家吃的是炸酱面而不是家乡的菜肉馄饨。

终于有一天，张景岳忍不住了，便和自己的父亲商量："爹，我们回家去吧。"

此时，张景岳的父亲年龄已经很大了，听到张景岳的这句话，他泪如泉涌，他说："儿啊，我早就想回家了，我想把自己埋在故乡的土地上啊。"

这对父子，当年离开故乡，来到北京，是想重温祖上的建功立业之梦。可是，经历了这么多的沧桑，功名却仍然如梦幻泡影，遥不可及，而人却老得实在是无心再去追逐它们了。

唯一值得庆幸的是：张景岳已经成为了一代名医，在济世活人的道路上踏出了坚实的脚步。

就这样，在张景岳58岁的时候，他和全家人，从北京迁回了故乡绍兴。

其实，我现在掌握的文献没有记载张景岳的父亲是在北京还是在绍兴去世的，但从他活到82岁来看，应该是在回故乡后那几年去世的。考虑到中国人落叶归根的传统，尽管没有确凿的证据支持，我还是宁愿相信他是回到故乡以后才去世的。

告别了北京，张景岳在故乡的山水里感到了无比的舒适。绍兴风景如画，有陆游题过字的沈园，有王羲之涮过笔的鹅池，碧水修竹，简直是人间天堂。

但是，张景岳是没有工夫欣赏这些的，他的时间都用来诊病和写书了。在写完了《类经》之后，张景岳又在诊病之余，开始着手写另外一个大部头——《景岳全书》。

这本书的篇幅实在是太大了，近一百万字，张景岳是一边诊病一边写，一直写了二十年后去世的，真可谓是"蜡炬成灰泪始干"。我们可以这么说，这本书基本上就是张景岳用自己的生命写的。

那么，《景岳全书》是一本什么样的书呢？

这是一本真正意义上的全书，张景岳把自己研究过的病，都给仔细地论述了一遍。各位，您要知道，如果能把这些内容写一遍就已经不容易了，一百万字，光抄就可以让人抄得吐血了，何况，这里面张景岳是处处都有发挥，其中很多发挥十分精辟，现在中医理论的好多内容都是张景岳这个时候给琢磨出来的。

我们随便拿出个病来，看看张景岳是如何论述的吧。

比如便秘，您可别小瞧了便秘，这让很多人痛苦不堪啊。张景岳天天治病，当然也发现了这个困扰许多人的问题，而且，眼看着满街都贴满了来自吐蕃的秘方排油减肥茶，这让张景岳很是担忧，既然那么多病都给论述了，对于便秘自己也很有心得，就也给论述一下吧！于是，张景岳就在《景岳全书》第三十四卷天集里面，论述了"秘结"这个病。

首先，张景岳先列举了《黄帝内经》的论述，这部分叫"经义"，一共十条。张景岳看《内经》看得细致，笔记做得好，现在他立刻就把《内经》里的相关内容都给摘出来了，一目了然。

然后，下面就是张景岳自己的论述了，这部分叫"论证"，意思是把这个症给讲一遍。他在这里上来就说：古代把便秘分为虚秘、风秘、气秘、热秘、寒秘、湿秘，这分法也太多了，烦不烦啊，临床中光想这些名字都要半天，最要命的是很容易搞错。我认为，干脆就简单地分为阳结、阴结两大类就完了，那些所谓的分法，其实都包括在阴阳分法中了。

这其实是一种简便的识别方法，可以减少辨证时错误的发生率。

接下来的部分是"论治"。在这部分里，张景岳详细地讲述了是如何把各种便秘直接按照阴阳两部分给分类的。

这部分论述得比较细致，各位有兴趣的可以参看该书。

再接下来的部分是"述古"。这部分里，张景岳把古代各位医家的论述都给摘录了下来，这就等于把各位老大都给找来开了个座谈会，与会者有我们比较熟悉的李东垣、朱丹溪、薛立斋等同志，都是我们的老熟人，相信各位看着也分外亲切。

然后，张景岳同志就在座谈会上，汇报了自己新近治疗的两个医案，一个是阳结，一个是阴结，非常遗憾，那个时候张景岳还不知道如何对医案进行严谨的统计学处理，所以只能作为个案来汇报，各位迷信统计学的同志们只能凑合着听了。

第一个医案中的患者是个少年，这位总是喜欢喝两盅，这酒不是一般的黄酒，而是"火酒"（估计是烧酒一类的）。这一年夏天，少年经常喝得烂醉，然后就在露天野地里睡觉（估计是蚊子都不敢叮了，一吸一口酒，基本没血），夜里风凉了也不怕，那叫一个豪放。

但是时间一长他就患上了病，忽然有一天，大小便都不通了，憋得自己无比的难受。

这是个很危急的病，少年的家人马上就把张景岳给请来了。当张景岳看到少年如此情景的时候，愣了片刻，他仿佛是看到了自己年轻时和那些游侠在一起的日子，不禁叹了口气：唉，小同志，和我年轻的时候很像嘛！

在给这个少年诊脉察舌时，张景岳就发现了，您别看这位是在凉地里露天睡觉患的病，但是他可不是寒证，而是大热之证，您看他黄色的舌苔，再看看这脉，也是大的，所以这是阳结，必须使用苦寒之药。

于是，张景岳就开了大承气汤，其中大黄用了五钱，也就是现在的 15 克，结果呢？毫无反应，这连张景岳都奇怪，这怎么"如石投水"呢？但是再奇怪也得泻啊，于是就又用了神佑丸和通导之法等，可少年的大小便依然没有通。

这个时候，有的人就觉得是不是张景岳诊断错了啊？该不是受凉了吧？但是张景岳再次诊断后，认为没有错误，种种热象表明，这就是一个阳结。所以，他顶住舆论的压力，又开了方子，还是大承气汤，但是

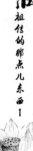

中医
祖传的那点儿东西
1

生大黄用到了二两！又加入了猪牙皂角二钱，煎服。

少年在黄昏的时候服下了药，到了四鼓时分，就开始泻了，在大便泻了以后，小便也开始通了，然后，这个病慢慢地就好了。

各位，这里面的大黄的使用可是有说道的。您到药店去，这个大黄的炮制品种有许多，有生大黄，有酒炒大黄，有醋制大黄，有熟大黄（酒蒸）等品种，这些品种的作用是不一样的。各位可别以为所有的大黄都能泻下，这些品种里面，生大黄的泻下力量最大，对于热结之证，那是有夺关斩将之力，所以被称为药中的"将军"；而熟大黄的泻下力量就平缓得多了，它着重于泻火解毒；酒大黄的作用是借助于酒的力量使得药性上行，对于口舌生疮、目赤咽肿等上焦实热证的效果很好；而醋制的大黄则除了泻热之外，活血化瘀的力量更强。

这些制品里面，如果真的需要清泻大肠之热的话，还是以生大黄为主，对于体弱者，就可以适当地用熟大黄。而且各位要注意的是，对于大黄的反应每个人是不一样的，有的人两三克就泻了，有的人却几十克都不泻，还要加到上百克才泻（当然，这样的人非常少），所以这个大黄是要试验着用的。我给患者开大黄的时候，都是在药方上标注"单包后下"，因为你可以自己掌握，这次用得多了，泻了，下次就可以少放一点。而且后下还有个好处，就是大黄如果久煎，有效物质就会被破坏，所以也就起不到多大的作用了，如果想要泻下的话，就要在药快要熬好的时候，后下进去。

张景岳对这次治疗的评论是："此所谓盘根错节，有非斧斤不可者，即此之类。若优柔不断，鲜不害矣。"

另外一个医案中的患者是朱翰林家的老太太，这位老人家年近七旬，在五月份的时候，偶然摔了个跟头，然后就开始感觉身上忽冷忽热（偶因一跌，即致寒热）。请来好多的医生，大家一商量，认为这是阴虚有火，于是就合议开了个方子，有生地、芍药、丹皮、黄芩、知母等药，各位可以看到了，这些药里清火的药多。大家都想着您不是发热吗，我用这个您的热总该清掉了吧？

可是老太太喝了药后非但没有效果，而且病还更严重了。这时候找来了张景岳。张景岳诊得的脉象是：六脉无力。然后，他观察了患者的症状，是头面、上身有热，但是却不想喝水，而且脚至大腿部都感觉到冷。

各位，这是一个什么情况呢？为什么上半身发热，下半身却发寒呢？

诊断病症就跟破案是一样的，到底真凶是什么呢？

其实，要破案，必须要有好的分析方法和分析设备啊。这里，我们就推出张景岳的独门秘诀，就是《十问篇》。

我们说过，张景岳这个人极其擅长中医诊断，为什么人家看病就好啊？人家在诊断上下了大力气，他总结了很多诊断方面的经验，这些现在都是中医诊断学里的重要内容。中医看病，讲究的是"望、闻、问、切"，其中的望就是望诊，看体表的情况来判断疾病；闻以前是听，古时候的医家很重视声音，认为声音可以反映出疾病的状态，现在闻又加上了闻气味的内容；而问就是问诊了，现在做医生的都会（有的中医就会这一个了）；切就是切脉，古人把切放在四诊的最后，是提醒各位医生要四诊合参，不要单靠一个号脉（现在的意思是不要单靠一个问）。

但是，单一个问诊，那里面的学问也是大极了。比如张景岳总结的十问，总的口诀是："一问寒热二问汗，三问头身四问便，五问饮食六问胸，七聋八渴俱当辨，久因脉色察阴阳，十从气味章神见。"这里面每类张景岳都总结出了经验，所以很是实用，各位有兴趣的可以好好学习一下。

这就是破案的工具啊，比如这位朱家老太太，她上面有热，却不想喝水，这是为什么呢？您看看张景岳写的十问中的问渴这一部分吧，他说：凡是病人，您问她渴不渴，她说渴，但是您又问她想喝水吗？她却回答不想喝水，这就证明她的体内并没有什么邪火（虚火实火都算在内，全没有），这是真阴内亏，所以嘴里没有津液，这是口干，并不是真正的口渴啊。

有了这个判断，对这个患者的身体状况我们就有了一个大致的了解，然后诊断出老太太是受了风寒之邪，就是有点感冒。本来这在一般人不是什么大事儿，但是她阴虚的体质导致情况变得复杂，怎么办呢？张景岳开出了自己创立的理阴煎，同时在方子里加入柴胡、人参，整个方子就是：熟地、当归、炙甘草、干姜、肉桂、柴胡、人参。

理阴煎这个方子的结构是非常独特的，它主要治疗"脾肾中虚"而"宜温润者"，实际上从方子来看，是治疗肾阴、肾阳都不足的，这种人整个的体能低下，此时感受了寒邪，很难祛邪外出。所以在补药里面加入了柴胡，柴胡可以领邪外出。张景岳说此时服下这个方子，阴气渐渐地充足了，也就有能力发汗了，这样寒邪很快就从汗解了。张景岳经常用这个方子，他说该方"神效不可尽述"，就是说效果非常好，例子很多。

显然，这位老太太就是一个典型例子，两服药喝下去，热就退了，每天可以喝粥两三碗。朱翰林很高兴，还特意多给母亲盛了几勺。可是，他很快就发现还有个问题，老太太已经有半个月不大便了，现在肚子开始胀了，这可怎么办啊？

朱翰林请来的那些医生们，都认为这是燥热之结，需要用清凉之药。

张景岳坚决不同意，他说："脉象这么弱，这么大的年龄，脚又是这么冷，如果再清火，那她的正气就更伤了。《内经》说：'肾恶燥，急食辛以润之（中医认为肾司二便）。'说的正是这个问题啊！"

于是他就在前面的药方里加入了姜和附子，把人参和当归的分量也加了一倍，结果，几服药喝下去，老太太大便就通了，肚子的胀满也消了，身体也恢复到了健康的状态。

各位医生看了，深感佩服，纷纷表示要向老张同志学习，回去一定好好地抄写一下《十问篇》，以提高辨证水平。

其实，古代的中医一直也没有对人体的内部结构有一个详尽的了解，这是由当时的技术水平所决定的。但是，古人用自己的智慧，对人体各种症状进行了大量的研究，总结出了详尽的内容，并且按照自己的思路加以系统化，这些知识对了解人体的功能是十分有用的。各位如果有时间，可以多看看古人的研究，也许会有所收获。

令人炫目的阵法

在古代的医生里，像张景岳这样的人并不多，我是从知识结构来说，张景岳对中国古代哲学那是太熟悉了，所以他站的位置比较高，总是在一个综合的角度上看问题。治阴的时候，还兼顾着阳，治阳的时候，也没把阴忘了。现在中医界基本上把张景岳列入温补学派，其实通过他治病的医案来看，他是两手兼顾的。前面不是写了吗，大黄还一次用二两呢，这说明他是根据病情来出方的，大家千万别误会我们的张老师了。

除了知识结构，还有一点是别人比不了的，张景岳上过战场啊，精通兵法。您该问了，兵法和治病还有关系？当时给《景岳全书》写序的闽浙总督范时崇（这位就是大名鼎鼎的范仲淹的后代）在序言里就问过了，说："有人问了：医，生道也；兵，杀机也。把这两个搅和到一起，不是不伦不类吗？"

当然有关系了，而且关系还大了。

其实，您仔细想想，这人体就和一个国家是一样的。国家正气足、实力强的时候，敌兵是不敢来犯的，当你的内部松懈了，这外敌也就来了。而用药，也和打仗是一个道理，用多少药，打到哪里，正邪力量的对比如何，等等，这些都需要考虑的。

所以，我都可以想见，在张景岳写《景岳全书》的时候，他在落笔之间，在沉吟的片刻，一定是想起了年轻时那些在战场上度过的岁月，那些刀光剑影的日子。在那时候，他们这些作战参谋必须随时分析战场的敌我力量对比，然后计算需要投入的兵力，还要必须考虑采用什么策略才能歼灭敌人，或者将敌人赶出阵地。在这种瞬息万变的实战中，张景岳锻炼出了必须从战略、战术的角度，全面地看问题、处理问题的能力。

而兵法之道，居然也和诊病是相通的。

武，并不是原本就凶狠的，而是为了止"戈"，为了更加和平；用药，也确实是不得已的，它的目的是让人体更加健康。

想到这些，张景岳的心里越来越清晰了，他在《景岳全书》卷五十的"德"集中，把他曾经创立过的方子都给集合了起来，让它们列成了阵，这就是中医里著名的景岳"新方八阵"。这样张景岳还嫌不够，在新方八阵的开首，还列出了战略，它们分别是：补略、和略、攻略、散略、寒略、热略、固略、因略等，在这些战略中，张景岳谈论了各种治疗方法的使用特点和规律，并在后面附上了他的新方八阵。比如在补阵里，他把自己的爱将都安排进了队列，有：大补元煎、左归饮、右归饮、左归丸、右归丸、五福饮、七福饮、一阴煎、加减一阴煎、二阴煎、三阴煎、四阴煎、五阴煎、大营煎、小营煎、补阴益气煎、举元煎、两仪膏、贞元煎、当归地黄饮、济川煎、地黄醴、归肾丸、赞化血余丹、养元粉、玄武豆、蟠桃果、王母桃、休疟饮。

各位学医的朋友一看就知道了，张景岳的这个阵里为中医贡献了多少个名方啊，这可都是宝贝啊！比如张景岳的养元粉，成分就是糯米一升、炒山药三两、炒芡实三两、莲子肉三两，再加上极少量的川椒（二钱），研成粉末，每次一二两药末熬水加入冰糖喝（估计几次就喝完了，所以我们要多做点儿），这是张景岳用来养脾胃之气的。又比如他的蟠桃果，专治遗精虚弱，滋补脾肾的，就是炒芡实一斤、莲子肉一斤、胶枣肉一斤、熟地一斤、胡桃肉二斤，张景岳是用猪腰子去筋膜，然后和大茴香蒸熟，用这个猪腰子和前面的药末捣烂，做成药饼，每天吃两个药饼，估计味道会很怪，但是效果应该不错（现在做成汤剂也可以）。

可见，现在好多的养生的思路，在古代的这些医家的论述里都有了，各位随便翻翻，都可以找到好多经验。

在把自己的方子列成了阵势之后，张景岳又把经常用的古方，列成了古方八阵。这样，呈现在我们面前的，就如同一个队列森严，无隙可入的战阵一样。统帅着这样一支队伍去出征，还能不旗开得胜？

现在的中医教材《方剂学》里面，除了张仲景的方子之外，收录得最多的就是张景岳的方子了。

《景岳全书》是中医历史上一部非常难得的书籍，它不是简单地收集和整理，这本书里包含了张景岳的许多创见。《黄帝内经》和《伤寒杂病论》是中医的基础，可是，如果您在上述基础之上，再仔细地研读一遍《景岳全书》的话，您的中医水平绝对是可以上一个台阶的，这本书的分量就是这么重。清朝时个别温病学家很偏激，认为用温热药会耽误事儿，所以痛诋张景岳。现在很多刚学中医的人也不明就里，跟着嚷嚷，这都是所谓的"耳食之学"啊，您自己但凡读几页张景岳的书，就不会这么嚷嚷了。您一页都没看，就人云亦云，那是不对的啊。其实清朝的温病学家何尝不学习张景岳呢？叶天士那是真正的大家，虽然人家创出了温病学派，但是人家是不偏不倚，各种方法心中都有数，叶天士对张景岳的方法那是非常欣赏的，没少学，在《临证指南医案》里就用了许多张景岳的方子的思路。刚学习中医的人一定要多看书，少跟着嚷嚷。

在回到家乡后，张景岳一直非常忙碌，写书的任务已经很艰巨了，然而看病也是少不了的，所以您说到会稽山的鹅池去逛逛，欣赏一些空山修竹？对不起，真的没有时间。

一个纸灯、一个药箱子、一把伞，这是张景岳每天放在门旁的桌子上的三样东西。乡亲们病了，但凡有人捎来个信，张景岳二话不说，无论多么远的路，他都亲自前去救治。

当时的人形容张景岳看病的情景，说他"为人治病，沉思病源，单方重剂，莫不应手霍然"，可见他此时治病已经进入了自如的状态，对病源药性已经是了如指掌，这不是一般人能够达到的境界了。

文献记载张景岳救活的人的数量，说"浙东西何止活万人"。

各位可以想象张景岳忙碌的程度了。但是您可要知道，他诊病回来，晚上还要点起油灯，铺开纸墨，为我们写《景岳全书》啊，一百万字，研磨，然后提笔，一个字一个字地写。

要说有人一生纯粹是为了拯救他人而活着的，我信，因为眼前的张景岳就是其中的一个。

其实，张景岳的故事写到这里就差不多结束了，在他把《景岳全书》写完不久，就去世了。他的生活实际上很简单，就是看病、写书而已，似乎让人感觉没有什么好写的。那么，我们就用他的一个精彩的医案来作为结尾吧。

中医
祖传的那点儿东西1

有位姓周的国家干部，山左人，已经四十多岁了，因为每天的工作太忙了，结果患了重病（看来明朝的公务员也不好做啊）。什么病呢？中医叫"下消"，中医说消渴这个病有上消、中消、下消之分。上消就是口渴，口干得总想喝水；中消就是总是饿，刚吃完就饿，食量很大；下消就是大小便多，通常是小便多，恨不能喝一杯水，尿出三杯去。这三消和现在的糖尿病的初期症状有些像，所以很多人说这就是糖尿病，其实有部分内容是可以对应的，有的则不可以，所以还是应辨证来看。

这位周同志现在是什么样呢？人特瘦，神情疲惫，饭量减少，而且神志还出现了问题，总是感到很恐惧。这大半年里，基本就没怎么睡好过觉，经常通宵达旦地失眠。症状还不止这些，最让人困惑的就是，这位不喜欢喝水，平时不觉得口渴，因此也不怎么喝水，可是每天晚上，却要起夜多次，尿出两三升的尿，大家全都奇怪，这水是从哪里来的呢？

同时再看他的尿，尿液像膏或者油那样混浊，这也让人不解，这都是些什么啊？

就这个情况，老周同志已经觉得没有什么希望治愈了，觉得自己活不长了，于是万念俱灰，恨不能跟所有的人都先告个别。

恰巧，遇到了张景岳。张景岳诊了脉后，觉得脉象还有些和缓之象（中医认为和缓之脉是正常的脉象），然后看老周的身体，肉还有些，没有大肉尽去，于是就判断，老周的身体胃气尚存，还有救。

在中医里，胃气是存亡的关键。一个人如果胃气没有了，那么一旦有病，就坏了，就跟打仗没有了粮草一样。如果胃气还在，那么多重的病都不怕，还有缓和的余地。

张景岳给老周开的是什么方子呢？是归脾汤去木香，然后和他创立的大补元煎交替着使用。

这归脾汤我给各位讲讲，现在药店里有归脾丸，可它是做什么用的呢？给您介绍一下。

归脾汤是《济生方》里的方子，原方是白术、茯苓、黄芪、龙眼肉、酸枣仁、人参、木香、甘草。后来，薛立斋经常使用这个方子，就又在方子里加入了当归、远志两味药，从此这个方子就全了，一直用到现在。

这个方子的用处可大了，它的主治是心脾两虚。很多人是因为思虑过度（办公室的人容易这样），才导致劳伤心脾，气血不足，而归脾汤正好就治疗这个。那心脾两虚会表现出什么症状呢？就是心悸、怔忡、健忘失眠、盗汗虚热、食少体倦、面色萎黄、舌质淡、脉细缓。

另外，归脾汤还治疗脾虚不统血，就是脾虚，无法管理血液了。中医认为血液是由脾来统治的，如果脾不管理了，血就乱走，比如出现女士的崩漏、月经提前且量多色浓，或者带下等症状。

这个方子里暗含着四君子汤，人参、白术、茯苓（可以起到安神的作用）、炙甘草，都是补气的，再加上黄芪，补气的作用就更大了。当归是用来养血的，龙眼肉也是用来养血的，这是一味比较和缓的养血之药，对于治疗心血不足很有效果。酸枣仁是用来安神的，酸枣仁有生用和炒用两种，各有特点，生用对有肝胆之虚火引起的失眠效果较好，而炒枣仁对于心脾血虚引起的失眠效果较好，这点要分清楚。现在好多人不知道，上来就是酸枣仁，应该要注意标上"生"或者是"炒"，这样才有的放矢。过去的中医讲究这个，现在有些人不大注意学习了，其实现代药理研究证明生用和炒用的成分是有所变化的。

方子里的远志是用来交通心肾的，中医所谓的水火既济，远志可以起到一个沟通的作用。

而张景岳老师用的大补元煎是他新方八阵的第一个方子，可见重要。方子的组成是：人参、炒山药、熟地、杜仲、山茱萸、枸杞子、炙甘草，这是气血阴阳双补的方子，里面的人参补气，用的量可以达到二两；熟地是补阴的，可以用到二两；杜仲是补腰壮骨的；山茱萸用得很少，只是一钱，这是补肝阴的；枸杞子是补肾的；炙甘草和中。

这两个方子，一个补气，一个养阴为主，张景岳就给老周同志服用了。这个病的治疗时间比较长，一共服用了三百来服药（不知道那个时候是否公费报销），人参居然用去了二十斤，估计在当时这也是一笔不小的开支啊。老周同志虽然看得心疼，但总的来说还是物有所值的，因为，他的病从此就痊愈了，他又精神抖擞地走上了工作岗位（很遗憾，几年后崇祯皇帝就倒台了）。

张景岳自己总结说，看来三消也不都是像以前的书上写的那样，都是属于火的，像这样属于气虚的也有很多啊。

告别

就这样，在诊病和写书的过程中，张景岳慢慢地老去了，一转眼，到了公元 1640 年，这一年，张景岳已经 78 岁了。

其实，从北京回到绍兴的这二十年里，张景岳一直和时间赛跑，争分夺秒地尽量多看一个病人，多写一些书。但岁月无情催人老，尽管一腔热血，满腹济世救人之心，张景岳也逐渐感到心有余而力不足。他时常在写书之余，望望外面青葱的竹林，苍郁的青山，眼睛中露出向往的神情。

此时，他的头发已经全都白了，我们已经不大容易看出当年那个提着宝剑叱咤江湖的年轻人的模样了。他遥望了一下远方的山，低下头又写了起来。

隔了那么远的时空，我仿佛还是能看到他的眼神，虽然疲惫，但是坚毅。

该休息一下了吧？已经为世人劳累一生了，我们这个年代，这个年龄的人都打太极拳去了。

张景岳仿佛是听到了劝告，抬起了头，叹了口气，再次低下头，一个字一个字地写了起来，笔锋是那样的坚定。

当有一天，他终于把全书都完成以后，他明显感到自己的生命已到了尽头，他放下笔，目光殷切地望着时空这边的我们，仿佛在说：接下来，看你们的了。

不久，张景岳与世长辞。

六十年后，也就是公元 1700 年，张景岳的外孙林日蔚背着书稿，千里跋涉，远赴广东，在那里找到了赞助的人，终于把这本书给刻印了。

这就是我们手上的《景岳全书》的来历，它凝聚着一个古代医生全部的心血，我们现在有幸见到它，千万不要等闲视之，翻开它，你所看到的每个方子、每个治法，都是当年张景岳亲自所写。用心去感受一下，你会发现这些内容都是有生命力的，都是富有慈悲之心的。

当你用这本书里的知识，治好了患者的病症以后，感谢一下张景岳吧，他是一位值得尊敬的医生。

张景岳，名介宾，字会卿，号景岳。他少年时怀着一颗不安分的心，想要闯荡江湖，建立功勋，但是却发现济世的方法不在刀剑里面，而是存在于针药之中，从此，他大发恻隐之心，誓愿普救含灵之苦，奋力攻读医学，终于成为一代中医大家。面对病患，他一心救赴，活人无算。他从古代哲学中汲取养分，发展了中医的理论学说，他所创立的好多方剂，至今仍然在广泛地使用。一个医生，能够做到这一点，实在是功德无量。

我去过绍兴，那里的风景无比美丽，会稽山的恬静让人不忍离去。但是，我知道，其实这一切都是不重要的，即使所有的美景都不存在，单凭出了张景岳这个人，绍兴这个地方就足以让人铭记了。

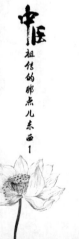

中医
祖传的那点儿东西 1

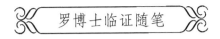

罗博士临证随笔

为人子者，不可不知医

张景岳中年的时候从军队退下来，回到家里看到老迈的父亲，心中无比伤感，功名之心消失殆尽，这才下了决心从医。我每看到这里，都是心酸不已。就在前些日子，我回了一次家给父亲治病，更真切地体会到了张景岳的这种心情。

我的父亲患帕金森病有十多年的历史了，一直控制得不错，虽然没有痊愈，但是病情也并未加重。父母住在东北老家，我在北京学习和工作，每次打电话，妈妈都说父亲好得很，结果前些天妹妹来电话，说父亲开始无法自己起床了，要别人帮助才能起来，我大吃一惊，怎么会这样，不是好好的吗？仔细一问，才知道原来是母亲怕耽误我的工作和学习，一直在谎报情况！我心中大恸，心想自己整天在外面给人看病，自己的父亲却如此境况，自古百行孝为先，我实在是很对不起父亲啊，心中愧疚不已，急忙赶在新年期间坐火车回家去。

进了家门，所看到的情景是永远都不会忘记的：父亲坐在客厅的沙发上，看到我回来了，他眼睛看着我，想起身，却怎么也站不起来，说句实话，我的眼泪当时就在眼睛里转着，心想父亲的病怎么会发展到这么严重的地步啊！

张景岳当年回到家里的情形，仿佛重现在我的眼前。

回到家后，我就向家人询问，父亲的病为何突然如此重了，结果才知道母亲在家里听了收音机里的保健品广告，给父亲买来服用，结果就变成这样了。母亲也是搞医的，不知道为什么，上了岁数就什么都听，连收音机里的广告都敢信。（据说当时卖药的医生说："什么叫改善？改善啊，就是帕金森病服我们的产品两个月就痊愈啊！"）

在2009年新年的第一天，我面对父亲琢磨了一天，想知道这个保健品（主要成分是一种叫什么烷醇的东西）到底起了哪些作用，但百思不得其解。

最后还是观察父亲的各种体征，开始觉得父亲腿软，有可能是肾虚，因此就开了补肾的方子，但是自己觉得还是要谨慎，于是就把方子放在一边，继续和父亲聊天。偶然间，在握着父亲的手时，发现温度低，再摸脚，发现也有点凉，于是心中豁然开朗，这在中医叫四逆，这个四逆是因为气郁导致的气血供应不好，无法到达四肢。于是我就把刚才的补肾方子给撕了，重新开出了张仲景的四逆散，这个方子是专治少阴病四逆证的（四逆散的组成是：柴胡、白芍、枳实、炙甘草）。

给父亲看完了病，因为还要工作，我就依依不舍地离开了家。不知道各位离开家乡时的心情如何，我每次走出家门，回头看到阳台上父母的身影时，心中都会凄凉不已。

我回到北京后，母亲开始给父亲抓药喝，然后来电话，说父亲服用了几服药以后，情况大为改善，现已基本行动自如了，前些天夜里是在床上接尿，现在晚上可以自己去卫生间小便了，而且大便开始隔天一次了（之前是五天一次）。

到我写稿子的这天，父亲已经恢复得不错，听母亲说他现在也愿意说话了，情绪也好多了。

当然，帕金森病是世界性的难题，不是这个方子一下子就能解决的，我也不知道父亲未来会如何，但是我发誓以后会一两个月回家一次，好好给父亲诊脉。

现在我算是体会到"为人子者，不可不知医"的分量了，心里感觉沉甸甸的。

古人的方子能治今人的病吗

我在学习中医的时候，每当学到一个古代名家的学术思想，总是会经常地想起这个医家，仿佛他就在书里和我对话。比如在学习张景岳的学术思想时，我总是感觉自己能够穿越时空，看到张景岳生活中的点点滴滴，我甚至都能感觉到张景岳在78岁高龄的时候，当他写完了一百万字著作的最后一个字，放下笔的时候，向后世的我们投来的期待的目光。

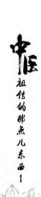

中医祖传的那点儿东西 1

我总是说这句话：古代的这些医家耗尽一生的气力，写的著作难道是给自己的吗？显然不是，他们是写给后世的我们，他们一定是希望后世的我们把他们的毕生经验都继承下去。

但是，我们到底继承了多少呢？大家可以举一下手，曾经仔细地研读过张景岳的书的人到底有多少？

很少，真的很少。

张景岳先生如果地下有知的话，不知道会多失望，那些是自己耗尽一生的心力总结出的救人的经验啊，难道就这样随着黄沙飞散？

那么，张景岳先生到底为我们留下了什么呢？

前些日子，一个在国贸附近工作的白领找到我，上来就说："罗老师，我这个病太难治了。"我忙问缘故，他叙述了自己的身体情况，他总是咽喉发炎，几乎一个月要发炎好几次，这让他痛苦不堪，咽喉的疾病很快就引起了更严重的发烧之类的症状，总之他感觉自己的身体已经糟糕透了。

其实这种情况现在很常见，我曾经被一些单位邀请给他们的员工进行健康分析，我发现有些单位几乎全部的人都有慢性咽炎，而且，这个病还有明显的地域特点，有几次我到天津去，结果惊异地发现天津的慢性咽炎发病率出奇地高，不知道为什么。

慢性咽炎是一种非常顽固的病症，一般医生都用清热解毒、滋阴润燥的方式来治疗，有见效的，有不见效的，为什么呢？原因很简单，中医不是单单是从病的角度来看问题，在每个病的基础上，中医还要分出证型，要根据证来进行治疗，比如一个慢性咽炎，中医就会分出若干个证型来，所以我们不可以用一个清热解毒来治疗所有的慢性咽炎。

这个白领就是此类问题的受害者，他每次都用清热解毒的药物，什么牛黄解毒丸之类的那是家常便饭，您别说，每次吃完这些药物，有时还真能见点效，但是随后就又复发，现在他很担心自己是不是以后就要依靠这些药物了。我听了以后吓了一跳，这些药物是随便用的吗？这位胆子太大了，自己就敢给自己开些牛黄解毒丸来吃，这是滥用药物啊。

我对他进行了诊断，尤其是看了他的舌头，他的舌质微红，同时有少许的剥苔。

这样我就明白了，他并不是有什么火热之毒，而是肾虚。从中医的角度来讲，是肾阴虚导致的肾水不足，水浅则不养龙，因此肾中的阳气无所依托（中医认为阴阳是互抱在一起的），则飞跃于上，导致了喉咙处的病症，这种症状，如果用清热解毒的方法来治疗，是越治越重，多少年都不会好的（很多患者都有这样的情况）。

那么怎么治疗呢？要知道现在大部分的医生可都是对慢性咽炎束手无策啊，我们中医该怎么治疗这种病症呢？

我给他开了张景岳的镇阴煎。

其实，我们前人在医学领域的探索已经是很极致的了，现在有的病，其实古代也会有（除了部分化学污染引起的病症），比如各种情况引起的慢性咽炎，在古代也有啊，古代的医生们难道会不关注这样的病吗？不会的，他们也会尽全力去探索的，而且他们会把自己探索的结果写在自己的书里，希望我们后人能够吸取他们的经验，在他们的肩膀上继续前进。

如果我们连古人的书都不看，那谈何进步呢？

现在您去每个医院，几乎大部分医生都对慢性咽炎摇头，其实，这都是很对不起古人的啊，同时，这也非常对不起现在的患者。

张景岳早就关注到了类似的情况，他创立的镇阴煎的方子主要是补足肾水的，同时，方子里还用了一点补阳的药物，这叫引火下行，使得肾经之火重新回到自己的地方。

我给开的方子是这样的，镇阴煎：熟地60克、牛膝6克、炙甘草3克、泽泻5克、肉桂3克（研末冲服）、制附子6克。

比张景岳稍晚一些的傅青主也根据这个思路创立了一个方子，叫引火汤，也是可以治疗咽喉部的此类症候的。

那么效果如何呢？这个白领在服用三剂以后，发炎的咽喉部症状全部消失。

其实据他自己说，在服药的第二天早晨起来，就感觉嗓子已经基本清爽了。

后来在他复诊的时候，我注意到，他舌头上剥落的舌苔已经开始长全了，这就是肾精开始充足的表现（这里面有个舌诊的诀窍，这个患者的舌质是红的，如果患者的舌质是淡白的，没有多少红色，那么就很有

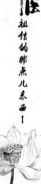

可能是肾阳虚导致的，则需要直接补阳，那与此证正好相反）。

这个白领非常高兴，他说已经很久没有这种感觉了，似乎连他的情绪都因此而一振。

其实，如果我们多读一些古人的书，把古人的经验好好地继承下来，该有多少患者受益啊。

有一些人，不屑于读古人的书，认为现代科技如此发达，比古人那个时候强多了，因此他们大有要把古人的东西统统丢弃的架势。这是什么呢？这是学术虚无主义的思路，面对古人殚精竭虑的思考视而不见，面对古人撰写的如山般的著作充耳不闻，这实在是太可惜了。要知道，如果您能站在古人的肩膀上前进，岂不是进步得更快吗？

中医千万不要拿着金饭碗讨饭

有位熟人感冒，我开了个方子，一服药就好了，所以全家开始热衷于中医。她丈夫，四十来岁，是个知识分子。一天，他被妻子带来，想要调补身体。他的身体问题很多，他认为自己比较虚，种种症状比如腰酸、乏力、不耐劳作、眼睛容易花等都有，我给他诊断了以后，也判断这是虚证。但是该从哪里着手呢？

我正在思考，他突然说这几天嘴里出现了几个溃疡，很痛苦。

于是我就让他张开嘴，观察他口腔里的黏膜情况。这一看不要紧，简直是吓了我一跳，只见他的嘴里大大小小地布满了很多的溃疡点，可能他自己感觉疼痛的就那么几个大的溃疡点，所以他认为是几个溃疡，实际上有很多，他自己都不知道。

这就提醒我们，在给患者观察舌象的时候，要让患者张大嘴，顺便看一下口腔里的情况，其实很多诊断要点是可以观察出来的。我刚刚也看了患者的舌头，但是由于没有考虑这方面的问题，所以只是简单地让他伸舌，没有让他张大嘴巴，差点遗漏了重要的诊断信息啊！

其实当我看到他满嘴的溃疡，心里就有数了，为什么呢？因为前天是冬至节气啊。

他说他的口腔溃疡出现的日期，正是前天。

一个中医，必须是按照节气来分析病情的，同样的一个病，在不同的节气里，反映的问题可能是不同的。

冬至，就是冬天到头了，那一天太阳几乎直射南回归线，是一年里白天最短、黑夜最长的一天。《黄帝内经》说："是故冬至四十五日，阳气微上，阴气微下"，从这天开始，白天就开始一天天变长，黑夜开始变短。中医认为这天虽然是阴气最盛的一天，但是"一阳始生"，是阳气开始生发的一天。

中医认为阴阳是互生的，阴生阳，阳生阴，阴阳互相依托，抱在一起，各位看看那个黑白两色的八卦图就知道了，如果一个人的阴气不足，那么他在阳气开始生发的冬至日里，就会出现种种病症。

具体是什么病症呢？就是阳气刚一生发，由于阴气不足，没有阴气可以依托，这个阳气就飞升了，导致了各种看起来像是热证的症状。

您不要小瞧了古人的这种智慧，很多是需要我们现代科技去研究发掘的，比如为什么天体的运行和人体健康有着如此精准的联系，竟然可以精确到固定的一天。

大家不要以为这太玄了，其实在我的诊病生涯中，看到过很多这样生动的例子，我都惊叹，很多患者的发病有着准确的时日规律，可能连一天都不会偏差，因此你不能不感激古代医生细心的观察和总结。

有的患者，自己很快就总结出了发病是有时间规律的，有的患者，自己不知道，我给推算出来，结果，他们和家人仔细地回想，果然就是那个日期。

可是他们去医院，得到的答复通常是：患病和时间没有关系！

这就是把古人的思想精华给丢了的缘故啊。

对这个患者，在看了他的口腔溃疡后，我就立刻确定了调补的方针，从阴引阳，要从补阴入手，然后稍微地生发一下阳气，以适应此时阳气生发的大局。

开的方子，还是张景岳的镇阴煎：熟地60克、牛膝6克、炙甘草3克、茯苓15克、泽泻6克、肉桂3克（研末冲服）、制附子6克。其中茯苓是我后加的，因为他的舌质虽然微红，但是舌体稍微胖大，说明有

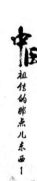

水湿。

这个方子我还是只开了三剂。

结果患者在服用了三服药以后，来电话告诉我，说在服药的第二天，他的口腔溃疡就开始收敛了，第三天就基本消失了，并表示非常感谢。

在接听这个电话的时候，我的心里感到非常开心，其实说实话，有的时候看好了病，医生甚至比患者还开心。有人说为什么老中医都长寿？那是他们每天都很开心的缘故啊！我最怕接的电话是："服药了，没有什么效果啊。"如果遇到这种情况，我一定会重新仔细思考，以期找到症结的。

后来我又开了些调补的药物，患者对此次治疗非常满意。

我举这个例子，到底是想说明什么？

我想说的是：古代的医生耗尽心血总结临床经验写成的书，我们一定要看啊，一定要继承啊！否则我们中医就会是拿着金饭碗讨饭吃。

各位不要以为我们现在的中医发展得不错了，我每天都可以接触到很多患者，他们对中医的治疗是很不满意的，有很多患者是在当地的中医那里连着几个月地服药，结果一点效果都没有，他们对中医很是失望。

有的病，西医给划入无法治愈的疾病中了，我们很多中医就也跟着喊，说这是无法治愈的疾病，能维持就可以了，不用治疗。

还有的时候，大家都认为中医是慢郎中，认为一定要吃很久的药才能取得效果，殊不知这是对中医的最大误解，其实我们古人的很多经验，只要用上了，患者的症状很快就会消失，只是我们很多中医把古人的经验丢了，才会出现连服了几个月的中药，还一点效果都没有的情况。

其实很多疾病，古代的医生早就总结出来各种治法了，只是我们现在读古书的人少了，导致这些方法都慢慢地没有人用了，偶尔出现一两个人用的，三天患者就痊愈了，大家反而觉得惊奇：这是什么方法？什么秘诀？

其实哪有什么秘诀，都是古人书里的东西，只是有的人看到了，有的人没有看到而已。

像前面这样的疾病，虽然都是小病，但是它反映的却是身体的整体失调，这种失调会导致很多其他症状，我们有时会把这些症状列入亚健康的范畴内，这在西医可能不算病，但是患者确实痛苦啊，而且确实因此影响了工作和生活啊，不能因为西医认为腰酸不算病，精力不足不算病，我们就置之不理啊，要知道西医对人体的了解也还是很不完全的，既然我们的老祖宗已经总结出如何调理了，我们为什么不多学习一下呢？

我只写了张景岳的一个方子——镇阴煎，其实张景岳一生创立的方子无数，他的新方八阵里精彩纷呈，每个阵里都有很多方子值得学习。

其实，我并不是一个中医高手，我也正处于学习的阶段，但是，我在读书的时候，会时时感受到古人殷切的目光，我在读古人的医书的时候，会时时想到，这是古人耗尽心血写的啊！比如，张景岳的这部《景岳全书》就是他对自己一生的临床经验的总结，他写完书就去世了。他写这部一百万字的书，没有稿费，没有获得名誉（是他外孙找到了赞助人才出版的），他为了什么写书？我再说一遍，是为了让后世的我们继承他的临床经验啊！

我打心眼里感到，如果我们不仔细地读这些书，不好好地继承，实在是对不起像张景岳这样的古人啊！

我们的老祖宗，拿出自己的心血精华交给了我们，我们还不接着，这叫什么？叫不肖子孙。

相声演员郭德纲说："相声一定要先搞笑，如果相声都不搞笑了，那这事儿就太搞笑了。"

我要说："我们一定要先继承，然后再发展，如果我们都不继承了，把以前的东西都丢了，还谈发展，那就太搞笑了。"

张景岳，是中医历史上对阴阳的关系把握得最好的医家之一，各位爱好中医的朋友，如果大家能够自己体味他的理论和他的方子，相信您对中医的阴阳的理解会更上一层楼的。

关于张景岳，我想写给大家的太多了，其人精彩之处太多，付诸笔端，竟不知从何写起，就写这么多吧，希望能让大家稍微对他有个了解，以后有时间各位自己去看他的《类经》和《景岳全书》吧。

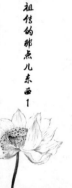

纵笔至此，我蓦然发现，张景岳先生在写完《景岳全书》，放下笔那一刻，向我们后世投来的殷切的目光竟然挥之不去，我感到肩上有一种无法言状的压力。

放心吧，景岳先生！我们会好好地继承您的衣钵的。

为了中医的发展，为了患者的健康。

我们不会做不肖子孙的。

放心吧，景岳先生！

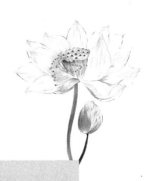

吴鞠通，妙手回春的温病大家

1980 年，一位叫王雪涛的著名画家住进了北京的友谊医院，他患的是陈旧性肺炎，病情非常严重。时任卫生部部长钱信忠批了条子，指示要按照国宝级待遇重点抢救。友谊医院立刻成立了抢救小组，请来了很多西医的专家会诊。但是，治疗到腊月二十八的时候，患者病情越来越重，已经昏迷25天了，出现了心力衰竭等症状。此时，西医已经把最好的抗生素都用上了，没有任何效果。最后患者出现了三个问题：一、血压高压200毫米汞柱，低压几乎到了零；二、心律每分钟达到了150次；三、痰液检查出现了霉菌。

这三个问题都很严重，怎么办呢？当时市政府很多领导都来了，最后有人提出，请中医专家吧。

于是，一位叫赵绍琴的教授在腊月三十被请来了。

赵绍琴教授来了一看，此时患者的瞳孔已经放大了，他叹了口气说："为什么总是在这个时候才想起中医呢？"

然后，他提笔开了一个透热转气的方子，就走了。

到了大年初二，一辆轿车又把赵绍琴教授给接来了，赵教授一进门，看到王雪涛正冲自己乐呢，嘴里还说："赵老，谢谢，谢谢。"

原来，这位画家在服用了药物之后，很快就苏醒了，身体渐渐恢复了生机，后来还痊愈了。

大家都为之惊叹，看来中医并不是慢郎中啊！

那么，这位赵绍琴教授是谁啊？他为什么能治疗其他医生束手无策的病呢？

原来，他就是北京中医药大学的著名温病学家。他之所以有如此神奇的妙手回春的本事，和他精通温病学说是分不开的。

那么，温病学说又是怎么回事儿呢？温病学说是怎么被建立起来的呢？它到底有哪些神奇的地方呢？

下面，我们将要讲述的故事的主人公，就是一位温病学家。他为温病理论的建立做出了重要的贡献，他就是——吴鞠通。

（一）

一介书生吴鞠通

乾隆二十三年（公元 1758 年），一个叫吴瑭的婴儿出生在江苏淮安府的山阳县，就是今天的江苏淮阴市。

吴瑭字配珩，号鞠通，后世医学界更多地称呼他为吴鞠通。

那时，山阳县是个宁静的小县城，吴家在这里还是比较有名气的，因为吴鞠通的父亲吴守让是秀才。我前面曾经说过，古代的读书人如果没有国家给分配的工作，那都靠什么生活呢？一个主要的途径就是办补习班呗。我们这位吴守让秀才也不例外，他把自己家拾掇拾掇，摆了几张桌子，墙上贴上几张励志的名人名言，因陋就简地办了个补习班。上街刷了几张招生海报，就开始招收弟子了。

办补习班这活儿在那个年头远不如现在办外语班赚钱，孔子他老人家都收了三千多学员了，也没怎么发大财，跟现在新东方的俞敏洪比起来，那差得不叫一星半点，所以就更甭提一个小小山阳县里的吴守让了，能混口饭吃就不错了，反正捎带着，连自己的孩子也一起教育了，还省了花钱雇教书先生。

所以当时吴鞠通家里的情况是：书香门第，但是生活依旧比较清苦。

好在吴家的人有个特点，那就是办事认真。这位吴守让老师讲课那叫一个卖力，学生们纷纷感觉这点学费超值，精读、泛读、划重点、讲语法、讲作文还捎带着口语考前强化等，这么多课程加起来就是那几两银子，太值了！于是纷纷前来报名。

就这样，吴鞠通父亲的学生越来越多。

小吴鞠通就是在这样的学习气氛浓厚的补习班中长大的。

吴鞠通在家里跟着父亲都学些什么呢？您别着急，此时，吴鞠通还和医学没有任何的关系，他学的内容都是儒家的学问，是直接奔着科举去的。

这为他打下了深厚的学术功底，尤其是儒家思想中"忠"和"孝"的信条对他的影响十分大。

他的父亲，既担任着家长的角色，也负责吴鞠通的教育。吴鞠通也毫不含糊，读得非常认真，父亲喜在心里：这孩子这么聪明，将来一定是科举有望啊！

吴鞠通望着父亲那消瘦的面庞，想着父亲为了家人的生活，辛苦讲课操劳的情景，心里也暗暗发誓，我一定要好好读书，将来让父母过上更好的生活。

在这父亲教、儿子学的过程中，吴鞠通长到了 19 岁，长成了一个消瘦清秀的小伙子。

然而，就在吴鞠通即将踏上科举之途的时候，悲剧发生了。

父亲病倒了。

家里请了许多的医生前来治疗，但是都没有效果。

那个时期，吴鞠通急疯了，每次来一个医生，他都要追着人家问："我父亲患的是什么病啊？怎么还不见好啊？"

"这个病是……伤寒。""这个病是……元气大亏。"医生们支吾着，吴鞠通从来没有得到一个准确的答复。

那一年，在吴鞠通的记忆中是黑暗的，似乎没有了阳光，没有了欢笑，没有了温暖，没有了色彩。他是在不断地请医生、熬药、痛心、失望中度过的。

走在街上，他羡慕地望着所有的路人，他们的身体那么健康啊，原来健康是这么重要啊。而自己，心里永远是沉甸甸的，生怕父亲的病情哪天又会突然加重。

在那段时间里，吴鞠通最害怕的是在父亲的病榻前，伺候父亲喝药的时候，看到父亲日渐消瘦苍白的脸。

第一次，他觉得自己很无用。

一年以后，吴鞠通的父亲病入膏肓，去世了！

吴鞠通的精神因此遭受到了巨大的打击。

望着父亲平时上课的书屋，此时变得空空荡荡。墙上挂的写着书法的卷轴变得破旧不堪，随风摆动。这里再也听不到朗朗的读书声，以前那些父亲教自己读书的情景再也不会出现了，面对如此凄凉的景象，吴

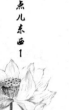

鞠通痛哭不已。

我们中国人有个传统，在办丧事的时候，逝者的子女要披麻戴孝，但是，吴鞠通却一听到这个"孝"字，就恨不得要找个地缝钻进去。

用他自己的话说，就是："愧恨难名，哀痛欲绝，以为父病不知医，尚复何颜立天地间？"

我前面写过很多医生就是因为父母的疾病而走上学医的道路，实际上，我在读医书的时候，最早看到的就是吴鞠通的故事，他的这句"以为父病不知医，尚复何颜立天地间"对我的触动非常大。

过去儒家思想中太重视"孝"的观念了，过去的读书人认为，百善孝为先，这个"孝"在人们的伦理观念中非常重要，而吴鞠通的这句话深刻地反映了这种思想。你号称自己读的是圣贤书，但是面对父母的疾病却束手无措，最后父亲去世了，连病名都没有搞清楚，你难道还好意思说自己是孝顺的儿子吗？好意思说自己是读圣贤书的学子吗？

吴鞠通认为自己没有脸面站在天地间。

在守灵的时候，吴鞠通跪在父亲的棺木前，感到无比的羞愧，仿佛每一刻都是对自己的折磨。

突然，他跑出了灵堂，穿着一身的孝衣，奔跑在街市上。

怎么了？吴鞠通这是怎么了？他要干什么去？

是啊，让我们来跟着吴鞠通，看看他到底要干什么吧。

只见吴鞠通来到了镇上的书店，对老板说："您这里有医书吗？"

老板吓了一跳，这位还披麻戴孝呢，怎么来买医书了？当他一看到吴鞠通布满血丝的双眼，立刻打了个冷战，赶快推荐了《伤寒杂病论》等书。

吴鞠通买来书以后，跑回了灵堂，就在灵堂里开始看起了医书（遂购方书，伏读于苫块之余）。

在安葬了父亲以后，吴鞠通回到家里，仍然无法按捺住悲伤的心情，便来到父亲以前教课的屋子里独自坐着。

落叶随风飘落在院子里，飘落在窗棂上面，秋风萧瑟，黄叶萧疏，更使吴鞠通感到悲凄。父亲不在了，自己以后的路该怎么走呢？

他一边思考，一边翻开了手中的书，那是张仲景的《伤寒杂病论》。在很多年以后，当他写著名的《温病条辨》时，他在序言里描述了当时的情景。

在那个时刻，他翻开《伤寒杂病论》，看到了张仲景写的序言。这个序言太著名了，它详细地描述了张仲景写《伤寒杂病论》的写作动机，其中体现了张仲景的悲天悯人的博大情怀。文章言语质朴，感情真挚，在历史上不知曾激励了多少人的心，从而使他们走上了从医的道路；也不知曾使多少医生在职业生涯最艰难的时刻，获得温暖和前进的动力。

我有些朋友，把张仲景的这段序言文字和孙思邈写的《大医精诚》当做自己的做人准则，经常拿出来诵读。

在序言中，有段话说那些世人总是一心追逐名利，不顾自己的健康，只注重外表的美丽，而忽略了事物的根本，等到健康失去了，才知道后悔。这些话现在也非常有现实意义，和现代好多人说的"前半生用健康换金钱，后半生用金钱换健康"有类似之处。

现在，有多少人为了当官、为了做成生意，每天都在狂饮、痛吃，最后落下了一身毛病。

其实，健康失去了，又岂是金钱能够轻易换回来的？

吴鞠通后来自己说，当时他身上还披着孝，看到张仲景写的世人都"外逐荣势，内忘身命"这个观点的时候，突然醒悟了，名利原来都是身外之物啊，健康才真正是一个人的幸福啊！此时，吴鞠通突然感到，自己的心中明亮了起来，在张仲景博大情怀的感召下，他终于明白了自己以后的路该怎么走了。

吴鞠通流着眼泪跪在父亲的灵位前：对不起，父亲，我学医学晚了！

他后来自己说，在那天，他终于痛下决心，"慨然弃举子业，专事方术"。

从此，又有一个书生走上了从医的道路，而这个人，将在若干年后改变中医发展的历史，使温病理论在他的手中成熟起来。

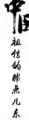

去远方

吴鞠通在家里读书的这些日子，文献中没有什么记载，因为父亲去世了，估计他也就是一边继续父亲的事业——搞点儿补习辅导工作，一边自己苦读医书。

时光飞逝，转眼四年过去了，在吴鞠通23岁的时候，他的家里又发生了一件事情，这件事情再次给吴鞠通以很大的刺激。

原来在这一年，吴鞠通的侄子巧官病了。

在很多年以后，吴鞠通才知道巧官患的是温病。但是在当时，大家都没听说过温病这个理论。

既然大家对温病理论不清楚，那么对温病的症状当然也不太会处理了。当时巧官的一个主要症状是咽喉发炎，医生把这个当做外科病症来治疗，往里面吹了很多的冰硼散，这下坏了，嗓子发不出声音了，饮食也开始困难了。

家人这才开始着急，于是找来了其他的医生治疗。这些医生使用的方子有双解散、人参败毒散等，但实际上这些方子都没有效果，结果巧官的病情越来越重了。

那么当时吴鞠通的表现如何呢？看了那么长时间的医书，总该有些想法吧？

真实的情况是，吴鞠通根本就没插上嘴（未敢妄赞一词），那么为什么会出现这样的情况呢？要知道，吴鞠通无论如何也看了四年的医书，不至于一点都插不上嘴吧，别不是大家都不相信他吧？

实际上，当时吴鞠通完全不知道该如何治疗（然于是证，亦未得其要领），我们完全可以想象到吴鞠通当时的心理状态，那叫一个羞愧交加啊，亲戚邻居也都知道自己整天地看医书，可是真正到了有人病了，自己却张口结舌，完全说不出个所以然，插不上一句话，四年您都学什么了？

接下来的情况更惨，随着各位医生的治疗，巧官的病情更加重了，最后直至病危。

吴鞠通当时也急了，回到家里拼命地翻着医书：这到底是什么病啊？到底哪卷书里记载着治疗方法啊？到底在哪里啊？

在昏黄的灯光下，吴鞠通的眼睛里布满了血丝，他突然感觉到自己的无助与自责，自己是因为父亲的病故而学医的，父亲是没有机会拯救了，但是希望学有所成以后可以救其他人啊。可是现在，侄子病了，自己还是连个病名都说不出来，是何道理？是何道理？

终于，最可悲的一幕出现了，在各位医生的治疗下，巧官"发黄而死"，就是说在身体出现黄疸的症状以后，终于死去了。

吴鞠通在那些日子里，总是躲在屋子里不肯见人，他还在不断地翻着书，寻找治疗的答案，到底自己这些书里面少什么内容呢？

实际上我们并不能责怪吴鞠通，只能说当时温病学说还不完整，而且普及程度也非常不够，很多医生还不知道有这个学说存在，更甭提知道怎么治疗了。

所以吴鞠通此刻在家里无论怎么翻书都没什么用，因为，在若干年以后，温病学说将由他亲自来进行完善。

在接下来的三年中，吴鞠通接着攻读医书。但是，他开始明白一个道理，那就是一定要走出去，离开家乡，走向更广阔的天地，接触更多的高人，看到更多的医书，只有这样，才能真正提高自己的水平。

那么，这个远行的契机在哪里呢？

就在 26 岁那年，吴鞠通终于决定，不再等了，自己出去寻找机会吧！

此时，吴鞠通的家里已经十分贫寒，26 岁的吴鞠通需要担当起养家的重任，于是，他告别母亲和家人，踏上了远行的道路。

那是个初春的日子，江南已经是莺飞草长。

年轻的吴鞠通背起行囊，向寒冷的北方而去。

他的目的地是——北京。

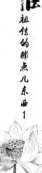

令人大开眼界的京城

来到北京以后，吴鞠通首先要做的事情并不是拜师学艺。跟现在考上医学院校的学生不一样，吴鞠通首先要考虑的是如何吃饭，如何赚钱回去养家糊口。

单凭这点，就跟我们现在的医学院学生没法儿比了。我们现在来到北京，书有的是，老师很多，大家都愿意提携新人。你去拜个老师，人家连份礼都不收，你就可以跟在诊桌边上抄方子了。估计吴鞠通要是知道有人有这等学习条件，一定会忌妒得眼红的。可就是在这种条件下，我们还有很多同学选择了整夜上网玩游戏，然后白天逃课睡觉，把时间全部浪费。不知道吴鞠通听到这样的消息后会作何感想。

当然，吴鞠通完全没有精力来思考现代大学生的成长问题，因为肚子太饿了，兜里也没钱了，现在最吸引他的话题是：去哪里赚些钱？

真是天无绝人之路，此时，清朝政府组织的一个巨大的工程给了吴鞠通生存的机会。

这个工程就是：编纂《四库全书》。

要说这可绝不是一般的工程，这活儿太巨大了，这套书共收录古籍3503 种、79337 卷，装订成 36000 余册（看着都眼晕）。准确地说，等到吴鞠通来到北京的时候，编纂的工作已经结束，只剩下了抄写工作。

您可别小瞧这个抄写工作，这也是一个无比巨大的工程啊。吴鞠通进北京时是 1784 年，在这一年，文渊阁、文溯阁、文源阁、文津阁这"北四阁"的四套已经抄写完毕，开始抄写文宗阁、文汇阁和文澜阁这"南三阁"的三套，这活儿正好被吴鞠通赶上。当时对抄写人员的录用很简单，就是贴出招聘告示，然后应征者面试（看着眼熟，和现在人才招聘会类似），面试的时候让应征者当场写几行字，看字体端正的，就可以录取。到后来，这活儿改成从乡试落第的学生中选拔，那就是各个地方政府的事儿了。

当时估计吴鞠通正在北京的街头晃呢，一边还愁着去哪里吃饭，猛然间一抬头，看到了抄写《四库全书》的招聘广告，心中立刻感觉有了希望。心想：这个活儿好啊，可以一边赚钱，一边看书，哪儿找这么一举两得的工作去？

得，别耽误时间了，赶快去应聘吧。

吴鞠通是读书人出身，写字那简直是太容易了，还用考吗？结果他马上就被录用了。

就这样，吴鞠通在京城站稳了脚跟，开始了一边抄写，一边学习的生活。

当时抄写的人员一共有三千多人，每天保证工作的有六百人。按照规定，每人每天抄写一千字，这对吴鞠通来说实在是小意思，太简单了，而且还有休息的时间，最关键的是，《四库全书》收录了当时几乎所有有价值的图书，吴鞠通在这里可以免费看到天下所有有价值的书籍。自己在家乡时读的书毕竟有限，对知识的掌握不足，刚好趁此机会多看点书，多学点东西。

吴鞠通利用这个机会，找到了从古至今的医书，开始刻苦攻读，学业大进。由于他在家乡时攻读了七年的医书，已经打下了良好的基础。此时当他面对如此众多的医书时，他开始能够全面地把握中医的各种学说了，其中，对他启发比较大的，是明朝吴又可写的《温疫论》。

这本《温疫论》我可得给各位好好介绍一下，因为它是温病理论的发轫之作。

写这本书的作者吴又可家乡在江苏的吴县（现在的苏州）。在崇祯年间，全国爆发了几次大规模的瘟疫，死亡人数众多，经常"一门数十口，无一口仅存者"，吴又可痛心疾首之余，"静心穷理"，并结合自己的临床经验，写出了这本《温疫论》。

在此之前，人们对瘟疫的认识是不够的，以为这都是伤寒病，是受寒才患上的。吴又可告诉人们，您可别把这个当做伤寒，这不是伤寒，这是"天地间有一种异气（现在知道是细菌病毒了）"，这种"异气"可以通过空气传染，也可以通过接触传染。他还特别指出，这些邪气可以通过口鼻进入人体，而不是伤寒体系所言的通过全身的皮肤进入人体（这跟现代医学的认识类似）。

总之，吴又可把瘟疫从伤寒体系中分离了出来，从伤寒治疗一统天下中，拉出了一杆新的大旗，另立了一个山头（虽然还是用了很多《伤

228

寒论》的方子）。而后世的医家，又从吴又可那里受到启发，把温病从瘟疫体系中分离出来，形成了一个与伤寒并列的温病体系。所以《温疫论》这本书对温病理论的形成非常重要。

实际上，吴又可当时论述的疾病中就包括了部分温病，他的《温疫论》的书名中就用了"温"字。

当吴鞠通看到这本书的时候，眼睛立刻就亮了，原来，问题的答案在这里啊！

他回想起了侄子巧官患病直至死去的过程，心中逐渐明白，他患的并不是伤寒，而是温病啊。他开始为自己的学问不足感到惭愧，同时，开始更加深入地学习和思考温病的理论。

这个时候，吴鞠通读到了叶天士写的书。

这位叶天士，我实在也得写上几笔，因为这位在温病理论体系中太重要了。

叶天士，名桂，字天士（瞧人家这个字起的，看着就不凡），这位实在不是个一般人，天资聪颖不说，还特谦虚好学，小的时候先后拜了十七个老师。就单拿药物炮制这块来说吧，人家就单独拜了个老师，在老师的诊所里专门干抓药、炮制这个活儿，结果学成后，对药物如何炮制，炮制后药性会走哪个经，那是了如指掌。

叶天士在学完了十七个老师所有的医术后，成为真正的高手。我读医书最喜欢读叶天士的医案，就像顶尖的武林高手，一出手招式就变化无穷一样，叶天士的一个方子里，一出手就是多少个用法，他把所有老师的学问都融会贯通了，出手间变化无穷，鬼神莫测。

结果是患者如云，叶天士基本上是每天低头开方子，根本就没有时间写书。所以，叶天士流传下来的《温热论》和《临证指南医案》等书都是他的弟子整理的。《温热论》是叶天士在舟中（估计是在出诊的路上）口述，弟子们拿着笔记录的。叶天士口述的《温热论》，可不得了啦，标志着温病理论正式形成了，因为他老人家这么一聊，就把温病的来龙去脉、病因病机、治法方药都给聊出来了，这本《温热论》现在还透着那么股口语化，可是越看越有嚼头，您拿来仔细看看，估计现在还有很多人觉得高深莫测呢。

吴鞠通看了这些书以后，感觉到眼界大开，热血沸腾，原来，温病里面有这么大的学问呢！

怎么办？没说的，开始集中火力，猛攻温病吧！

潜龙在渊

吴鞠通这个人非常有趣，我们从后面的医案分析，他是个非常性急的人，很直爽，有话直说，但是在看病这个事情上，他却是个十足的慢性子。

不但是慢，而且是非常慢。从他19岁读医书开始，到26岁来到北京，他就基本没有治疗过患者，从26岁到36岁，在北京的十年里，他也是疯狂地攻读医书，没有给患者看过病。

用吴鞠通自己的话说，叫"未敢轻治一人"，就是说，自己没敢轻易地去治疗一个患者。

这也太谨慎了吧？我研究过这么多的医家，如此谨慎，吴鞠通绝对该排在第一位。

为什么呢？为什么他读了十七年的医书居然还不敢轻易地去治疗一个人呢？

原来，吴鞠通太痛恨那些自以为读了点医书就给人看病的庸医了。那个时候，很多人都把行医当做很容易的事情，似乎干其他的事儿失败，实在没什么出路，搞个秘方骗骗钱总还是可以的。吴鞠通曾经说过："俗医之病百出，余不忍言。即以一端而论，京师谓做买卖，绍兴谓之开医店。可耻之极，遑论其他！且即以市道论，杀人以求利，有愧商贾远甚。"这些话的意思是：那些时候在北京把行医叫做买卖，可见在某些医生的心目中患者的地位和一些肥乎乎的猪头没有差别，但是那是人命啊，你拿这些人命来做买卖，道德水准比一般的商人不知道要低多少呢！

吴鞠通之所以这么恨这些医术不精的医生，很大的原因是基于自己亲人的治病经历。

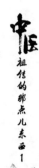

因此，他对行医这个事情看得比天还重。

他苦读医书，期望获得更多的知识以后再行医，这样就不会耽误患者，这样才能做个自己心目中的好医生。

这个时候，他认识了一个朋友，此人对他的影响也很大。

这个人叫汪廷珍，号瑟庵（吴鞠通总是称呼他为汪瑟庵），是吴鞠通的老乡，两人几乎同龄。当时这个人也在北京，正在准备科举考试，他和吴鞠通两个人意气相投（我们无法查阅到他们是否在老家时就认识，但他们都是山阳这个地方的学子，很有可能认识），但是最重要的是他们两人脾气太合拍了，因此，他们做了一生的朋友。在很多年以后，当汪瑟庵去世，吴鞠通甚至曾经感觉到没有可以说话的人了，变得非常孤独。

就在吴鞠通到了北京的第四年，当时还是考生的汪瑟庵对吴鞠通说了一句话，他说："医非神圣不能。"这是他由衷的感慨。吴鞠通听了以后颇受震动。这句话的意思是：要想做个好的医生，非要有超人的学识、超人的境界不可，医生不是一般人想做就能做的。

当时吴鞠通听了这句话以后，觉得太有道理了，于是就把这句话记在心里，随时用来鞭策自己，用他自己的话说：这句话在他的心里掂量了四十来年（兹经历四十年矣，时时体念，时时追思）。

这说明了什么？说明吴鞠通太重视患者的生命了，他后来写了很多关于医生的学问修养的文章，其中对医生的要求颇高。在他晚年写的《医医病书》的开头，就提出了对医生学问的要求，开篇五个小文章，全部都是关于五运六气的，依次为：一、医非上智不能论；二、气运论；三、医不明六气论；四、医必备四时五行六气论；五、三元气候不同论。

列这个什么意思？吴鞠通的意思是：如果连这个你都不懂，这本书后面的内容您就甭看了，看了也没用，按我的想法您绝对做不了一个好医生，别愣着，赶快回去补课去吧。

悄悄地说一句，现在百分之九十的中医师都不会这个东西了，这让我经常怀疑现在我们学的中医和古代的中医到底是不是同一个东西。

那么，这位汪瑟庵到底是何许人也，能够与吴鞠通如此地心心相印呢？

原来，他也是贫寒人家出来的，而且经历和吴鞠通特别地相似。他也是在十来岁的时候父亲去世了，由母亲带着他生活。那时的生活简直太贫寒了，经常是吃不上饭，有次在大年三十的夜里，家里没有粮食，汪瑟庵就和母亲各饮茶一碗，吃几根咸菜，就算是年夜饭了。

大年初一，别人家都放炮欢庆，汪瑟庵的任务就是翻开书，开始苦读！

这样的人，和吴鞠通怎能不意气相投！

俗话说："梅花香自苦寒来。"这种连饭都吃不上还要读书的人，那才会真正地读懂书中的内容，就在他对吴鞠通说完"医非神圣不能"这句话以后没多久，在乾隆五十四年（1789年），汪瑟庵高中一甲第二名进士（榜眼），也就是大清国全国统考的第二名。有的资料说是状元，这不对，我们要实事求是（汪瑟庵后来的书斋就叫"实事求是斋"），中的确实是第二名，但说句实话，这已经够厉害的了。从此，汪瑟庵同志平步青云，最后官至礼部尚书，而且做了很多年嘉庆皇帝的老师，嘉庆皇帝后来加授他太子太保衔，可谓功成名就。

一般做官做到这个份儿上，跟皇帝都搞成师生关系了，应该有些架子了吧？还真不是这样，汪瑟庵依旧节俭。回乡的时候，搁别人中了一般的进士，都是要敲锣打鼓的，举着进士及第的牌子在街上逛几圈，让隔壁平时瞧不起自己的阿猫阿狗好好看看的。可汪瑟庵高中榜眼，回乡就是坐着一辆破马车，多了一个仆人而已，别人都以为他是落第而回呢（与诸生落第归者无异）。做人做到这个份上就没什么好说的了。而且，汪瑟庵在朝廷里不营私结党，"百官见之莫不肃然"，当时他还主管国子监，对学子们特好，谈话就跟父亲兄弟一样，发掘培养了好多人才。

另外，从他和吴鞠通的关系也可以看出来，他当了官以后，一直和吴鞠通特要好，经常在一起讨论医学问题。吴鞠通的医书《温病条辨》就是他给参订的，还给写了序言，序言的落款是："同里愚弟汪廷珍谨序"。

瞧人家谦虚的，还说自己是同乡的"愚弟"，那时候他已经是礼部侍郎了，就这份客气就很难得了。好多人看这个序不知道汪瑟庵是干什么

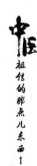

232

的，以为就是一个小老乡，实际上吴鞠通的命运是和汪瑟庵联系得很紧密的。

但是，"未敢轻治一人"的意思并不是不接触临床。吴鞠通曾经说过，他在这个时期是"进与病谋，退与心谋"，意思是说白天在看到疾病的时候是面对着疾病思考，晚上回来是自己用心再去揣摩，这句话说明他也经常接触病例，有可能是有一些跟师实习的机会。

最终，"进与病谋，退与心谋"这句话流传了下来，算是中医名言之一，后世的很多医家把这句话作为座右铭，时刻提醒自己要认真思考病情，各位可以把这句话抄在本子上。

就在这样的苦读与思考的过程中，十年过去了，吴鞠通已经 36 岁了，在这一年，北京发生了一件大事，又一次改变了吴鞠通的命运。

初露锋芒的时刻

那么，到底发生了什么严重的事情呢？原来，在乾隆五十八年（1793 年），京师发生了一场大规模的瘟疫。

这场瘟疫来势凶猛，在很多史料中都有记载。对于这场瘟疫，当时的医生也不知道该怎么治，估计大家开始疯狂地翻书，想找到治疗的方法，但最后只能急得干瞪眼，结果因瘟疫而死者不可胜数。

纪晓岚曾经记载道："乾隆癸丑春夏间，京中多疫，以张景岳法治之，十死八九，以吴又可法治之，亦不甚验。"

张景岳，我在前面提到过，是明朝的一个医学家，按照纪晓岚的说法，看来张景岳的办法此时不大灵了（其实是大家不会应用而已，后面我们将看到吴鞠通是怎么用的）。而吴又可是我们前面提过的写《温疫论》的那位，他的办法主要是使用大黄等药来泻下排毒，但事实证明这个方法也不行，当然，不是说人家的办法不好，而是不对症。

这个时候，吴鞠通正好是 36 岁，学医已经有十七年了，怎么办？难道还要谨慎地等待吗？

其实我相信这也是吴鞠通当时正在问自己的问题，他也一定在观察着疫情的发展，观察着患者的症状。

这个时候，倒是吴鞠通的朋友们坐不住了，大家纷纷跑到吴鞠通的住处，围着吴鞠通开始劝他：兄弟，出手吧，养兵千日，用兵一时，您都养了十七年了，怎么着也该用一回兵了！

吴鞠通还在犹豫：我的学问还不够……

朋友：啊？您的学问还不够，那边刚学两个月的都开始治病了，您要是总这么谦虚那可就没个头了！回头您学了七十年还觉得自己学问不够，那可怎么办呢？甭想那么多了，上吧！

就这么着，吴鞠通被朋友们推上了前线。按照吴鞠通自己的说法是："诸友强起瑭治之"。

实际上这是一种谦虚的说法，面对如此大的瘟疫，以吴鞠通忧国忧民的性格，能袖手旁观吗？其实他早就做好了准备，因此才能一出手就有了很高的命中率。

那么，吴鞠通到底是用什么法儿来解决这场瘟疫的呢？

让我们来看看他的医案吧，很庆幸，在《吴鞠通医案》中留下了公元1793年的几则瘟疫医案，这让我们得以一窥究竟。

乾隆五十八年（1793年）七月九日，有位姓刘的同志请诊。这位刘老同志60岁了，一向好喝两壶，这在中医里叫做"酒客"，患上瘟疫以后，医生以为是伤寒，就给这个刘老同志开了解表药发了发汗，结果导致"津液消亡"，病不但没有好，反而更重了。

吴鞠通来到刘同志的家后，一看，病得果然够重的，患者甚至已经开始尿血了，一尿就是半盆（各位别害怕，这是和着尿液呢，要是全是血那他就等不到吴鞠通的到来了），一问，敢情都已经尿血尿了三四天了。

再看他的脸色，脸上的颜色"大赤"（注意：这是中医的望色诊法），然后再看舌头，只见舌苔老黄，中间是黑色的（这里也要注意了，舌苔的颜色如果是焦黄色，并且还很干燥，那就是体内有热的标志），嘴唇也干裂了，连吴鞠通都纳闷，怎么热成了这个样子？难道热邪就没有泻出的道路？

再一问，果然没有，原来这位已经七天没有大便了（其实也有出路，都从尿里走了，尿血就是）。

通过这一番检查，吴鞠通基本上就可以断定这个患者瘟疫的性质。怎么断定的呢？各位仔细瞧了，首先吴鞠通不知道这个病邪到底是什么，他手里那阵还没有显微镜，他只能判断这个病邪在人体内部引起了什么反应，通过看脸色，察舌苔，瞧嘴唇，吴鞠通认为是邪气在人体内引起了热证，热证导致这个刘同志体内的津液快要消耗干了。

那么，为什么刘同志体内的热会散不出去呢？原来是由于七天没有大便，导致气机完全阻塞了，这个时候，需要对症处理，马上通便。中医有个术语，叫"急下存阴"，通便以后，气机通畅了，热邪就会出去，津液也就可以不被消耗干了。

各位可别小瞧大便，我见过多少位老人就是因为大便不畅最后中风了，一问家属，才知道老人七八天没大便了，撬开嘴，舌苔都是黄黑的。

吴鞠通此时知道必须立刻使刘同志的大便泻下来，于是就开了大承气汤，其中减少了枳实、朴硝的分量，增加了牡丹皮（这是泻肝经郁火的）和犀角（这是泻心经之火的）。

开完了方子，吴鞠通就回家了。等到第二天再诊时，就问："昨天大便泻了吗？"

患者家属回答："泻了，现在尿血已经止住了。"

吴鞠通让患者张开嘴，再看舌头，还真不错，舌头上的津液开始多了起来，这说明体内的津液已经开始保存住了。

于是又根据现在的情况，停止使用泻下的药物。张仲景的原方就是让患者一旦泻了，就停止继续服用剩下的药物，叫"得下，余勿服"，这是什么意思？是气机一旦通了，就不要再泻得伤了正气了。《伤寒论》这本书为患者考虑得精细到如此地步。

吴鞠通就开了新的方子，是：焦白芍四钱、犀角四钱、麦冬四钱、牡丹皮五钱、银花五钱、细生地五钱、生甘草两钱、天门冬两钱。

这个方子里面清热的、滋阴的都有了，犀角、丹皮的作用已讲过了，好在那会儿犀角还能买卖，现在再倒卖该判刑了。金银花是解毒透热的。生地、天门冬是滋阴的。过去生地还有细生地和大生地之分，开出的方子用途是有差别的，这里面的讲究以后再给各位讲。此处让人奇怪的倒是白芍，怎么出来个焦白芍呢？

　　原来，过去医生认为白芍生用伐肝，炒用敛肝，而如果有血证，那么最好用炒焦的，有收敛阴气的作用。现在已经不大讲究这个了，一开方子就是"白芍"，各地药店的理解就不同了，有的给生的，有的给炒的，但是还是有讲究的医生，会根据病人的症状决定开"生白芍"或是开"炒白芍"。

　　吴鞠通考虑到患者曾经尿血，因此用了焦白芍，以防止复发。

　　这个方子陆续服用了七天，期间稍有加减，到了七月十七日的时候，这个患者的情况就已经很乐观了，已经能够喝粥了（敢情原来都是挺着来着）。吴鞠通来诊断后，认为邪气已经去掉了七八分，此时已经是以阴虚为主要矛盾了（阴虚甚于余邪），于是就开了新的方子。

　　方用：复脉汤去掉人参（复脉汤，又名炙甘草汤，是《伤寒论》中的方子，用来治疗气阴两虚引起的心动悸、脉结代等症）、桂枝、姜、枣等温热药，开两服。

　　这个复脉汤可是《伤寒论》中的一个名方，组方那叫一个高超，我自己在学医之初曾经因为过度劳累，心脏出现了问题，患了房早，心脏每跳七八下停顿一下，自己觉得快要告别人世了，我们那里的顶级医院经过无数次检查，花了很多钱（很心疼啊），请了很多的大名医，都查不出问题出在哪里，最后无奈之下，我回家翻开教材，看到"心动悸，脉结代"几个字，就抄下了炙甘草汤这个方子，只喝了两服药以后，就痊愈了。我对中医的信心就是从那个时候开始增加的，所以对这个复脉汤简直是太有感情了（故此多说了几句，各位别嫌啰唆）。

　　吴鞠通在十九日和二十一日，又分别在复脉汤的基础上加上了生龟板、生鳖甲、生牡蛎三味药，这一加不要紧，各位，这个方子就是吴鞠通根据复脉汤创立的新的方子——三甲复脉汤，专门用来治疗热病以后阴液损伤的，此方亦留于青史，现在仍在应用。

　　其实，到这个时候，这个患者已经没有大碍了，稍加调理就能痊愈，本着食疗的原则，吴鞠通在后面的方子里又加上了海参两条、鲍鱼片五钱，最后这个患者就好了。

　　各位该问了，吴鞠通怎么了？海参鲍鱼还能加到药里面？再加上龟

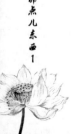

板、牡蛎，这不成了海鲜汤了？

原来，在中医里面，海参、鲍鱼可是好东西。海参补养精血，阴阳双补，王孟英写的《随息居饮食谱》中就论述过海参的好处。有一天，我上美国的医学网站查资料，看到他们还在研究海参的抗肿瘤作用呢。而鲍鱼是补阴补血的，好在那个时候鲍鱼特别便宜（海边的人说，过去鲍鱼壳比鲍鱼肉值钱），大家都能够用得起。

海参、鲍鱼等药是温病学家们经常用的药物，叶天士就经常用，在他的医书里随处可见。但是徐灵胎特反对用这个，估计徐灵胎自己曾经喝过，他觉得腥膻欲呕，患者会受不了的，他还经常在书里建议叶天士自己也喝喝试试。

个人口味不同，现在还有生吃的呢，所以也不能太指责叶天士了。

而且，我还见过海参的受益者，清朝大医家黄元御的传人麻瑞亭，是位老中医，我学中医最早学的就是他的路子，他老人家活到九十四岁（现在已经去世了），九十几岁时还写书出诊呢。别人问他，您到底有什么长寿的秘诀啊？他一概回答：得益于海参。

他在老年时，每次感到精力不足的时候，就吃手指大海参五根。他自己说就是这个秘诀让他长寿，后来他还用海参来治疗再生障碍性贫血，疗效也不错。

各位在给父母养生的时候可以参考一下。

大家一定也发现了，为什么吴鞠通治疗温病，使用的都是《伤寒论》中的方子呢？这个问题我们后面再聊。

现在让我们回到当年。瘟疫的情况仍然很严重，吴鞠通还在面临着众多的患者，这不，又有人找上门来了。

这是个比较令人头疼的病例，患者居然是一个怀孕七个月的孕妇，27岁，姓史，我们姑且称之为史女士吧。这位史女士患了瘟疫后，先请了别的医生，这位医生不知道根据什么，就一口咬定这是受寒而得的伤寒，于是就给使用了发汗的药物（这都是当年上课逃课、温病考试不及格的医生们常犯的错误），结果史女士不但没有好，反而感觉病情更重了。于是又换了个医生，这位头脑倒是很灵活，一看前面的医生用发汗方法没有效果，甭问啊，这不是个寒证啊，一定是个热证，这个分析倒是对头了，但是他却一下子分析到另外的思路上去了，他显然认为这是有肝胆之火，因为他给用的药物是龙胆草、芦荟等苦寒泻火之药，结果，病没有好，反而更重了。

再看这位史女士，现在已经很危险了，具体表现是胎动不安了，这就意味着如果再误治，就有流产或者死胎的危险了。

这个时候，有人向她推荐了吴鞠通，说这位吴鞠通很厉害啊，读医书都读了17年了，应该是很有学问了，而且这些日子人家治的患者还都痊愈了，你不妨把他给请来看看。

患者的家属一想：17年，差不多够把从本科到硕士再到博士来回给读两圈了，估计这位学问可能的确比较大，在这个全民皆浮躁的年代还能这么读书，实在是令人佩服啊，还不赶快请来？

这是癸丑年（1793年）七月初一的时候了，北京的天气仍然燥热，满街走过的车马扬起一阵阵烘热的尘土，吴鞠通跟着患者的家属，穿过条条街道，来到了患者家里。

吴鞠通一看到这位患者，也不禁一惊，原来，史女士此时的病已经很严重了。

只见她挺着大肚子，无力地倚在床上，虚弱中带着烦躁。吴鞠通让她伸出舌头（各位注意了，舌诊是温病学家们最擅长的一个诊断方法），只见史女士的舌苔已经是正黄色的了，我们一般人的舌苔应该是薄白苔，一般患了热病的时候，也就是能有点儿淡淡的黄色，可这位，已经是正黄色了，您想想那该是个什么样子吧，而且，就这么个正黄色的舌苔还"烂去半边"，也就是一半的都没有了。这里需要注意的是，在诊病的过程中如果遇到舌苔只剩下一半的，或者左侧的没有了，或者右侧的没有了，那都是要慎重的（其中左右还有不同），而且史女士还有个更恐怖的症状，就是"目睛突出眼眶之外如蚕豆大"，再诊脉，是脉象洪数，而且还兼浮。

这是什么证啊？吴鞠通判断，这是邪热内盛，"气血两燔"之证。

估计您该问了，既然是热证，那前面的医生用了龙胆草、芦荟等苦寒的药物怎么就不见效呢？

这还真得跟您解释一下，在温病的理论中，像这种邪热在人体内部的情况，还真不能用大苦大寒的药物，因为苦寒的药物都燥，会更加损伤津液。同时，还有个比较严重的后果，就是"冰伏"邪热，这在临床中是可以经常见到的，就是有些中医在现代科技理论的指导下，看到有病毒细菌感染，就使用大量的具有"杀灭细菌作用"的解毒药物，比如鱼腥草、大青叶等，每用必五六十克以上，以"杀死细菌"。结果导致患者高热缠绵不退，病情愈重，这都是"冰伏"了邪气。对于这种情况，温病理论主张使用清透的药物，使邪热向外走，以便给身体以恢复的机会。而龙胆草和芦荟都是泻肝胆之火的，此病显然比简单的肝胆之火更加复杂。

在这里，使用的方针仍然是"热者寒之"，但在应用技巧的层次上，温病学家们已经更深入一步了，这就是中医理论在临床中的发展。

于是吴鞠通就开了一个方子，叫玉女煎，在其中又加上了犀角。

前面我们提到过，纪晓岚曾经记载说这次瘟疫各位医家使用了张景岳的方子也不灵，其实这是大家不会用，张景岳冤枉大了，吴鞠通这里使用的玉女煎，就是张景岳的方子。

我们都知道，张景岳是明朝的一个大医家，也是一个传奇人物，对中医的贡献巨大，他创立的方子很多，这个玉女煎就是其中之一。

现在让我们来看看吴鞠通给这位孕妇开的方子吧：生石膏四两、知母一两、炙甘草四钱、犀角六钱、京米一撮、细生地六钱、麦冬五钱。

就是这么个方子，首先生石膏用了四两，这么大的量给孕妇开下去，真够让人担心的，吴鞠通这是跟哪位学的法子啊？告诉您，他是从明朝一位大医学家缪希雍的书里学的。应用生石膏是张仲景在《伤寒论》里开的一个法门，但是后世的医家都认为石膏太凉，不大敢用。直到缪希雍开始大力宣传生石膏具有透热外出的功能，可以大剂量地使用，后世的温病学家们学会以后深受其益，那叫一个高兴。

需要提醒各位的是，生石膏在透热方面非常有效，有些高烧的病人服用后很快退烧。但是如果对体虚的人，一定要配合扶正的药物才可以，比如加上党参，否则也会犯错误（仲景的白虎加人参汤就是这个意思）。

方子中的知母可以清肺热，辅助生石膏，透气分之热。而犀角则是透营分之热的药物。温病理论把人体分为卫、气、营、血四个层次，他们认为邪气从外入内通常是按照这个顺序进入的。当邪气到了营分的时候，再使用气分的药物就不大灵光了。因此一定要使用能够进入营分、血分的药物，把邪气透出来，比如清朝著名的温病理论导师叶天士就说过一句名言，说邪气"乍入营分，犹可透热，仍转气分而解，如犀角、元参、羚羊等物是也"。

京米就是粳米，我们经常用它来包粽子，后世民国时期的名医张锡纯根据自己的体会，干脆把仲景方子里的粳米都给改成了山药，他说用了效果更好。现在好多医生都这么使用了，您别说，大家用得还都挺顺手的，效果也确实不错。

……

吴鞠通的玉女煎和张景岳的玉女煎有些不同，原来张景岳的玉女煎方子组成是石膏、熟地、麦冬、知母、牛膝，而吴鞠通这里居然给改了，变成了石膏、细生地、麦冬、知母，而且他还经常给加上一味元参，这是怎么回事呢？

原来，吴鞠通认为原方子里的熟地太滞腻，而且太温了，恐怕对病情不利，所以给换了细生地了。而且他还把原方子里的牛膝给去掉了。牛膝的药性是下行的，可以通下肢的经络，滋补下肢的筋骨，其中有川牛膝和怀牛膝两种药材，前者以通为主，后者擅长滋补。父母腿脚不好的，可以仔细地研究一下这味药，和其他药配合使用，效果是不错的。但是吴鞠通认为在这里是用不着的，因为现在患者的病是在上面，如果加入牛膝把药性引到下肢去了，那就耽误大事儿了，所以干脆就把牛膝给解雇了。

所以各位可要注意了，看吴鞠通的书的时候，如果看到"玉女煎"如何如何的，那可不是张景岳原来的方子了，而是吴鞠通改造后的玉女煎了。

史女士按照上面这个方子服了一服以后，到了第二天，吴鞠通再来的时候，患者的情况就改善了，具体的反应就是肚子里的小宝宝不再躁动了，患者本人也不再那么烦躁了，于是吴鞠通就按照这个方子，又开了三服。

到了初五那天，吴鞠通再来的时候，患者的情况又有了改变。此时患者的大便不通，小便也每次只有数滴而已，而且感觉尿道疼痛，而且再看舌苔，已经由黄色变成了黑色，嘴唇也干裂了。

各位可以分析一下，这个病现在是变轻了还是变重了？

表面上看，这个病是变重了，因为舌苔由黄变黑了，下焦的症状开始严重了，但实际上这些都是邪气要从里向外出的表现。在温病中，当邪气从里向外出的时候，舌苔反而会由白变黄，甚至变黑，然后再慢慢地退去。而下焦症状的出现，也是邪气正在寻找外出的通路，但是由于患者身体气机不畅通，所以阻塞在了那里。

那么，此时该怎么办呢？

吴鞠通想出的办法是：泻下法。

此法一出，患者的家属倒是比较担心了，这位可是孕妇啊，吴先生您别不是给忘了吧？孕妇您用泻下法，这要是伤了胎儿，导致流产可如何是好啊？

对此，吴鞠通在经过谨慎的思考后，显得胸有成竹，他引用了《黄帝内经》中的话："有故无殒，亦无殒也"，这句话在后世被广泛流传。我给大家举个例子来解释这句话，比如当坏人劫持了一个人质，如果你的枪法够好，有把握命中目标，那你就可以开枪，击毙歹徒，将人质安全地解救出来，如果一直犹豫下去，则人质有可能就危险了。

于是吴鞠通开了方子：生大黄六钱、元明粉四钱、川朴一钱、枳实一钱，然后让患者家属给熬成两杯，分两次服用，大便一通立刻不再服剩下的药。

初六时，患者的大便已经泻下了，泻了以后，患者身体发热的情况就消失了，脉也安静了下来（脉静身凉），突出的眼睛也开始缩了回去（目睛渐收）。

这说明邪气已去，吴鞠通就又开了些"甘寒柔润"的药物。

初十，患者的情况继续好转，吴鞠通开了复脉汤，去掉了其中的桂枝、生姜等热药（这是吴鞠通的一贯做法）。

十四日，在前面的复脉汤的基础上，又加上"三甲"，即生牡蛎、生鳖甲、生龟板。到这个时候，患者就基本痊愈了，接下来就是善后工作了。

二十日，吴鞠通给患者开了个他自己独创的秘方药膏——专翕大生膏，而且开了十二斤。这个方子我以后再给各位介绍，估计各位听了一定会目瞪口呆，因为里面的药现在都太贵了，方子中光海参和鲍鱼就各用了二斤，这要放现在，这一服药得花多少钱呀！所以我估计当时还不算贵，否则吴鞠通不会给孕妇都使用的。

后来，这个孕妇足月生出了一个可爱的小宝宝，当这个小宝宝懂事以后，我想他的母亲一定会给他讲当他还在娘胎里的时候，他们母子俩经历过的这场特殊的瘟疫的故事。

近期工作总结

在这场大规模的瘟疫过去以后，让我们来总结一下吴鞠通同志的近期表现吧。

吴鞠通同志在这场战役中表现良好，据他在《问心堂温病条辨自序》中说"幸存活数十人"，也就是说治愈了几十人，这实在是一个很不错的成绩。一般在我们的想象中，似乎是只要有一个名医存在，一场声势浩大的瘟疫就会被全部扑灭，这种想法实际上是不太可能的。事实上，一个医生能够治疗好周围的人就已经很不错了。当时还没有一个很好的医疗制度，好的治疗方法不会马上被政府拿来研究然后推广。实际上，很多推广工作都是由医生自己做的。所以根据吴鞠通同志的良好表现，我们可以给他打出一个很高的分数。

这次治病，就好比是诸葛亮初出茅庐打的第一仗，对于诸葛亮的同事们来说，开战前大家觉得这事儿特没谱，一个读书人，能打仗吗？等打了胜仗，服了。吴鞠通同志，同样也遭遇了别人的质疑，苦读了十七年的医书，这些理论上的东西都有用吗？是否真的能治病？结果，正是这一仗，打出了威风，打出了信心，打出了理论与实践相结合的经验。

现在让我们来开一个现场研讨会吧，会议的题目就是讨论吴鞠通同

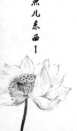

志在 1793 年瘟疫治疗中的表现。

首先，我们肯定吴鞠通同志的表现是不错的，这主要体现在他扎实、深厚的理论功底。通常我们治疗瘟疫都会找出一个基本方法（因为瘟疫的病情就有相似性），使用相似的一个方子，比如李东垣开出的普济消毒饮子。但吴鞠通却不同，他治疗这些瘟疫虽然治疗方针都是以清透为主，但是治疗方法却变化多端，就像水一样，跟着病情变化，随弯就弯，正如《吴鞠通医案》的编著者在总结这次瘟疫治疗时说的那样："今于其证中之有证者，先生则法中之有法……真乃运用之妙，存乎一心。"总之，这次战役我们可以放心了，就凭着这十七年读医书打下的功底，吴鞠通同志已经是一个高手了。

其次，我们再来总结一下不足的地方，使劲地吹捧一个同志对他的成长是不利的，那我们就骨头里挑刺，找一些让我们困惑的地方吧。

前面我们说过，吴鞠通治疗瘟疫，怎么用的都是张仲景治疗伤寒的方子，什么承气汤、白虎汤的。除了张仲景的，还用到了张景岳的玉女煎什么的，虽然给修改了一下才用，但那也是人家的方子啊，吴鞠通自己的方子怎么没有几个呢？

为什么会这样呢？吴鞠通在治疗这次瘟疫的时候，他的医术达到一个什么水平呢？

让我来给各位揭示一下吧！

各位要理解，这是吴鞠通在苦读了十七年医书之后的第一次大战，此时的他，学识渊博，自己的治疗思想也已经基本有了一个雏形。但无论怎么说，吴鞠通还是一个刚刚开始全面走向临床的新人，所以还是很谨慎，所用的方法也都是成法。我给各位做个比喻，一个武功高手，刚刚将各门派的武功全学会了，但是还没有形成自己的独门招法，遇到了敌人，形意拳、通背拳、地趟拳，哪种招法能将敌人打倒就用哪种，总之都是别人的招法。终于有一天，这位把所有的招法都融会到自己这里了，他就创出了自己的拳法，成为顶尖的高手。

我们看吴鞠通后来的诊病医案，可以看到他已经是随证立法了，好多方剂都是自己创立的。

吴鞠通创立的方子很多，其中一些成为了至今仍在使用的名方，比如银翘散，现在我们药店里面卖的银翘解毒丸就是根据这个方子弄的；安宫牛黄丸，现在也根据它整理出了成药。还有一些比如桑杏汤、杏苏散等，都是临床常用的方子，我们以后再讲。

吴鞠通在这个时期还在不断地探索着各种药物的使用，他对书中的理论不断地进行着尝试，这里面有个非常有趣的例子，记载在《吴鞠通医案》里，是他治疗自己的疾病的过程。故事很短，所以很多人看的时候忽略过去了，但是这个医案却反映了吴鞠通在这个阶段是怎么进行实践的。

那是嘉庆二年（1797年）的六月十三日，北京的六月已经开始热了，阳光照射在城墙上，光线灼人，云似乎被阳光烤化了，消失得无影无踪，街头一些开店铺的商贩都躲到了遮棚的阴影下，以取得一丝凉意。

吴鞠通这一年已经40岁了。40岁，对今天的人来说已经是一个开始走下坡路的年龄了，但对某些古人却似乎是事业的开始，朱丹溪在这个年龄还没有遇到罗知悌呢，吴鞠通也才刚刚走出书斋，开始自己的行医生涯。

很不巧的是，今天吴鞠通患了外感病，他先是被毒辣的太阳暴晒了一次，受了暑邪，然后又被风吹到，受了风邪，具体是什么症状呢？是"大汗如雨，恶寒不可解"。

估计很多人在感冒的时候都会遇到这样的情况，一般我们会难受地躺上两天，严重了去医院打点滴，反正七天以后如果不引起肾炎或者心肌炎什么的，病自己也就好了。

吴鞠通同志却不这么想，他认为，自己实践的机会终于来了，于是挽起袖子，拿自个儿当做小白鼠，做起了试验。

吴鞠通分析，这是桂枝汤证啊，那么这个桂枝汤的疗效到底如何呢？（桂枝汤，《伤寒论》中的方子，用来治疗营卫不和之太阳中风证。）

对于桂枝汤治疗感冒，很多医家有疑问，就是说用了以后疗效不是很确切，后来清代一个医家叫王清任的把话说得更绝，他说桂枝汤从古至今未见治愈一人（这话当然是太绝对了，应该批评）。

吴鞠通也疑惑啊，怎么办？疗效如何，得用事实来说话嘛。于是就

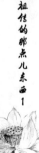

给自己开了一服桂枝汤。其实桂枝汤的组成特别简单，就是桂枝、芍药、炙甘草，一共三味药，再加上大枣、生姜，有的人称它为酸辣汤，酸的是芍药，辣的是生姜，大枣和炙甘草都是甜甜的，总之这个汤不难喝。但是我们平时开的药量是多少呢？桂枝也就开个 9 克、十几克的，芍药的量与此相似，但是吴鞠通同志本着科研要严谨的原则，开了一个量比较大的方子，"为君之桂枝用二两"，就是用了 60 克的桂枝，这么个开法儿就比较火暴了，搁现在有的药店都不能给抓药。

结果是，喝下去以后，一点效果也没有（毫无效验）。

吴鞠通就纳闷了，难道大家说的都是真的？难道桂枝汤对太阳中风证确实没有什么效果？不会啊，仲景方子个个疗效惊人，怎么唯独这个在《伤寒论》中排第一的桂枝汤会没有效果？

于是，吴鞠通开始怀疑剂量，其实《伤寒论》中方子的剂量问题一直到现在还在讨论，原来的方子张仲景标注的分量是：桂枝三两、芍药三两、炙甘草二两。后世医家认为汉朝的重量单位和现在的不一样，所以桂枝三两也就给改成了三钱，也就是 9 克，实际情况是，对于轻一些的病症疗效还是可以的，但救急的重病就不行了，总是没有效果。

这个困扰也降临到了吴鞠通的头上，搞得吴鞠通的头老大，怎么办？这个问题可不能绕过去啊，一定要解决，这涉及自己对张仲景教授的信任问题。

吴鞠通还真不是一般人（一般人都干不出这种事儿），他决定，更改试验计划，加大药物的投放剂量（这是置小白鼠的生死于不顾啊），加大到什么程度呢？桂枝用八两！

对，您没看错，桂枝用了八两！一般人用三钱，他用八两，这个分量已经是骇人听闻了。从古至今，据我所闻，这么对待自己的，除了吴鞠通，没有第二人了。

结果怎么样呢？吴鞠通自己记录道："服半贴而愈。"意思就是说，这服药只服用一半，病就好了。

吴鞠通这次起效的药量是桂枝四两（120 克）。

从此吴鞠通对用药的量有了新的了解，这是从他自身的体验得来的。

后来，在他写《温病条辨》的时候，把桂枝汤列在了开首第一方的位置，但是用量并没有那么大，只是用了桂枝六钱。

可见，吴鞠通等温病学家们并不是排斥经方的，相反，他们个个都是使用经方的高手。他们充分地理解了经方的精髓，又加以发挥，发展了中医对于温热病的治疗理论，其功伟矣。

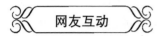

网友互动

ydfzj 问：

看完吴鞠通治疗孕妇邪热内盛的故事，不由得令人赞叹吴神医的胆大心细！请问一个问题：孕妇感冒用什么方呀？不发烧的。

罗大伦答：

朋友，孕妇感冒了要及时治疗，不要挺着，但是要看感冒处于什么阶段。如果只是发冷，切几片葱白，泡开水，喝点出汗就可以了，或者少用一点苏叶也可以。如果咽痛，痰黄，有感染了，要用连翘、金银花泡水喝，各6克就可以，也可以放入6克的板蓝根，解毒的作用更强。注意保暖，应该很快就可以恢复的。但是轻易不要使用活血化瘀类药物，最好找当地的医生帮助分析一下，这样会判断得更准确些。

qingwuse 问：

罗老师，我得了带状疱疹，又在哺乳期，有什么好办法吗？谢谢！

罗大伦答：

朋友，因为你是在哺乳期，我给你个外治的方法吧。用地榆50克、紫草25克、车前子30克，研成细末，然后用鸡蛋清调成泥，每次涂抹在患处，用纱布包扎，每天一换药，其余的药要放在冰箱里保存。三天后看看效果如何。

花白头发问：

罗博士，你在北京电视台的《养生堂》节目讲得很精彩，我和老伴都

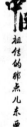

十分喜欢看。您曾在一期节目中讲过一个治少年白发的秘方，你能再告诉我们一下吗？我两个儿子都是少白头，年轻轻的小伙子，却顶着一头花白的头发，像小老头似的，找工作，找对象，都特别不顺利。大儿子都三十好几的人了，连个媳妇儿都说不上。处了几个对象，人家姑娘总嫌弃他的头发。为这事，我们全家没少操心，染发膏、吃药、按摩治疗，都没什么效果。上次您在节目中提到的那个中医秘方，我们当时没来得及记下来。老伴这两天一直催着我与您联系，如果您能在百忙之中看到我们的留言，并将秘方告之，您可就帮了我们的大忙了，拜托您了！

罗大伦答：

有朋友问我在节目里讲的治疗少白头的事情，其实节目播出以后，电视台办公室接了很多咨询的电话，直到第三天我去北京电视台，还是有人打电话咨询，看来少白头的人很多啊。

我当时是在读博士，学习很辛苦，要搞科研，很多内容都不是中医的东西，涉及颜色科学、计算机分析等，常常连夜干，结果头发白得很厉害。这是为什么呢？中医认为，人的头发和血液是相关的，"发为血之余"。中医有味药，叫血余炭，就是把头发烧焦而制成，因为是血之余，所以叫血余炭。如果一个人过分消耗心血了，就会导致阴血不足，头发发白。

现代人消耗心血的机会很多，比如熬夜上网，通宵喝酒，连夜写业务报告等等，所以现在少白头的人比比皆是，其实这都是虚损的表现。就好比是一棵树，秋天还没到，叶子就枯萎了，这绝对不是叶子的事情，这是树根出了问题，一定要从根本来解决。

那段时间，到剪头的时候，理发师总是劝我，焗油吧，你看看，剪下去像下雪一样。

但是我知道焗油的染料对人体很不好。而且这就跟树叶枯萎了，不去浇水，用绿色染料来涂抹树叶一样，是徒劳无益的。于是就一直拒绝。可是因为课题太忙了，也没有时间给自己熬药，就一直挺着。

等到毕业了，终于有了时间，就在家里给自己开方子，用的是二至丸，女贞子30克、墨旱莲30克，每天熬水当茶喝（三碗水熬剩两碗），这个二至丸中的女贞子是冬至日采，墨旱莲是夏至日采，传统认为这个时候药物的药性是最好的，所以叫二至丸，有滋阴的作用。我则进一步分析这个药有交通阴阳的作用，很平和，只要是因虚损导致的白发都可以服用，不必计较阴虚阳虚。我大约服用了一年，结果头发变黑了很多，理发师再也不劝我了，而且还向我咨询怎么弄的，他也想试试。

回家以后，母亲也说，你头发怎么黑了？

那天录节目，大家都过来看，原来还真是黑的（当然，没有完全黑，还有残余，但是和以前比简直天壤之别）。

还有就是吃黑豆的方法，我没有用，有个老中医坚持过，坚持了好多年，是宽街中医院皮肤科的一位老专家，现在头发还黑呢，但是人家坚持的时间长，一般人没有那个毅力。

据说有人买到了二至丸的中成药，这当然就更方便了。

当然，有的人的白发是因为肝气不舒、郁闷引起的，这就要靠疏理肝气的方法来调理了。

天涯客问：

来例假的时候，总是痛得要命，说话都没有中气了，每次我都想，下辈子再不做女人了。可是，一旦闭经，几个月不来，我又惊慌失措，害怕得要命，唉！做女人真是太难了！罗博士对女人闭经有没有办法？

罗大伦答：

在来邮件咨询病情的朋友中，有相当大的比例是咨询女士闭经的问题，让我非常惊讶，这种情况怎么如此普遍。女士闭经很多是因为肝气不舒引起的。我刚刚治疗了一个患者，刚来北京四个月，结果就闭经了四个月，其实就是工作和生活的压力大导致的，这和肝气不舒有直接的关系。我开的就是傅青主的益经汤，方子都没怎么变，其中柴胡的量加到了6克，杜仲加到15克，傅青主在方子里说，8天就可以通经，这个患者是5天，昨天月经就来了，量正常，结果她很倒霉，昨天又被领导强烈训斥，据说痛哭一晚，今天来电话说月经又没了。

这非常明显是肝气不舒导致的问题，所以很多女性在遇到精神压力

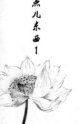

或者刺激，或者搬到新地方的时候，都要自己好好地疏解，不要有精神压力。

另外，中医认为夜里是阴气值班的时候，如果不睡觉，过分消耗，则阴气不足，血属于阴啊，很多闭经的女性都有熬夜的习惯，这点也希望各位注意了，千万要早睡，即使睡不着，也要休息，这样才可以养血。

由于问的朋友太多了，我在这里一并回答，各位可以找当地的医生，参考傅青主的方子，根据个人体质开个方子，相信月经会正常的。益经汤：熟地30克、白术30克、山药15克、当归15克、白芍9克、生枣仁9克、丹皮6克、沙参9克、柴胡3克、杜仲3克（太少了，可以加到15克）、人参6克。我临床碰到许多闭经的患者都使用这个方子调理，但是还有其他很多原因也可能导致闭经，那就需要加以斟酌了。

萤火虫的眼泪问：

我2008年一年月经都是两三个月来一回，先是去医院开了成药（血府逐瘀丸和加味逍遥丸）吃，吃了就来了。后来又3个月不来了。又去医院开了血府逐瘀丸和加味逍遥丸吃，结果一点用也没有了，再后来就不再去医院看了。

幸运的是我看到了罗老师的这个帖子，一直跟下来。治闭经的益经汤的方子，我吃了6服，月经就来了。刚吃的时候，就感觉体内的气不停地转，然后就从下面排出来了。中医真是太神奇了！感谢傅青主！感谢罗老师！感谢中药！感谢中医！

另：有个问题，请教罗老师一下，我还需要再吃下去吗？

我看傅青主的书里说吃30服经不再闭，我真的要吃30服吗？这药在经期能服吗？

罗大伦答：

朋友，傅青主的很多话是说个大概，每个人的体质不同，不能绝对啊。你还是要根据自己的情况来分析，看看之后的月经是否正常，如果不正常，可以让当地的医生参考一下，继续开出新的方子调理。这个益经汤是补足气血的，如果是气血不足的闭经，是可以服用一段时间的。

论坛里有好几位女士服用了益经汤以后治愈了闭经。但是也有一位让我印象深刻，是位网友的妹妹，患多囊卵巢综合征，闭经了，我让她服用益经汤，但是服了一个月，也没有来月经，我每次看她从网上发来的舌图，得出的结论都是月经即将要来（各位要知道，月经期前后的妇女的舌尖部是红色的，这和有心火的舌尖红不同），就差那么一点儿，可是我确实就是不知道怎么才能够来，真是黔驴技穷啊，于是告诉网友让她另找名医看看。

　　网友最后找了位当地的名医，这位医生的方子也大致是这个思路，但是用了水蛭15克，结果第3天月经就来了（在中医里，水蛭是破血通瘀之药，力道较大）。

　　此事让我很有感悟，我有时太小心了，不大敢用力道大的药，但是有是证则用是药，这是中医的准则啊，还是自己掌握得不好啊。

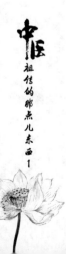

（二）

艺高人胆大

在治疗 1793 年的瘟疫以后，吴鞠通的医名就开始被人们所知晓了，前来求诊的人日益增加，吴鞠通开始大展拳脚。

我们来看看吴鞠通在乾隆五十九年（1794 年）治疗的一个医案吧，对我们会有很大的启发。

二月初四，有位陈同志的家属来请吴鞠通，说这位 32 岁的陈同志病得很重，吴鞠通一听，赶快和来人就出发了。

这个时候北京的天儿还冷着呢，刚刚刮过的风沙使得整座北京城都笼罩上了一层尘土，吴鞠通裹着棉袍，来到了患者的家里。

这位陈同志病得果然不轻，躺在床上，全身浮肿，肚子胀得老大。吴鞠通一看，的确严重，于是赶快诊脉，脉是沉弦而细，仔细询问后得知，水肿是从头部开始肿起的，现在口中经常有血块出现，耳朵已经听不到声音了，眼睛也似乎看不见东西（耳无所闻，目无所见），尤其骇人的是，患者鼓胀的肚子上，都是暴起的青筋（满腹青筋暴起如虫纹）。

吴鞠通倒吸了一口凉气，这是一个脾阳衰败，肝气郁勃的症候啊。

顺便说一句，中医认为脾属土，具有统摄津液的作用。如果脾阳不足，那么体内的水湿就会泛滥，其中一个最主要的症状就是水肿，比如有的人经常感到四肢肿胀，大便溏泻，这都是水湿泛滥的表现，服用一些补脾的药物后，这种情况就会明显地改善。

这个时候吴鞠通倒是没有想到先补脾，为什么呢？因为这个病情已经很危急了，患者听力、视力都出现了问题，此时使用缓慢的补脾策略恐怕就来不及了。好在吴鞠通看过的书多，方法也多，略微沉思，立刻想到了一个好方法。

什么方法呢？原来是孙思邈用过的一个奇方，叫鲤鱼汤。

具体的方法是：让患者家属去买条大个儿的活鲤鱼，不去鳞，不开刀，不去内脏，直接扔锅里（够生猛的），加葱一斤，姜一斤，等到煮熟的时候，再加入醋一斤，然后给患者随意服用。

患者家属一听，什么？喝鱼汤也能治病？那好啊，立刻迅速行动，买来了一条6斤的大鲤鱼，如法炮制，就给陈同志喝起了鲤鱼汤。

这鲤鱼汤也不知道是什么味道，估计是又酸又辣，总之是喝足了一昼夜，结果您别说，陈同志就逐渐能够看见东西了，耳朵也好使了，"神气清爽"，只是全身的肿胀还没有消。

全家一看，嘿，这位吴鞠通先生敢情是真有本事，果然是请对了人啊。

于是再请吴鞠通到家里来，进了屋子一看，高朋满座，怎么回事儿呢？原来，听说吴鞠通用鲤鱼汤治病有了效果，原来给陈同志治病的那些医生都跑回来，想看个究竟。

吴鞠通说：《内经》里面说这种病，如果是从身体的上部先开始肿，别管下面肿得多厉害，也要先治疗上部。我们陈同志这个病，显然是从头开始肿的，那我就要用发汗之法，去掉上部的水肿啊。"

于是他就开了《伤寒杂病论》中的麻黄附子甘草汤，这方特简单，就三味药：麻黄、熟附子、炙甘草。

这个方子刚刚写完，还没有加上分量呢，旁边一位叫陈颂帚的医生就撇起了嘴，说："这个方子绝对没有效果！"

吴鞠通看看他，很纳闷，就问："您怎么就知道没有效果呢？"

陈颂帚医生说："我当然知道，因为我使用过这个方子，没有效果嘛。"

吴鞠通笑了："陈先生您用这个方子没有效果，但是我吴鞠通用它可能就有效果（此方在先生用诚然不效，予用或可效耳）！"

这个时候，大家听了无不感到十分好奇，在座的有一位叫王谟的医生就忍不住问了："这我们可就纳闷了，同样一个方子，药也就那么三味药，也没有什么加减，怎么陈先生用就不灵，你吴鞠通用就灵？难道是这些没有灵性的草木，就只听你吴先生的号令吗（岂无知之草木，独听吾兄使令哉）？同样是做医生，怎么用药的差距咋就这么大呢？"

甭说在座的奇怪了，这事儿连我们都奇怪，这吴鞠通难道会什么法术？

吴鞠通看到大家对此都不解，就解释道："这是有原因的啊，陈医生为人性情忠厚，'其胆最小'，他当时一定是怕麻黄发汗的力道大，就少少地用了八分。附子保护阳气，就用了一钱（才3克），用附子来监制麻黄，然后又怕这两味药的药力大，又重用了药性和缓的甘草，用到最多，一钱二分，来监制麻黄和附子。等到这个方子用了一服，没有效果后，一定用了阴柔药较多的八味丸（就是现在的桂附地黄丸）了，八味丸平稳，这才敢加大分量使用，这么个治法，怎么能取得效果呢？"

啊？有这回事儿吗？患者陈同志的家属赶快进入内室，拿出了陈颂帚医生二十八日开的方子，一看，分量与吴鞠通所猜测的一点儿都不差，大家当时差点都笑喷了，说："老吴同志你太神了，连这个都能猜出来（何吴先生之神也）？"

吴鞠通说："嗨，我和老陈太熟悉了，这些日子我们俩总一起去看病，我对他可是太了解了，说多少次了，他胆儿还那么小，这人，整个儿一没办法了。"

大家于是就催着吴鞠通把方子的分量添上，看看吴鞠通胆子能大到什么地步。

吴鞠通提起笔，在每味药的后面加上了分量：麻黄二两、附子一两六钱、炙甘草一两二钱。

大家一看全晕了，有手快的人捂住了吴鞠通的方子：打住！打住！我们说你胆子大，也没让你玩儿命啊，好嘛，麻黄二两，这不要了命吗？

顺便加上一句，现在如果药店的人看到这个方子，能直接把持方者打出去，后面我们会看到，清朝时候的药店的人看见这个方子也晕菜了。

吴鞠通倒是感觉没有什么："怎么了，就是这个分量啊，没有写错，我附子用得比麻黄少四钱，是为了让麻黄出头；炙甘草比附子少四钱，是为了让麻黄和附子出头，炙甘草只是坐镇中州就可以了，这有什么错啊？"

大家都急了："这，这麻黄有这么用的吗（麻黄可如是用乎）？"

这个时候，倒是陈颂帚医生说话了，他说："没事儿，我敢担保没有问题。"

啊？大家一想，你别不是刚才被气糊涂了吧，于是纷纷说："你赶快靠边站着，别乱说话，还你担保，你麻黄才敢用八分，连一钱都没到，还敢担保这麻黄用到二两的？"

陈颂帚医生还真没被气糊涂，他说："我前两天在菊溪先生那里治疗产后郁冒，用了当归二钱，被我们老吴同志看到了，痛责了我一顿，说'当归是血中的气药，气燥，最能窜阳，产后阴虚，阳气本来就要上越，这个时候能够用当归吗？'现在麻黄比当归的药力大得不止百倍，我用当归他都那么训斥我，如果心中没有把握，还敢用这么多的麻黄吗？"

　　嘿，大家一听，也有道理啊，敢情糊涂人也有明白的时候啊。

　　吴鞠通这时向大家解释说："各位也别担心，各位无非是怕麻黄量大，发太多的汗亡阳了。我虽然开的分量重，但也不一定非要喝那么多，我们是一小杯一小杯地喝，等一出汗，后面的药就不用再喝了，所以各位不用担心。我倒是觉得这个患者阴寒太重，这么多的药恐怕还发不出汗来呢。"

　　于是患者家里这才放心，就让仆人去药店抓药，这个药店叫仙芝堂，现在不知道还有没有了，反正店家一看这个方子，当时脑袋就嗡的一下，差点气爆了："这是什么医生，把麻黄二钱给误写成麻黄二两了，拿回去改！"

　　仆人说："就是这个方子，分量没写错。"

　　店家："没写错？得，那您爱哪儿买哪儿买去，我们可不敢卖，好家伙，我打学徒到现在也在药行混了几十年了，也没见过这么开方子的。"

　　最后，还是陈同志的家里人亲自来药店，总算是把药买了回来。

　　结果吴鞠通判断得还真准确，陈同志把这些药都喝了，愣是没有出汗！

　　看来这阴寒的确是太重了，要知道，这麻黄可是发汗的重剂啊，后世一般的医生都不敢用呢，有的人发了汗以后，汗出不止甚至虚脱，这位陈同志居然什么反应都没有。

　　第二天，众人又都来了，一看，什么？愣是没有汗？得，汗不出者死啊，这病我们看是没救了。

　　只有吴鞠通没有摇头，他坐在那里，仍旧目光炯炯，他说："大家先别放弃，如果是死症，那前面服用的鲤鱼汤就应该没有效果啊。这样吧，我模仿仲景先师用桂枝汤后服粥助汗的法子来试试吧。"

　　各位，这桂枝汤又是怎么回事儿呢？原来，张仲景在桂枝汤的方子后面强调说明了服用的方法，就是在喝了桂枝汤后，再喝上热稀粥一碗，以助胃气，这样才能使得身上微微地出一层汗，很多人都不注意这个服法，结果没有出汗，病也没好，就责怪说桂枝汤没有效果。

吴鞠通这次独出心裁，没有用热稀粥助胃气，而是选择了鲤鱼汤，他让人又买来了一条四斤重的大鲤鱼，熬成汤，然后喝一小碗药，紧接着就喝一小碗鲤鱼汤。

结果，奇迹发生了，在患者服用了第一轮以后，家里人就发现，咦，怎么眉毛以上出汗了（汗至眉上）？

于是，休息一下，再喝第二碗药，然后接着服用一碗鲤鱼汤，这回，上眼皮以上开始出汗了（汗至上眼皮）。

再服一轮，汗就出到了下眼皮（汗至下眼皮）；再服一轮，鼻子以上开始出汗（汗至鼻）；再服一轮，上嘴唇以上开始出汗（汗至上唇），就这么着，每次出汗的部位向下移动大约一寸，结果一昼夜以后，正好服完了一服汤药，也把鲤鱼汤都给喝光了，到这个时候，汗已经出到了膝盖以上，肚脐以上的肿已经消了，但是肚子仍然胀大。

到了初六这天，吴鞠通再次出诊，患者的家属很高兴啊，觉得这个病这么治下去很快就能痊愈了。

吴鞠通却皱起了眉，他说：“《内经》说过，汗出如果没有出到脚，那么患者仍然会死啊，大家不要太乐观了，现在是身体下部水肿了，我们开始利小便，让水从小便排出去吧。”

于是，他就开了五苓散这个方子（五苓散，《伤寒论》中的方剂，用来治疗水蓄膀胱，气化不利之症），这个方子也是特简单，就五味药，有猪苓、茯苓、泽泻，再加上桂枝和白术，有温阳利水之功。

结果是这个方子连着服用了十五天，一点效果也没有，病情也没有加重，这下陈同志的家属有点沉不住气了，客气地说：“吴先生，您前面用的麻黄那么出神入化，这次用的方子却没效果，小便一点都不出来，怎么办？要不换个方子试试？”

吴鞠通叹了口气，说：“这次的药之所以没有见效，是买的药的质量不好啊，今天你一定想办法去买到上好的肉桂，如果仍然是前面买的那种，我明天就不来开方了，开了也没有用啊。”

各位，吴鞠通的这句话可透露了大玄机了，这说明吴鞠通把五苓散中的桂枝理解为肉桂，对于这个问题，历代一直在争论，争论的核心是张仲景使用的桂枝，到底是细细的树枝还是厚厚的肉桂。这两者是一棵树上不同的部位，有很多人认为张仲景说的是肉桂，因为张仲景总在桂枝后面标注要"去皮"，现在桂枝那么细细的，还哪儿有地方去皮啊？总之两种观点都有，现在临床中基本用的是细细的桂枝。

吴鞠通吩咐了以后，患者家属赶快到处购买，结果第二天就买来了新鲜的紫油安边青花桂。各位，这个肉桂也有说道，过去好的肉桂叫"官桂"，那是要进贡给官家用的，是上好的肉桂，所以方子里总开"官桂"多少克的。但是您现在可别按照这个古书抄，现在的"官桂"是品级最差的，油最少，很辣，用了很燥，容易引起口鼻上火，现在品级好的是企边桂。

吴鞠通看到这个上好的肉桂，说："好！得此桂，一定会有小便的，只是怕小便出来后人会虚脱，因为他气虚啊。"

于是把五苓散的分量加到二两，又多用了肉桂四钱，然后用了东北的人参三钱（顺便说句，以前中医使用的人参不是现在的东北参，使用东北参是从明代北京的鹤年堂开始的）。同时吴鞠通告诉患者家属，各位别大意，多准备几个盆，放在床下，就让他在床上尿，等明天再换床。

您该问了，没这么夸张吧，能尿那么多吗？

结果是，从半夜子时开始，尿就通了（此时一阳始生，阳气开始借药力渐旺），然后就开始没完没了地尿，家里人就在床下面换盆，到了卯时（早5点~7点），一共尿了三盆半。吴鞠通在辰时（7点~9点）来到患者家，一看患者，自己都不认识了，只见消肿的患者身上的皮肤像个空的布袋（视其周身如空布袋，又如腐皮）。

于是，吴鞠通开始给陈同志调理脾胃，等到一百来天以后，这个患者就痊愈了。

此次治疗，充分显示了吴鞠通对药物高超的驾驭能力，其中对药物应用剂量的尝试，现在也值得我们研究关注。

治病先治心

在座的做过医生的都知道，有时候病是很难治的，为什么呢？因为你这边治疗得见了效果，没两天就又犯病了，这种情况很多是因为患者虽然在服药，但是他的生活习惯或者情绪并没有改善，而这些因素正是引起疾病的一个重要原因。

给各位举个例子，比如现在那些炒股票的股民，这帮朋友的情绪那绝对是跟着股票的涨跌大起大落啊，经常有人来找医生要求调治失眠的，这种失眠，那才叫难治呢，你这边给他服用药物，见效了，一转眼，股票暴跌，他又两眼红得像兔子似的来找你了：我又两个晚上没睡觉了。

这叫什么？这叫心境没有调过来，吃了药有时候效果也会打折扣的。

这不，就在治疗陈同志水肿的同一年，吴鞠通碰上了这么一位姓郭的妇女。

要说这位郭氏 62 岁的人了，命运对她还真是够残酷，她的老公去二百里以外的祖坟那里上坟，不知是由于太悲痛还是怎么着，竟然一口气没上来，死在了祖坟之侧！

郭氏听到了这个消息，如同五雷轰顶，霎时间感觉天都塌了下来，孤儿寡母，一边痛哭着，一边赶赴二百里外的祖坟。到了那里，更是悲从中来，心里想着自己和丈夫度过的这一生，两人感情深厚，可这一眨眼，丈夫和自己就阴阳两隔了。抚摸着坟前的墓碑，郭氏是痛不欲生，从此"饥不欲食，寒不欲衣"，最后居然就不想回家了，就在丈夫的坟边住了下来，席地而卧，连着住了一百来天，天天痛哭不止。

人世间最大的悲哀莫过于与最亲的人阳阴两隔，这种痛苦只有经历过才能体会。

等到郭氏被人给拉回了家，就一病不起了，什么病呢？是单腹胀，这种病又叫鼓胀，症状是肚子胀得很大，有时肚皮上青筋暴露，四肢基本不怎么肿，在很多病的晚期都会出现这种情况。

这些亲戚朋友一看，这哪儿成啊，这么下去这人可就活不成了，于是赶快请来了吴鞠通。

吴鞠通到了以后，照例是先诊脉，手往脉上一搭，就知道这是重病，为什么呢？因为六部脉都弦而没有胃气。

同时，患者的症状是气喘，不能吃饭，嘴唇和周边都没有血色，面色淡黄，身体瘦弱。

吴鞠通心里想，这可是一个难治的病症啊。疾病到这个程度本身就已经是很难治了，再加上患者自己已经没有了生的欲望，一味悲痛，想要把她治好更是难上加难了，怎么办呢？"无情之草木不能治有情之病"啊，我一定要先用话语开导她，让她情绪好转，然后才能有机会让药物发挥作用啊。

　　于是，吴鞠通就端坐下来，认真地和这位郭氏聊起天来了。

　　这段聊天简直是太重要了，直聊得令人动容，具体内容如下。

　　吴鞠通问："你现在悲痛万分，一般人痛苦些日子就过去了，你为什么比常人要痛苦得多呢？"

　　郭氏有气无力地回答："吴先生，你不知道啊，我们要孩子要得晚，现在我的丈夫死了，他留下的两个孩子还没有成人，我是怕不能把他们抚养长大啊！"

　　吴鞠通叹口气，说："你为何不能明白里面的道理呢？"

　　郭氏不解地问："啊？什么道理？"

　　吴鞠通说："一个女人，丈夫去世了，我们怎么称呼这个女人？我们叫她'未亡人'。这是什么意思？就是说她是等待死亡的人啊！"

　　郭氏连连点头："是啊，我实在是想和丈夫一起死啊！"说完，忍不住又开始流泪。

　　吴鞠通说："现在你非常思念丈夫，干脆就在坟墓边自杀，两个人葬在一起，这样不就遂了心愿吗？现在有了病，为什么要请我来治疗呢？还不是因为有孩子在吗！"

　　郭氏回答："是啊！"

　　吴鞠通接着说："一个妇人，丈夫没有死的时候，是以丈夫为重的。等到丈夫死了，就要以孩子为重！抚育孩子长大成人，这就是在完成丈夫没有完成的事业啊！"

　　郭氏连连点头。

　　吴鞠通说："现在孩子的父亲已经去世了，孩子已经失去了一个守护者，如果你再死去，谁来抚育你的孩子呢？你这么病死了，不但无益于你的丈夫，而且还伤害了他的孩子，你丈夫在九泉之下看到此种情景，能够瞑目吗？"

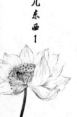

郭氏开始瞪大了眼睛。

吴鞠通顿了一下，接着说："你现在要尽妇人之道，就要明白丈夫在去世前最后的一个愿望，他一定是希望你把孩子抚养成人的！所以你一定要尽到自己做母亲的职责，把孩子抚养大！你现在病成这样，一心求死，还怎么照顾孩子们？"

郭氏愣愣地听着。

吴鞠通话锋一转，接着说："现在这个单腹胀，是个死症啊，脉无胃气，是死脉啊。死症见到死脉，一定要有强烈的生存的欲望，这样心火才能渐旺，才能泻去肝郁之阴气，然后血脉才能畅通，这样才能有生存下来的机会啊！"

郭氏听完以后，眼泪慢慢地流了出来，半晌，收敛悲容，微笑着说："多谢吴先生你开导我！从此以后，我不再哭泣，不再忧愁，我要好好地活下去，把孩子抚养成人！"

吴鞠通此时长长地出了口气，说道："你笑了，就有生存的希望啊（笑则生矣）！"

于是，吴鞠通开了疏肝理气的方子，在郭氏服用了十几服药以后，疾病就痊愈了（十数剂而收全功）。

如此重症，痊愈得如此之快，应该说情绪的调治起到了重要的作用。

哀莫大于心死，一个人，心死去以后，就连生存下去的勇气也不复存在了。

但是，一个好的医者，会用自己至诚至真的心意，点燃患者生存下去的希望，让患者充满希望地迎接明天。

一本叫《温病条辨》的书

一转眼，到了公元 1798 年，吴鞠通正式行医已经六年，他也成了一个 41 岁的中年人。此时他的生活那叫一个忙，来求诊的患者络绎不绝，在这种高密度的临床工作中，他积累了丰富的经验，同时也越发地感到，这样下去不行啊，大家怎么对温病都不了解呢？这么犯错误，患者哪里受得了呢？

这个时候，他的好朋友，那位高中榜眼，当了大官的汪廷珍同志突然向吴鞠通提出了一个写书的建议，这个建议实在是很有价值，因为一本中医界非常重要的著作将因此而诞生。

这个事情的来由是什么呢？原来，我们的汪廷珍同志不但平时苦读圣贤之书，而且他还喜欢医术，没事儿的时候就拿本医书当课外读物来读（真是个好学的好同志啊）。从他留下的文字来看，他对中医还真是很精通，谈论问题头头是道。

要说这位汪廷珍同志实在是个忧国忧民的人，这不，这天在家里就琢磨着，老百姓的生活最近不会出什么事儿吧？于是就拿出了《黄帝内经》，按照其中的五运六气理论，推算起这两年的天气来了。

各位可能在我写的内容中不断地看到五运六气的内容，这到底是什么理论呢？我给各位简要地解释一下吧，所谓的五运六气理论，就是我国古代把气候规律进行总结后，排列出的每年中各个月份的气候特点，以及对人体的影响。这就跟按照节气来指导农业耕作一样，五运六气是按照时间来指导养生和医疗的理论，但是这个理论要比节气复杂，是需要进行推算的。

以汪廷珍同志的智力水平，搞搞五运六气理论简直就是易如反掌。在他搞了一番科研后，得出的结果不禁让他倒吸了一口冷气，哎呀，不好，来年是己未年，"湿土正化，二气中温疠大行"，老百姓恐怕是要有瘟疫之灾啊！

于是，出了一头冷汗的汪廷珍同志赶快上轿，急匆匆跑到了吴鞠通的家里，揪住正在忙碌的吴鞠通，把他拉到客厅里坐下："先别忙了，来，跟你谈件正事儿。"

吴鞠通很迷惑："轻点儿拽，干吗？这么严肃？出什么事儿了？"

汪廷珍同志就把自己的科研成果跟吴鞠通讲了，然后说："温病你是最了解的了，我看你还是努努力，写本书吧（子盍速成是书），这样对老百姓有好处啊（或者有益于民生乎）！"

"啊？"吴鞠通一时愣在了那里。

汪廷珍急了："还犹豫什么啊你，出版社那边就放心吧，我联系还不

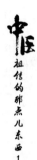

成吗？"

吴鞠通忍不住了，说："我不是担心这个，我是担心，自己的学问能行吗？我学了这才几年啊，怎么就敢写书啊？而且，我这么年轻，写出来谁信啊（犹未敢自信，且惧世之未信之也）？"

汪廷珍望着吴鞠通气不打一处来："太谦虚了你，这么个谦虚法儿，什么时候是个头啊。我看你就甭客气了，这么着，咱们就当是抛砖引玉了，你就先写个砖头出来，等着以后哪位高人再弄出个玉石来，还不成吗？"

话都说到这个份儿上了，吴鞠通正好有宣传温病理论的想法，于是就答应下来，开始构思，动笔。

这一写，就写出了中医历史上的四大经典之一：《温病条辨》。

估计您该问了，根据文献记载，吴鞠通是一个性子特急的人啊，怎么在汪廷珍同志的面前变得那么犹豫不决呢？

原来，这正是吴鞠通负责任的体现，他对学问是非常认真的，一点儿问题他都要思考透了才写，所以写书更是非常慎重。

这点从他写《温病条辨》的过程可以看出来，其实他要写的那些东西在脑袋里早就酝酿很久了，所以一下笔，很快就写了出来，一位叫征保的朋友曾给《温病条辨》写过序言，他说吴鞠通在"嘉庆甲子（1804年），出所著治温法示余，阅十稔而后告成"，就是说吴鞠通在1804年已经把《温病条辨》初稿给写好了，然后一直在不断地修改，精雕细琢地修改了将近十年的时间。

本来是想抛砖引玉，可这倒好，抛的哪里是砖头啊，整个儿一金砖。

这本《温病条辨》就这样和大家见面了，多不容易啊，各位绝对有必要买一本在手里。这书里的内容特别地有用，其中很多方子都是现在中医医生的看家法宝。

在这本书里，吴鞠通开创了一个三焦辨证的理论，他把人体的病症表现分入上、中、下三焦里，以此来确定病邪进入人体的程度和部位。这个三焦辨证理论是对中医理论的发展，现在我们还经常使用。

在书里，吴鞠通还把温病的各种证型都做了梳理，其中很多温病的类型比如暑温、湿温等都非常重要，从此温病成为一个理论完备的体系。

《温病条辨》这本书其实内容并不是很多，因此我们完全可以想见，在这十几年里，吴鞠通在诊疗之余，在半夜昏黄的烛光下，一点一点反复修改的情景。

温病治法

为什么吴鞠通这本《温病条辨》写得好呢？因为他这些内容都是在临床实践中练出来的，现在，让我们观摩一下吴鞠通是怎么治疗温病的吧。

这位患者是在嘉庆八年（1803年）六月初五来求诊的，患者姓王，我们就称呼他为王同志吧。

让我们先来看天气，北京的六月，天已经热了，那个时候北京绿化得还没有现在这么好，火球似的太阳炙烤着沙土地，路上的行人连个遮阳的地方都没有，这种情况下什么邪气盛呢？暑邪盛啊。

吴鞠通来到患者的家，一看患者的舌苔，好家伙，舌苔满布，这意味着什么呢？各位请注意了，一般的舌苔会分布在舌体的中心位置，在边上会留出空隙，露出淡红色的舌质。这位的舌苔整个把舌体的上面都给覆盖了，这种舌苔满布的舌象说明王同志的体内有湿气；同时，舌苔的颜色微黄，这意味着湿气已经开始化热了。

再看脉象，洪大，弦，而且"刚甚"，左脉大于右脉，这又说明了什么呢？说明体内热盛啊，而且血分之热是很厉害的。

吴鞠通说了，刚开始患病就出现了这么严重的舌脉，恐怕"下焦精血之热，远甚于上焦气分之热也"，这就是三焦辨证，他把身体分成三个系统来分别思考。

吴鞠通还观察到，患者的手心很热，比手背热得厉害，这也证明了上述判断。

怎么办？下焦也热（这是虚热，大家要分清楚了），上焦也热（这才是外邪导致的实热），先治疗哪个好呢？

吴鞠通迅速地做出了判断，先清上焦之热，但是要记住下焦还有问

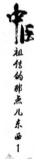

中医
祖传的那点儿东西1

题需要以后处理。

于是开了方子：连翘、细生地、粉丹皮、银花、桔梗、白茅根、麦冬、牛蒡子、香豆豉、元参、藿香梗、生甘草、薄荷，服用三服，一天之内服完。

各位，这个方子就是一个典型的治疗温病的方子，其中就包含了吴鞠通的名方银翘散，我给大家聊聊这个方子，如果各位看明白了，以后患了风热感冒，自己就知道如何去药店买银翘解毒丸了。

方子中的连翘是清气分之热的药，可以散结开郁。凡是热一定会有郁结，郁结散了热就散了。感冒了嗓子痛，连翘是比较适合的药。吴鞠通使用连翘是带连翘心的，连翘这个药外面是个心形的壳，里面有心，现在的药店把心都给去掉了。实际上吴鞠通认为连翘带心还能清心经的热，连翘心的味道很特别，熬后让人闻之欲呕，但是力道很大。

银花就是金银花，也叫双花，这种药材在中国各地都有。我前些日子回到老家，隔着玻璃向外一望，楼下的院子里就有很多株金银花正在盛开。但是采这个药材一定要在花还没开的时候，开了药气就泄了。金银花是清气分热邪的药物，可以透邪外出，最善于使用金银花的医家要属明朝的陈士铎（傅青主的徒弟）了，他在患者有疮痈的时候，一用就是几两，效果是立竿见影。

牛蒡子是解毒利咽之药，可以解去风热之毒，对于咽喉疼痛效果很好，我通常都要配上白僵蚕，疗效更好；薄荷也是清凉利咽的，但是记住，薄荷的药性是上升的，如果用多了，就会发散太过，所以通常用量较小，吴鞠通这次开方只用了三分。

其中的香豆豉又叫淡豆豉，这是黑大豆经过炮制而成的。在炮制的时候用到桑叶或者青蒿等，所以此味药具有清透之性。豆豉的特点是能够宣透胸中的邪气，能够把热从里面向外透，这是温病学家们手中的一种得力的药物。

桔梗药性上行，排脓清肺利咽，和甘草配起来就是张仲景用来治疗少阴咽痛的桔梗汤。原来银翘散用的是芦根煮汤送服，这里用的是白茅根，这个用得好，说明吴鞠通照顾到了下焦的热。白茅根的特点是可以使热邪从小便排去，一般喝了白茅根以后，小便就会增多，这味药民国时期的名医张锡纯用得最好。他的体会是不要久熬，用开水泡得沉底了就好了，我临床中体会的确如此，这是人家的经验。

方子里面的元参也叫玄参，因为避讳玄烨的玄字，而改成了元参，中药里面因为各代皇帝而改名字的很多，增加了很多不便。玄参的特点是上行的，可以解毒，同时它能够启动肾经的津液上行到咽喉。这就是为什么各位看到很多治疗嗓子的方剂里都有玄参。但是玄参最好不要单独使用，否则会导致肾经的津液不够。所以它通常是和滋养肾经津液的生地一起用的。这个方子里面吴鞠通用了细生地，是为了滋阴兼透热。

方子里的丹皮是清血分之热的，主要入肝经。而藿香梗这味药用得最好，为什么呢？说明吴鞠通没有忘记这个患者舌苔满布，体内有湿气，而藿香可以借芳香之气，化开湿气。

这个方子，王同志在一天之内连用了三服以后，到了第二天，也就是初六那天，吴鞠通再来看病的时候，热就已经退了大半。现在患者就是觉得胸中发闷，肚子不大舒服，这是为什么呢？吴鞠通判断，原来这体内是热与湿气相抟结，现在把热清去了，剩下的湿气开始作怪了。

于是在方子里加入了清湿气的药物：藿香梗、飞滑石、白扁豆、杏仁、连翘、广郁金、生薏仁、银花、白通草、香豆豉。

这个方子里面就把藿香梗放到了第一位。其中生薏仁和白通草都是泄湿气的；滑石是通利小便的，但是这味药现在我基本不用了，因为据说滑石的细小颗粒有引起肿瘤的嫌疑，现在都不提倡女性在生殖器附近使用含有滑石成分的爽身粉，婴儿在有黏膜的部位也最好不用；杏仁是吴鞠通在治疗水湿之气时最喜欢用的，因为杏仁是宣降肺气的良药，他认为肺主一身之气，肺气开则一身之气开，水湿便行。

以后的几天里，吴鞠通都是用这个方子来加减的，等到了初十的时候，这个患者的热和湿基本上也就清掉了。

这时候，患者原来的下焦之虚就显现出来了。他的手脚心开始感觉热，吴鞠通判断，这是阴气不足啊，但是两手脉象都是弦的，而且很细，这说明阳气也不是很旺，于是就开了张仲景的复脉汤，加上了生牡蛎和生鳖甲，用来滋阴。

同时，吴鞠通又给患者开了丸药配合着服用，是什么丸药呢？叫八仙丸，这个名字看起来很神秘，但是一看方子各位就知道了，原来就是六味地黄丸再加上麦冬和五味子，也叫麦味地黄丸，现在药店里都有卖的。

实际上，这个时候患者的病就已经痊愈了，吴鞠通后面开的滋补药是用来善后的。

从这个医案里我们看出，吴鞠通治疗温病，那是理法森严，条理清晰。各位可以多琢磨琢磨。如果自己遇到了感冒发热，咽喉疼痛，医生给您开了方子，您也就知道这些药都是干吗使的了。

好，今天的实习课就上到这里，感谢忙得水都没喝上的吴鞠通老师，也感谢现身说法的王同志，希望王同志以后多锻炼身体，增强体质，尽量少麻烦我们吴老师。

拜访针灸高人

在行医的道路上，吴鞠通似乎是一个孤独者，他走着与其他人不同的道路，在别人将自己的利益放在首位之时，他仍坚持以患者利益为重的行医准则，从未想过改变。他的周围很黑暗，他自己在秉持着心中的一点烛光，艰难前行。

但是，大道不孤，他手中的这点光亮，照亮了患者的人生，也照亮了后世我们的心灵。

但是，我们也不能说吴鞠通真就孤独得只剩自个儿一个人了，他的这种行医作风理所当然地会受到广大患者的欢迎，同时，只要是内心同样诚挚的医生，还是很容易与他成为朋友的。

这不，有一位搞针灸的郏芷谷医生，就最终成为吴鞠通的终生好友。

这事儿要从一个叫胡沄的读书人谈起。

这位也是一个打小身体就弱的主儿，家里虽然请医生给服了药，但是越服越不好，后来长大了到北京参加会试，干脆就不服药了，开始练习射箭。这样身体还算恢复了一点，但较正常人还是差。

说来也巧，一天，胡沄在一个叫觉罗毓的朋友家里见到了吴鞠通，两个人聊得非常投机，胡沄后来说吴鞠通聊天非常豪爽（论甚豪），古往今来的事情都特熟悉（上下古今了如指掌），特能侃，就这么着，两个人就认识了。

吴鞠通当着胡沄的面倒是没有说什么，估计回家琢磨了半天，最后终于忍不住了，就对觉罗毓说了："这位胡同志太胖了，还那么爱吃肉，我判断以后会患中风的啊，你哪天把他找来，我再好好给看看吧。"

觉罗毓一听，觉得事情不小，于是就赶快告诉了胡沄。

胡沄心里也是一惊，为什么呢？因为自己的身体自己知道，于是就赶快登门，找吴鞠通问问清楚。

见面后，吴鞠通给胡沄费尽口舌地分析了一通，胡沄点头称是，但是回过头来，胡沄并没有找吴鞠通看病开方子，他心里还是没有彻底地相信吴鞠通（然亦未敢遽信也）。

有的时候患者的确是比较谨慎的。

又过了一年，胡沄的看法就开始改变了。原来，在这一年里，他亲眼看到了吴鞠通给别人看病，那是看一个好一个，这下才彻底相信，原来人家是真的有学问啊，敢情是自己有眼不识泰山了。于是，胡沄重新坐下来，认真地听吴鞠通分析自己的病情。

吴鞠通也不客气，对胡沄说："这样吧，想让我给看病，首先你要把肉给戒了。"

胡沄一听，啊，不吃肉，那吃饭还有什么意思啊？但转念一想，既然找人家看病，那就要听人家的，得，既然你说了，那我就戒，反正全听你的（这的确不容易，现在很多患者明知道自己有问题，但打死也不戒肉）。

然后吴鞠通就开始开方子治疗，果然，没服多久，疗效就出来了。

就在这年冬天，胡沄成为了吴鞠通的二儿子和女婿的老师，于是他的治疗就更加频繁了。

到了第二年，胡沄的妻子在老家患了寒痹，吴鞠通就开了方子，胡沄拿着方子玩命地跑回了老家。但是也不知道怎么搞的，当地的医生一看到吴鞠通的方子就不让用（估计这医生是娘家人请的）。胡沄此时犯了一个严重的错误，就是没有坚持自己的意见，结果没有多久，妻子就病死了。

此时的胡沄可谓悔恨不已欲哭无泪，安葬了妻子后，他手里拿着吴鞠通那份没有派上用场的方子，一路流着眼泪回到了北京，一见到吴鞠通就放声痛哭，然后倒地便拜。

吴鞠通愣了，这是要干什么？

胡沄说："这年头不懂医实在是不行啊，这个世界上的庸医太多了。我要跟随您学习医学，请传授给我吧！"

这种由于自己不懂医，最终失去亲人的滋味，吴鞠通是最清楚的啊。于是，他点头答应了胡沄的要求。

吴鞠通对胡沄说："你的身体，由于病得太深了，药物的力量很慢，我想让你快些好，就需要针灸来配合治疗。可是我的针灸水平没有那么高，现在有一个叫郏芷谷的医生，据说从天台山的高僧那里学的针法，很厉害，在北京行医呢，哪天我带你一起去拜访一下。"

于是，二人选了个日子，来到了郏芷谷的诊所。

郏芷谷一听，嘿，还有这样的医生？一般的医生互相诋毁还来不及呢，都争着说自己比别人强，这位这么大的名声了，还来登门拜访？那就快请进来吧！

于是吴鞠通和胡沄进屋来，说明了自己的想法，希望郏芷谷医生配合治疗。郏芷谷一听，这好啊，为了患者，我一定配合啊。

敢情人家也是一个有高尚医德的人啊，这下吴鞠通的心里甭提多高兴了，于是立刻与郏芷谷医生订交，两人从此成为了一生的好朋友。

在两位高手的配合治疗下，没多久，胡沄的一身病痛从此就消失了，自己在医学方面的造诣也大有长进。

后来，胡沄帮助吴鞠通做了许多工作，他把吴鞠通出版的《温病条辨》又校对了一遍，还给吴鞠通的《医医病书》写了序言。

癫狂之症

在嘉庆十四年（1809 年）十月初二的时候，有位姓鲍的患者家属找到了吴鞠通，希望他去治疗一下这位鲍同学。

这位鲍同学今年32岁了，因为屡次参加科举考试总是考不上，以致抑郁成病，在25岁那年患了癫狂之症，也就是说，疯了。

这跟人家范进可不一样，范进同学是考中了才疯的，好歹有个功名，这位还什么都没有呢，三十几岁了，还是一个童生（跟小朋友是一个级别的）。

幸好他家还算有钱，给他请了不少的医生，北京城里什么市医、儒医的，都看遍了，"继而徽州医、杭州医、苏州医、湖北医，所阅之医不下数十百矣"，这些医生大都认为这是虚引起的疾病，给他开的大多是补药，用攻邪之药的比较少。

鲍同学现在是什么样呢？吴鞠通来到患者家的时候，这位鲍同学被几条铁链子拴在了后院的大石磨盘上，只见他蓬头垢面、衣不遮体、言语混乱、形体瘦弱（怪不得大家都认为他是虚的呢）。一提起鲍同学，家里人都连声叹气，原来都被他给折磨惨了，没拴铁链的时候家里的窗户、门都被他给砸坏了（估计家里的古董瓷器就更甭提了），从患了这个病开始，到现在已经整整七年了，再这样下去，家人也会被他折磨疯了。

吴鞠通忙问发病的一些具体细节，家人叹口气，说：还有些见不得人的事，您是医生，就跟您说了吧。

吴鞠通很纳闷，怎么还有见不得人的？

家属说：他还有个怪毛病，每天必须见女人不可，他的老婆和小妾们都不愿意见他（看来鲍同学在精神正常的时候很生猛，娶了若干房的小妾），他就开始大闹，号叫哀鸣，我们听了都不忍心（令人不忍闻），没办法，我们只好逼着他的妻妾去服侍他（令伊姬妾强侍之），他才能安静一些。但是到了第二天，这样的事情又会重复，天天如此（无一日之空）。（难怪那些医生要给他用补药。）

原来如此，吴鞠通于是给鲍同学诊了脉，六部脉都弦长而劲，吴鞠通这下明白了，这哪里是虚证啊，这是个实证啊，这需要用极苦之药来泻掉心胆二经之火，"泻心者必泻小肠，病在脏，治其腑也。胆无出路，借小肠以为出路，亦必泻小肠也。"

方用：龙胆草三钱、天门冬三钱、细生地三钱、胡黄连三钱、麦门

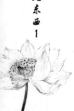

冬不去心三钱、粉丹皮三钱。

这个方子是泻肝胆之火的，方子里龙胆草是味苦寒的药，能够泻肝胆有余之火，除下焦之湿热，著名的龙胆泻肝丸就是以此药为主的（现在被里面的关木通把名声搞坏了，其实这是个好方）；胡黄连也是泻肝胆之火的，但兼入胃经，它和黄连不是一回事儿，黄连是入心经的，胡黄连可以迅速地将火向下降，这点比黄连要快得多；粉丹皮同样是清肝胆之火的，尤其擅长清肝胆经血分之热，粉丹皮就是牡丹皮，因为上好的牡丹皮药材的表面上有一种类似粉状的东西，摸上去滑滑的，所以它又叫粉丹皮。

细生地是清中兼以滋阴凉血；天门冬和麦门冬我们前面讲过，同样是入肺经，清热滋阴，但是麦门冬兼入心经，天门冬兼入肾经，一个在上，一个在下，配合着发力。吴鞠通还曾经解释，说为什么叫门冬呢，因为"冬"主收藏，"门"就是开阖的意思，所以这两味药有开阖收藏之力，是两味用在开阖之"枢"的药物，这点大家自己体会，用在这里，是希望患者的相火下降、收敛。

家人按照这个方子给鲍同学服用了两服，效果非常好，第二天吴鞠通再来的时候，家属反映，患者已经安静了许多，胡言乱语的情况少了。

吴鞠通也觉得情况很乐观，于是就在方子里面减去了一些苦寒的药，加了些滋阴的补药。

到了初五那天，吴鞠通正在家里呢，患者的家属上门来了，报告了一个不好的消息。

原来，患者在服用了加上补阴之药的方子以后，病势立刻加重。患者家属的原话是："较前之叫哮妄语加数倍之多，无一刻之静，此症想不能治，谅其必死，先生可不必再诊矣。"

这话意思说得很明白，我们家里对鲍同学不抱任何希望了，您就不必再来看病了。

吴鞠通突然说："我明白了，我第一次用苦寒之药，病就减轻，现在稍微补阴，病就加重，我明白该如何进退了！"

于是他再次来到患者的家里，给鲍同学诊了脉，还是弦长而数，仍然是热盛之象，于是开方如下：龙胆草六钱、天门冬五钱、黄连五钱、芦荟六钱、麦门冬不去心二钱、乌梅肉五钱、胡黄连五钱、秋石二钱。

各位可以看到，吴鞠通把药物的分量给加大了，因为他已经可以确定用药的原则了，其中加上了泻心经之火的黄连，芦荟亦是苦寒泻肝胆之火的。这里面的秋石要和大家说说，这是用人尿制成的药物，最好的品质是童便制成的，用尿制成的叫淡秋石，现在有用盐代替的，叫咸秋石，这味药是用来清热泻火滋阴的，过去中医在热病的治疗中常用。

各位该问了，这里面用乌梅是干什么的啊？原来，乌梅性酸，除了能够生津液之外，酸还主收，所以乌梅可以收敛浮热，引气归元，就是让那些乱跑的热气从哪儿来的回哪儿去，各自归队。所以我们现在夏天常喝酸梅汤，里面就是用的乌梅，一方面可以生津，另一方面可以收敛浮热，就是这个意思。

这个方子鲍同学连着服用了六服，结果是一天比一天见效，等到六天后，鲍同学的心智就已经清醒了。

这时候，吴鞠通乘胜追击，开始了他的治心之法，跟鲍同学好好地聊了一次天。

吴鞠通告诉鲍同学：你现在的悟性太差了（念头之差），还不知道写文章的至高境界（未识文章至高之境）。即使你有了那么高的学问和境界，科举能不能中，那也是有命运的安排在里面的，不是你说中就非中不可的，想通了这个，你还有什么发怒的呢？

总之，又说了一顿大道理，您想想，都抬高到境界这个份儿上了，直说得鲍同学惭愧不已，低头认错。看来真是服了。

在后面的药里，吴鞠通就开始减苦寒的药，适当地配上了补阴的药物。

半个月后，鲍同学身上的铁锁链被去掉了（敢情还拴着呢），穿上了干净衣服，精神状态和正常人就没有什么区别了。

吴鞠通又拿出了自己的看家秘方，把专翕大生膏的方子给了鲍同学，让他服用了一服，鲍同学的身体一天天地好了起来（大壮）。

更令人不可思议的是，鲍同学还真争气，在下一届的科举考试中，竟然高中了！

这在当时一定是很轰动的事情，我估计必定会有很多家长把精神很正常的孩子送到吴鞠通的家里，求吴鞠通给训斥一通的。

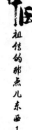

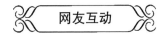

网友互动

怨月恨花：

人们常将得病的原因归咎于外部的东西，什么致癌物啊、什么病毒细菌啊……殊不知内部的原因更容易让人生病，正所谓："百病生于气。"不是我亲身的经历，我也不相信自己的皮肤病竟然与生气有关。我在国外工作，有一天突然患上了皮肤病，这边只有西医，医生给我开了消炎药和涂抹用的药膏，我承认西医的药膏见效快，但是后来又反复发作了。消炎药，我吃一次，就来例假，吃一点，来一点，不吃就不来，要知道那时候我其实是例假刚来完。吓得我停了药，这还不算，后面还发高烧，偏头疼，到最后连吐了两天。连疙瘩汤吃下都会完整地吐出来。

说到这里，罗医生，知道我是谁了吧？呵呵，我来顶帖了。

回到国内，有幸见到了罗医生，他很耐心地为我诊断，"望闻问切"都有，而且问得尤其详细，我自己都不知道，原来我的皮肤病竟然与当初的梅核气有关，当然，"梅核气"这个词也是罗医生教给我的，他不说我都不知道，只能描述当时的症状。如果不是罗医生耐心询问，我也不会回想起皮肤病变一个月前发生的事。

记得发病前一个月的一天，因为被领导挤对，我气得肺都快要炸了，没几天就感觉到咽喉中有异物，后来便得了这个皮肤病。

在国内亏得罗医生给我开了方子并叮嘱我保证一日三餐，身体症状才有所好转。大学同学来京出差，见到我，都说我看着比以前健康多了，而且似乎还变漂亮了。

而现在回到这边，心里因为某些事又郁闷了，身体反应非常迅速，幸好还带了一服药过来应急。这样下去实在不是办法，当真是"情深不寿"吗？感情这个玩意儿碰不得吗？其实大家看我的 ID 就知道，我这个人小心眼太多，爱生气、爱哭，可是我很少发脾气，其实我更爱笑。

在这里除了要谢谢罗医生，并申明我坚决支持中医的立场，还要提醒大家平时要保持愉快的心情，心情好，胃口好，吸收好，身体才会好。

继续补课，听说罗医生要出书了，我坚决支持！

罗大伦：

怨月恨花你好啊！有的时候确实感觉治病容易，治心难啊，你从吴鞠通的故事里可以看出，即使是他那样的温病大家，治起心病来也颇费周折，正所谓"无情之草木不能治有情之病"。

我以前的性格就很不好，可能是看病看多了，知道情绪不好会引起那么多的病，自己也就变了。有个网友，肌无力，告诉我说，为什么这个病住院的患者都那么相似呢？一个病房里，都是要强的、急脾气的人，让我研究一下性格和这个病有什么关联。其实我好多年前诊脉，有个重症肌无力的老太太，我诊脉时发现她的肝脉很特别，我判断她这个病和生气有关，当场儿女们就回忆，原来是女儿闹离婚的那年老太太就患了这个病。

我现在有一些国外回来的患者，人在海外，可能压力更大，所以要更注重身体了，可能因为我妹妹一家在澳洲，所以我知道人在海外在洋人群里的那种孤独，建议大家多看些周星驰的光碟吧。

wiskyy 问：

罗博士，您好，冒昧向您求助，望您百忙之中给予指点，我妈妈在四年前得了甲状腺结节（可能是因为生气引起的），不知道中医怎么说，当时吃了些药都不管用，只好做了手术，但是现在又复发了，而且已经发展到像以前那样厉害。我妈妈不敢再去做手术了，也没有其他的办法，不知道您能不能给个办法，非常感谢！

罗大伦答：

朋友你好！像你母亲这种情况，我建议采取中医来治疗，可以在当地找一个有经验的老中医来调治，主要是疏肝气，泻肝火。我以前曾经治疗过类似的病例，这位病人是因为孩子读书的问题整天生气，最后患的这个病，结果使用了泻肝火的药慢慢就散去了。在这个病的治疗中我有一点要提醒，要很慎重地使用海藻、昆布等药，有的中医一看是甲状腺的问题就用上述药，结果反而重了。

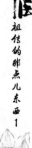

中医
祖传的那点儿东西 1

尤其要提醒的是，千万要注意调整心态，记住：百病生于气。

yfsun1 问：

罗老师，我表哥的女儿今年在读高一，这两天左边脸有点疼，眼睛不能完全闭上，去医院，医生说有轻微面瘫症状。应该怎么治疗呢？

罗大伦答：

这个病针灸治疗的效果最好，但是我的经验是开始几天在发展期，可能针灸不大适合，可能扎了会更重，一般几天后开始扎，都能恢复健康的，这个是针灸科的强项，各地的医生都会扎的。

这两天可以用草药先控制一下，方子：当归 27 克、天麻 15 克、升麻 15 克、细辛 5 克，这些药，研成粉末，每次服用 3 克，一日三次。这个方子疏风活血，可以很好地控制此病。

这个病目前中医认为是风邪入侵，我在临床见到过住在一个单元的几个人同时发病的，所以我怀疑它有流行病学背景，但是没有机会做研究。

无边日暮：

看了大家这么多的发言，我也说说身边发生的事。

我同事有不少人有妇科问题，看西医不行，经过中医治疗，渐渐有起色了，同事小孩有过敏哮喘什么的，也是靠中医调理的。

我老爸从年轻时就身体不好，估计就如楼主所说，小时穷，吃不饱饭，所以脾胃不好，就业余学中医自己调理，他还自学了针灸。我妈说生我后坐月子时落下了毛病，腿肚酸疼，不能吹风，老爸就经常帮她针灸，我妈说确实好转了，大概针了几年，不间断时间，现在我妈除了太凉的空调不能吹外，居然好多了，看来老爸还有两把刷子。

但现在老爸 60 岁了，居然轻信各种补品，每月把退休金都换成蛋白粉之类的，令人痛心，讲了好多次，没用，走火入魔了。

再说说我，对针灸一直很敬仰，看老爸几根针戳下去，居然不冒血，感到很神奇，不过自己不敢试，心想：针呀，多可怕。两年前带学生夏令营，晚上受凉拉肚子了，狂厉害，第二天拉虚脱了，一下减了十几斤，来不及回城治疗，幸好有个队医给我针灸了一下，吃了两颗药，过一天就好了，我对中医简直是要膜拜了！针灸一点也不可怕，当时只是感觉腿有点酸胀，好像还有一股热气还是什么的往腿下跑，记不清了，要是有好医生，我有个大病小病的还是希望中医治。

我估计我这辈子学医是没希望了，寄希望于我肚里的宝宝，将来成为中医大家。

长蝇在手：

总算赶上了。看完吴鞠通与针灸高人一起治病的故事，我想起了身边曾发生过的一件事。小时候，邻居有个老中医，扎针很强。附近的人有个什么病经常找他扎一扎。有一种病要扎七七四十九天，要浑身扎个遍。当年有两个孩子（一两周岁）同时得了这种病，症状是高烧不退。一个孩子的母亲心疼孩子就送医院去了。现在这个孩子已经二十多岁了，但是从那次得病后就站不起来了，现在还推一小车走路。而扎针的那个扎完后就全没事了，也没留下什么后遗症。我小孩就没少挨扎。经常是惊吓后不想吃，不想动，扎十指，严重的还要扎脚趾。很痛，但是百试不爽。

揽镜人将老问：

地气不升，天气不降。真一个桑拿天啊！罗楼主对大家苦夏有何建议？谢谢！

罗大伦：

好问题，以前有朋友问过，现在回答一下吧，因为这些天的确碰到了好多因为桑拿天感觉不舒服的人。

首先是湿气太重，一定要想办法化去，比如在煮饭的时候放入一把薏米（薏苡仁），薏米可以化去湿气，而且它是粮食，一般人都可以服用。同时可以熬些绿豆汤等，在喝饮料的时候可以喝杏仁露，或者自己买来杏仁，捣碎，熬点杏仁饮料，因为杏仁开肺气，肺气开则一身水气

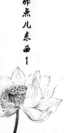

274

亦开。我在吴鞠通故事中讲到的三仁汤，就是杏仁、白蔻仁、薏苡仁三仁同用，还有几味竹叶等其他的药，去水湿的力量非常大，尤其适合桑拿天，我在这个天气就经常开这个方子。很多这个天气引起的皮肤病和感冒，用这个方子把水湿一去，患者就痊愈了。

另外不要喝太多的冷饮，有很多人因为太热，结果喝了太多的冷饮，导致胃肠道出了问题，所以要喝常温的饮料。

同时注意不要过分开空调，最近见到好多患者都是因吹空调而病的，似乎有流行的趋势，治疗时要考虑到因寒而患病，不要仅仅考虑天气热。

长这么大不容易问：

前天感冒了，早上有点发冷，下午有点咳嗽、流涕……请问感冒是不是一定要七天才会好？

罗大伦答：

感冒的问题我在吴鞠通的故事后面会专门写到。

前几天，有位中医系统的朋友问我，感冒到底怎么分风寒风热啊，怎么现在她越来越糊涂了？我听她的声音，就是患了很重的感冒。

于是我就告诉她，感冒其实不分风寒风热，伤寒和温病是一回事儿，是外感的不同阶段，一般开始时必寒，然后入里就会化热，接着，我给她开了方子：双花、连翘、蒲公英、白僵蚕、射干、浙贝，这是清里热的，然后用苏叶（后下），来解外寒。当时她们家人都在感冒，于是她就自己抓了若干服。

昨天来电话，说服用了一服后，自己和家人的感冒就好了，从此自己知道感冒该如何治疗了。

其实把感冒分为风寒和风热，是中医给自己设的绊脚石，很多人看到自己的痰是白的，就把病划入风寒；痰变成黄的了，就疑惑，到底是风寒还是风热啊？于是就不会开方了。其实痰化成黄色，是病邪深入，机体的抵抗也强烈的阶段，这些变化不是分型的不同，而是阶段的不同，各位可以参照我写的吴鞠通故事后面的附录，大家也可以多探讨一下。感冒如果在最初的时候及时控制，很快就能够痊愈。前几天看到某大医院的专家在中央电视台做节目，说"病毒性感冒就是要多喝水加上休息，没有其他的办法了，七天准好，美国也是这样做的"，这让我感到中医需要加强宣传了，自己有好的方法要整理出来，因为病七天一定不如病一天舒服。

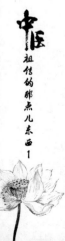

（三）

泻下法之妙用

看吴鞠通诊病，那就是两个字：痛快。他诊病时不拘一格，法中有法，变化莫测。有很多普通的治疗方法，在他那里就能出彩。

有位姓傅的老同志，55 岁了，平时就喜欢没事儿时喝两盅。这天闲来无事，他来到了著名的一醉楼，要了几壶酒，点了一醉楼最著名的一道菜"烧小猪响皮"，这道菜现在不知道还有没有了，反正我在北京这么久了没听说。老傅同志拿起筷子，夹起这个烧小猪响皮，吃了几口，刚刚咽下去（"甫及下咽"，确切地说，刚咽下一半），就听见有人噔噔噔跑上楼，直奔老傅同志而来。这是怎么回事儿呢？原来是来报信的，说老傅一个最好的朋友出事儿了（即有家人报朋友凶信），具体出了什么事儿文献里没有记载，总之是挺严重的。老傅同志一听急了，立刻放下手中的酒杯，连忙跑下楼，要去帮朋友。

可到了酒楼的门口，傻了，原来自己专车的车夫不见了（估计也是去哪里喝两杯去了）。那时候的车可不像现在自己能开，那年头都是用人拉的，于是老傅同志放弃了坐人力车的念头，以急行军般的速度步行了四五里，跑去救朋友（看来此人很是讲义气），结果没有找到，然后又换了个地方，又步行了四五里路，还是没有找到。这个时候，老傅同志又累又口渴，于是就在路边的小卖店买了冷饮，什么冷饮呢？是"冰镇乌梅汤"。老傅同志连着喝了两碗（虽然那个时候这种冰镇饮料就很畅销了，但不是现在这种用瓶装的，那时是碗装的），感觉非常地畅快，这时候正好看到路边有车（刚才干吗去了），于是就雇车回家。

到了家里，就感觉胃那个地方隐隐作痛，然后，一点点发展，一个月以后，疼痛开始加剧，请了医生，调治了一年，也没见好。等到次年五月份的时候，再看老傅同志，坏了，简直不成人样了，连喝一口水，胃里面都"痛如刀割"，已经有一个多月吃不下去干饭了。到了第二个月的初八，已经有十天一点儿饭都吃不下去了。

好嘛，本来是想去救朋友，没有救成，反而把自己给搭进去了。

有看官该问了：您前面讲乌梅如何的好，怎么这位刚喝两碗就这样了？

这真是个好问题，您别急，我后面会为各位解释的。

话说这位老傅同志眼看就奄奄一息了，怎么办呢？家人就把吴鞠通请来了。

吴鞠通到了他家，一看，好家伙，这位老傅同志是"骨瘦如柴"，脸色红得像是赭石，再一诊脉，脉象是沉洪有力，"胃中痛处肿起如桃大"，用手一按，这位老傅同志立刻疼得直喊。

这的确很棘手啊，吴鞠通稍作判断后，说："这是食膈啊，需要用泻下之法来治疗。"

于是就开了大承气汤加上牵牛。大承气汤我们前面介绍过，是《伤寒论》中用来治疗里实热证的方子，药物很简单，只有四味：大黄、厚朴、枳实、芒硝，但是大家要记住，不是只要泻下就用这个方子，这是体内有实热的时候才用的，叫寒下之法。

至于吴鞠通开的牵牛，就是我们通常说的黑白丑。牵牛其实我们非常的熟悉，就是路边开得非常漂亮的喇叭花的种子，这味药也是泻下的，药力强大。但是，难道一服大承气汤不够用吗？为什么要加上牵牛呢？原来，大承气汤中的大黄、芒硝等药都是走血分的，而牵牛走气分，可以泻气分的壅滞，它对泻气分的水湿还有特殊的作用，在治疗危急的水肿时会用到。需要注意的是，一般牵牛都是研成粉末用的，因为它的有效成分在煎煮后会被破坏掉一部分，这里应该是在大承气汤煮好后，加入牵牛粉末。

吴鞠通开完方子，就走了。这下老傅同志的家里可就炸开锅了，原来，这帮人都知道这是什么药，这么厉害的泻药，能行吗？大家都吓得吐出了舌头。

老傅同志也被这种气氛给吓坏了，感到无比的惶恐，最后，没有办法，不知道哪位高人想出了一个很有科学含量的办法：求签，让神仙来决定是否喝药。

于是在很神秘的气氛下，老傅同志拖着奄奄一息的身体，和家里的

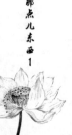

神仙沟通了一下。

这次神仙很给吴鞠通面子，抽签的结果是：喝！

这就没什么好说的了，喝吧。老傅同志就喝了一碗，嘿，您别说，立刻就见到了效果，他只觉得疼痛的地方向下移动了，到了肚脐那里；再喝一碗，疼痛的地方就移动到了小腹；等到第三碗服下去，这疼痛的地方就到了肛门，这么神奇？再喝一碗，看能到哪里？

吴鞠通告诉大家，这次用半服药，熬好后老傅就又喝了一碗，然后吴鞠通用了蜜煎导法（也是《伤寒论》中的办法，往肛门里放入蜂蜜制剂，用以通便）。

然后，老傅同志终于忍不住了，直奔厕所，最后泻下了一个"如鸡蛋"大小的坚硬的东西。

第二天早晨，老傅先吃了半碗烂面条，隔一天再喝碗粥，五天以后，就可以吃干饭了。

此时，吴鞠通又给老傅同志开了五汁饮作为善后调理。这五汁饮是什么呢？就是梨汁、荸荠汁、鲜苇根汁、麦冬汁、藕汁或者用甘蔗汁。

这基本是个食疗的方子，果汁，估计很好喝，但是里面的说道更大。我给各位聊聊，其中的梨汁是温病学家经常用的，可以生津、润燥、清热、化痰，在有热证的时候可以常用；荸荠也是好东西，可以清热、化痰，用荸荠和海蜇一起熬，熬出来的汁叫雪羹汤，是温病学家王孟英最常用的方子，用来化热痰的，我曾经特地熬过，想尝尝看是什么味道，还真不难喝；鲜苇根就是芦根，是透热外出的，古代讲究用活水芦根，最好的芦根是长在流动的河水中的，死水里的次一品；麦冬我们讲过了，是清热滋阴的药物，熬起来甜甜的，没有什么药味；藕汁需要大家注意了，这是我们生活中经常见到的，它生着用和煮熟了以后用的功效是不同的，藕生用一般是榨汁，藕汁是甘寒的，可以凉血止血，还能消散瘀血，因热证而出血的人可以使用；而藕煮熟了以后，就变成了甘温的了，可以健脾开胃，生血补心，变成滋补的了。

为什么给老傅用五汁饮呢？原来，这个异物卡在消化道里，已经引起了热证，消耗了体内的阴液，用这个五汁饮可以清热养阴的。

有看官该问了，为什么喝了乌梅汤会病得这么严重啊？您不是说乌梅好来着吗?

不知道各位注意到没有，我们老傅同志喝的是冰镇的乌梅汤。乌梅汤本身没什么的，这一冰镇可就坏了，现在我们很多人在吃饭的时候都喝冰镇的饮料，或者啤酒，原本脾胃消化吸收食物工作得好好的，您偏用寒邪把它给冰住，您说它能工作得好吗?很多患者反映自己有慢性肠炎，什么时候犯病呢?就是前一天吃饭时喝了冰啤酒了。其实这种拉肚子是脾胃的自我保护，它不能正常工作了，就把这些东西给排出去，总不能留在里面。要是给留在里面了，那可就跟老傅同志一样了，这是谁都不愿意见到的。

在说完了这个故事以后，我顺便多说几句。关于忌口的问题，这是中医的特色，有些病是要忌口的，尤其是一些实证。有时那些大鱼大肉的吃进去以后，就变成了影响气机的障碍物，结果使得病情加重，在孙思邈的《千金要方》中就有很多关于忌口的记载，朱丹溪在母亲养老的时候不让老人吃膏粱厚味，忌口也是吴鞠通的独家法宝，他经常让患者忌口，比如在治疗胡沄的时候。

现在也有很多讲究让患者忌口的医家，比如北京中医药大学的已故中医大师赵绍琴，他是当代真正的温病大家，家里几代都是御医，他的父亲赵文魁公是清朝太医院的最后一位院长。赵绍琴老师最擅长的是治疗肾病，治疗时他就是让患者吃素，绝对忌口。如果病人还是吃大鱼大肉的，对不起，他说那您的病我治不了，所以患者都特听话，并开始严格忌口，结果治疗效果就特别的好。

今天借此文章，表达一下我对赵绍琴老师的怀念，走在校园里的时候，我经常会感觉到他老人家的影响犹存。赵老学问高超，一生救人无数，多少肾病患者是因为他才得以生存的，其功德无量，实在值得我们这些后辈景仰。

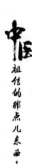

秋天的故事

初秋，天气渐渐地凉了下来，有网友问，秋天的养生要注意什么?正好，吴鞠通对秋天那是情有独钟，并且很有研究，现在我们就来聊聊这些内容吧。

吴鞠通很有意思，他对秋天颇为关注，因为他认为以前人们对秋天的认识有很多错误，而且吴鞠通很大胆地说在《黄帝内经》里就出现这个错误了。

指责《黄帝内经》这可不是一般人能干出来的，吴鞠通就敢。他说唐宋以后，大家都不知道燥气致病这回事儿，为什么啊？原来都是因为《黄帝内经》的"阴阳应象大论"中给搞错了，本来是长夏伤于湿，秋应该是伤于燥，结果"阴阳应象大论"给写成了秋伤于湿，这样就让后世的人糊涂了。

这是怎么回事儿呢？我们还得从头说起。原来，中医认为每个季节的气候对人都有影响，如果人在当令的季节中不注意，受到了伤害，那么身体就会出现病症，那么，每个季节对人究竟有什么样的影响呢？

中医是这样认为的：在春天，万物生发，风动，人体容易被风邪伤到；夏天，天气热，人体容易被暑邪伤到；在夏秋之交，中医还加上了一个长夏，就是夏天的尾巴，中医认为这个时候热到了极点，大地的湿气都被蒸发了出来，因此湿气特别重（就好比是现在的桑拿天），人体容易被湿气伤到；秋天气机下降，万物开始收敛，湿气凝结了，天气开始变得干燥，人体突然暴露在相对干燥的空气里，很容易被燥邪伤到；而冬天天冷，人体则容易被寒邪伤到。

其实《黄帝内经》中的其他地方都在讲秋天是燥的，不知道怎么弄的，在"阴阳应象大论"里出现了"秋伤于湿"这样的话。据我分析，情况应该是中医理论一开始是认为秋天属湿的，后来经过改进，又认为湿应该是长夏的特性，秋应该是燥。但这一处没有改过来，就被我们看到了。大家也甭把《黄帝内经》当做圣经来读，其实任何学术理论都是在发展的，仔细看《黄帝内经》，就可以看出很多中医早期发展的痕迹。

现在聊聊秋天为什么是燥的呢？因为秋天天气开始凉了，长夏时节的湿气开始凝结，本来湿热的桑拿天，人都快闷晕了，突然立秋了，天气凉爽，桑拿空气一扫而光，哪儿去了？湿气凝结下降了，此时是万里无云。

所以中医认为，秋天无论是整个世界还是人体，气机都是下降的，在人的五脏里，肺是属金的，金对应着秋天，所以此时人体的肺气下降，有很多病，就是因为此时肺气被阻碍了，无法下降引起的。我通常和朋友说，如果喝饮料，此时要喝些杏仁露，因为杏仁是降肺气的。有个网友曾经给我写邮件，问为什么立秋后自己上半身发痒，尤其是在下午和夜里。非常抱歉，我看到邮件太晚了，其实她这就是肺气不下降，喝些降肺气的药就可以了。

在秋天，人体也会有所改变，比如夏天大汗淋漓的，到了秋天，凉气来了，满身的汗就不见了，津液已经开始收敛了，这个时候也会出现一些喉咙干燥等问题，尤其是那些平时津液就不足的人。所以古人总结，秋天容易被燥邪伤到。

但是这个燥，还随着初秋和深秋的不同，存在着温燥和凉燥的区别。

温燥以后再聊，现在我给大家聊聊这个凉燥。

在秋天，人体很容易被凉燥伤到，为什么呢？这是由秋天这个特殊的季节决定的。秋天其实有时候也很热，比如中午，骄阳似火，热得和夏天没有什么区别，但是到了晚上，就会立刻凉下来，有的时候，你甚至会感觉，白天走到阴凉地里立刻就会凉下来，这就是秋天，风是凉的，但太阳是火热的。

所以秋天人很容易被凉气伤到，比如走在阳光地里，太阳火热地烤着，此时你的毛孔以为是夏天来了呢，全部都张开了（但此时也不会像夏天那么流汗了，因为秋季人体的津液都开始收敛了）。话说这毛孔正张着呢，然后你到了阴凉的地方，凉风袭来，直扑肌表，立刻觉得皮肤发紧，这时患的就是凉燥了。

此时的典型症状是：头微痛，恶寒，咳嗽，稀痰，鼻塞，喉咙干，无汗或少汗。

吴鞠通开的方子是：杏苏散。方子的组成是：苏叶、半夏、茯苓、前胡、桔梗、枳壳、甘草、生姜、大枣、橘皮、杏仁。

其实这个方子的核心就是苏叶和杏仁。在秋天被冷风刚刚吹到，你感到浑身发冷，头微痛，还没有咳嗽的时候，可以熬点杏仁，水开了以后，再放入一把苏叶（药店有卖的），泡个十分钟，喝下去就可以了，前两天有几个网友患此证，就是用此方调治好的。

中医
祖传的那点儿东西
1

282

如果刚发病没有注意，病情发展了，咳嗽了，还有痰，就要加上剩下的药物了。

由于秋天人体的津液开始收敛，往往会感到皮肤干燥，口腔干燥，这可怎么办呢？过去，一些老药工的方法是，用中药石斛放在嘴里含着，这个石斛是生津润燥的，含在嘴里就感觉口腔不那么燥了，这种方法后来流传到了社会上。过去很多有钱人家到这个季节就开始买石斛了。

石斛的品级比较多，好的品级的非常贵，前几天有个香港的超级贵夫人就买了几万元的石斛走，其实还真没多大分量。

当然，我们是没那么多的钱的，那我们怎么办呢？其实，中医还有其他的办法，比如梨就是一个很好的润燥生津的水果，如果我们感到燥热，可以吃个梨。它也可以起到润燥的作用，我们前面提到的五汁饮中的其他几个成分也是润燥的佳品。

上面说的是温燥，如果您感觉到凉了，并因此而出现干燥的状态，这就是凉燥了。缓解凉燥就更简单了，您可以切两片姜，用开水泡一会儿，喝了，津液就会发散出来。

一般温燥出现在初秋，凉燥出现在深秋，不过天气变幻莫测，有时也会颠倒的。

一个人的孤独之路

道光初年，吴鞠通已经是一位63岁的老人了。

一个人变老是不可怕的，可怕的是要看着自己的朋友一个一个地离去。

就在吴鞠通63岁这年，他的好朋友，那位针灸高手郏芷谷去世了。

吴鞠通不但失去了一位可以与自己配合治疗的医生，也失去了一个可以交心的好朋友。

几年后，他的另一位好朋友汪廷珍也去世了，这一年是公元 1827 年。

汪廷珍是吴鞠通一生最好的朋友，他们志同道合，谈论起医学来也是互有启发，虽然后来汪廷珍做了大官，甚至当了皇上的老师，但两人的友谊从未改变。

汪廷珍的去世，对吴鞠通的打击很大。

到了老年的时候，吴鞠通在医学界就开始变得十分孤独。

究竟为什么呢？这要从他的性格谈起。

吴鞠通为人非常正直，古道热肠，然而正是因为他刚正不阿的个性，使得他在当时的医学界常常被孤立。吴鞠通心直口快，不徇私情，在诊病的时候有什么说什么，对于其他医生的错误，从来都是立刻指出，很不给别人留面子。

这可就要命了，因为大家都是出来混的啊，在患者面前总要给留点面子吧？可吴鞠通偏偏不这样认为，他觉得医生负责的那可是人家的性命啊，怎么能姑息呢？估计他是从父亲被庸医误治那里受到了强烈的刺激，一生痛恨不学无术的医生，他曾说："呜呼！生民何辜，不死于病而死于医，是有医不若无医也，学医不精，不若不学也！"

这话说得比较重，意思是，你学医学得技艺不精，还不如不学呢！因为你治疗十个患者，误治五个，对你来说是百分之五十的概率，可对这五个患者来说，就是百分之百啊。

通常按照医生行当里面的规矩，那是要给同行留余地的，看到前面医生开的方子错了，也不能当面指出，要说：年兄手段高超，调治得好，方子也是好方子，我再斗胆稍微改动几味药吧。

这是把前面人的错误粉饰一下，可吴鞠通最痛恨这个，他说："余存心不敢粉饰，不忍粉饰，口过直而心过慈，以至与世不合。"这就把他为什么与其他医生不合的原因说出来了。

结果弄得场面很难堪，当时有一些学术不精的医生很怕他，本来在患者家里口若悬河呢，一听吴鞠通也要来了，吓得撒腿就跑（所至则避去），等到吴鞠通走了，再溜达回来，到患者面前诋毁吴鞠通。

当然，还是有很多医生佩服他的学术的，因此对吴鞠通的评价可谓"毁誉参半"。

中医
祖传的那点儿东西
1

这实在是一个很严重的问题，我们还是尽量劝劝他吧，不能这样下去了。

"吴鞠通老师，难道您就不能改改吗？"

夜很深了，烛光把吴鞠通孤独的身影投射在空荡荡的墙壁上，吴鞠通低头不语。

"其实，通融一下也没有关系啊，大家都是出来混饭吃的啊。"

吴鞠通抬起头，瞪大了眼睛："混饭吃？医生是要救人的！什么样的医生才是真正的医生？那是要怀着救人济世之心，嗜学不倦，反复求索，最终才能达到救人的目的啊，在病人的痛苦面前，你的面子一钱不值啊，难道不是吗？"

"可是，这样下去您是会被这些医生孤立的。"

吴鞠通叹了口气，说："这个世界上，病痛实在是太多了，我倾尽全力还治疗不过来呢，怎么会有时间去和他们钩心斗角？孤独就孤独吧，只要能够救人，我宁愿走这条孤独的路。"

"可是，他们会恨你的。"

吴鞠通摇摇头，说："不要管它，但愿我的言语能够刺激到他们，当夜深人静的时候，当他们面对自己的良心的时候，希望他们能够有所悔悟、能够奋起读书。"

然后，吴鞠通抬起了头，从窗户里凝视着辽远的星空，自言自语道："希望后世的人们能够理解我，那样，我将不再感到孤独……"

在公元1831年的时候，吴鞠通已经74岁了，在到处给人瞧病的闲暇时间里，他动笔写下了《医医病书》，这本书的名字很拗口，意思就是：治疗医生的疾病的书。

在这本书里，吴鞠通指出了医生容易出现的很多问题，同时他还写出了这些问题的解决办法，这本书内容不多，但是仔细看看，其中的道理却非常地深刻，它反映了吴鞠通的医学境界和治学思想，各位有空可以拿来一读，定有收益。

其实，吴鞠通自己特别谦虚，他也很希望别人来批评他，他在《医医病书》中说："是书，无论先达后学，有能择其弊窦，补其未备，瑭将感之如师资之恩。"

在吴鞠通的晚年，有两件事情刺激到了他，一件是当时东南诸省发大水，老百姓被淹死无数。吴鞠通是个忧国忧民的人，无比珍惜生命，听到这个消息后，他"为之痛哭咯血"，然后倾囊捐赈。我们已经不知道他为什么咯血，他的身体到底出现了什么问题，总之是出现了病症。

另外一件事情是，在公元1836年的时候，吴鞠通已经79岁了，他的长子突然病故，具体患的什么病书上没有记载，吴鞠通的精神再次受到重大的刺激，开始衄血（其实我认为这是和上次的咯血是出于同一疾病）。

这次发病是致命的，就在这一年，吴鞠通去世了，享年79岁。

人的生命，就像花一样，曾经绚丽地开放，然后逐渐枯萎，最后死去，没有人能够逃脱这大自然的规律，不管你是名医也好，普通百姓也好，结局都一样。只是，有些鲜花的盛开，是那样让人难以忘记。

在即将合上吴鞠通的医书的时候，我脑子里出现了吴鞠通的各种形象：他曾是在父亲的灵柩前痛苦地翻看《伤寒论》的年轻人；一个在北京的街头寻找工作机会的漂流者；一个在抄书的过程中苦读医书的学者；一个在与瘟疫的搏斗中奋力拯救生命的医者；一个毫无顾忌地指出同行错误的正直的人；他还是一个在烛光前俯首为后世撰写医书的大医。

在这些场景中，吴鞠通逐渐地老去，慢慢变成了历史画卷中的一个光影，但是，他心中的光明，却放大开来，照亮了后世的我们。

吴瑭，号鞠通，他出身贫寒，因失去父亲而奋起学医，在艰苦的环境里自学成才，终成一代大医。他总结前人的经验，丰富并整理了温病的理论，使之更加系统化。他为人正直，不徇私情，秉持救人济世的信念，毫不动摇，凭借自己高超的医术，一生救人无算。

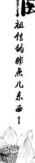

在行医的道路上，吴鞠通可能是孤独的，他的正直遭到了一些品质低下的医生的排斥，但他却凭借着心中的信念一直前行，那信念之光，犹如一道道闪电，劈开了人性阴暗的黑幕，唤醒了无数正直医生的良心。

现在，那些诋毁他的恶言恶语已经灰飞烟灭，而吴鞠通，却为我们留下了与《黄帝内经》《伤寒论》《金匮要略》并称为中医四大经典的《温病条辨》。

他用一颗坦荡之心，告诉了我们什么才是真正的医道。

银翘解毒丸的应用

吴鞠通在《温病条辨》这部书里为我们留下了很多方子，这些方子现在在临床中应用频率较高，其中知名度最高的，应该就是这个银翘散了，现在我们进行了改进，在药店里卖的叫银翘解毒丸，或者稍微加减，添上了羚羊角，叫羚翘解毒丸。

我今天和各位聊聊这个药，实际上，我们聊的话题的实质是：如何应对感冒？

您可甭小瞧了感冒，不管是通常我们所患的伤风感冒，还是大规模流行的流行性感冒，都是让人比较头疼的问题。有很多人一感冒发烧就到医院输液，现在抗生素的级别越来越高，费用也越来越贵，很多人几天输液下来小一千元人民币就花进去了，可病却没怎么见好，这样的患者实在是太多了。

有的人说感冒挺一挺就过去了，但是，您要知道，感冒会引起肾炎、心肌炎等若干严重的疾病，很多人患这些病就是因为感冒后硬挺着不去治疗，现在肾炎、肾衰的患病人群越来越多，有很多都是年轻人，不能不说遗憾啊。

每次流感来临，一个城市里到处都可以听到咳嗽的声音，一讲话大家都是带着重重的鼻音。我估计每次大规模的流感来袭时，一个大型城市里的患病人群都会超过百万。其实这病是可以预防的，但这事儿似乎没有人在意，结果每次我都眼看着街上感冒的人越来越多，最终身边的人全部感染。

那么，怎么办呢？我们自己有什么办法吗？如何处理感冒这个小病呢？中医对此有什么好的建议吗？

其实，中医是最擅长治疗感冒的了，只不过大家还不太善于使用它而已。

在中医里，感冒属于外感病，对于这种病的治疗，由于中医理论派别的关系，正确的治疗方法被耽误了很久，此事说来话长，我慢慢地和各位聊吧。

在汉朝的时候，我们的医圣张仲景因为家里很多人患外感病死去，因此他发誓要搞清楚这种病。他收集了当时很多的医书，结合自己的经验，写出了《伤寒论》。在这本书里，张仲景把人体的防卫系统分成了六个层次，他论述的是当寒邪来袭的时候，这六个防卫系统会出现的问题，并谈了应该如何解决。我客观地评价这个事情，张仲景分出的这六个防卫层次是非常恰当的，现在我们说，这是一种系统论的划分方法。而且，张仲景开出的方子也非常精辟，应该说，这些方子只要用得对症了，其效果经常让开出方子的医生自己都瞠目结舌，这是实话，搞中医的人都有感受。

因为来袭的是寒邪，因此张仲景在治病的开始，选择了用辛温发散的药物（麻黄、桂枝等）来治疗，也就是说，让大家出出汗，把寒邪从体表给发散出去。

如果寒邪在体表这第一道防线没有被发散出去，没关系，后面还有五道防线呢。

这种方法一直使用，到了清代的时候（其实清代之前就开始了），人们发现辛温发散不能解决所有的问题，有的人一用麻黄等药病情就重了，于是就出现了温病学派。温病学派认为袭击人体的不光是寒邪，还有温邪，这个温邪有自己的特点，应该用辛凉解表的方法来治疗（吴鞠通就

中医
祖传的那点儿东西1

是这派的），不要用麻黄，要用连翘、金银花等凉药来治疗，最终也取得了一定的效果。

从此，中医历史上的寒温之争就开始了，伤寒学派说温病学派是胡说八道，温病学派说死套伤寒学派的方法那是害人，总之争斗十分激烈，规模蔚为壮观，各位翻开医书，可以看到很多有关当时论战的记载。

现在各位看中医的教材上，在感冒的部分，还是分为外感风寒、外感风热等部分，这都是寒温学派分裂的结果。

可是按照这个寒、温的分法，治疗感冒灵吗？效果好吗？实事求是地讲吧，疗效一般，有的患者好，有的患者不好。如果效果都好，那么控制流感的任务早就放在中医的身上了，就是因为忽好忽不好，所以上面的领导也感到很狐疑：中医治疗感冒到底行吗？

我自己就有切身体会，刚学中医那会儿，甭说别人了，就是自己患了感冒，也要仔细地分析，这是伤寒还是温病？用哪一派的方子？那个时候我自己拿自己做试验，熬药喝，经常搞错，但也慢慢积累了经验。

等到学中医学得深入了，才豁然开朗，这些人都争什么啊，分什么伤寒、温病，其实就是一回事儿嘛！

您该问了，什么？伤寒和温病是一回事儿？

是的，其实都是外感病里的各种状态，是不同的阶段，被人为地给分开了，所以用哪个学派的治疗方法疗效都不是百分之百。

我来给各位分析一下吧，现在我们对微生物也了解了，我们可以给病毒分一下类，哪一类病毒是风寒感冒的病毒，哪一类病毒是风热感冒的病毒。中医的外邪还有风、暑、湿、燥邪，您把感冒病毒给分一下，和这些邪气对一下号吧！

这个任务会让人发狂的，因为实在是没有办法对号。我们现在知道主要导致流感的病毒为正黏液病毒，分为甲、乙、丙三种类型，我们感染以甲型为主，有多种变异。那么，到底和寒、温等外邪如何对应呢？答案是：根本就没有办法对应。

所以，我们不能说外界的病毒和细菌是有风、寒、暑、湿、燥、火等性质的，因为一个流感病毒，就可以让你这次感冒冷得发抖，下次感冒热得发狂。

那么，中医说的外界的风、寒、暑、湿、燥、火六个邪气又是指什么呢？

原来，这六个邪气并不是真的邪气，而是指外界天气、周围湿度等等生存的条件，如果这些条件发生了异常变化，出现了这六种特征，就是六个邪气了，其实它们都只是大自然的变化，之所以把它叫邪气，是因为它们能够引起人体相应的不正常的变化。古代中医把这些身体不正常的变化给分成了六大类，如此而已。

人体在正常的状态下，对这些外界微生物是有抵抗作用的，比如家人感冒了，您却什么事儿没有，这就是例子。而一旦外界的变化引起了您身体的相应变化，比如外面冰天雪地你却只穿了件单衣出门，结果感冒了，不是那个分类到"寒"的感冒病毒侵袭了你，而是气候的"寒"打乱了你身体的正常状态，出现了相应的反应，结果感冒病毒来了。

古代中医不知道感冒病毒是什么，所以干脆明智地用天气异常给归类了，现在我们知道了，应该把这话说明白了，否则还是瞎嚷嚷什么"寒邪"，这寒邪在哪儿放着呢？您倒是拿出来看看啊？没有。

所以，患感冒的过程都有一个模式，外邪（现在叫感冒病毒）侵袭了人体，引起了人体的反抗。

这个模式，由于外界环境的条件，或者我们自身体内状态（阴虚、阳虚、痰、瘀等）的不同，会在进展的节奏上有所变化。

至于全球范围的流感大爆发，则是感冒病毒在某种外界条件下产生变异，出现了一个人体感觉特陌生的变种，结果就爆发了，这有更深层次的气候原因，和当地的小气候关系就不大了。但感冒病毒侵袭人体的模式还是一样的。

现在，该讲感冒的解决办法了。

感冒首先是对身体造成了一定的抑制状态，我们最明显的表现是体表发冷，有的时候还流清鼻涕、打喷嚏，伤寒学派说这是外邪袭击了体表，温病学说语焉不详。

这个阶段有的时候长点儿，可能持续几天（甚至会发高烧，中医说

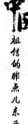

中医
祖传的那点儿东西
1

有里热了），有的时候则特别短，甚至几个小时或半天就过去了，因为它太短了，所以温病学家没有给予足够的关注，认为此病上来就表现为热证呢。

各位，这个感到体表发冷的阶段太重要了，这个时候病邪还没有深入，身体的抵抗机能还有能力一下把它清除出去，因此一定要抓住这个时机啊！

怎么办呢？方法其实很简单，任何能够刺激身体机能的食物饮料都可以，有的时候，甚至一杯热水都可以。通常，中医治疗的方法，是用我们做菜用的大葱的白色根部，切一下，加几片生姜（也是做菜用的），在水里稍微熬一下，注意，一开锅就好，不要久熬，因为要的就是它那种刺激的成分，用吴鞠通的话说："香气大出，即取服，勿过煎，肺药取轻清，过煮则味厚入中焦矣"（他在熬银翘散时说的）。

我还经常让人用苏叶，也叫紫苏叶，药店有卖干的，各位可以在办公室里准备一小包，等到别人感冒了或你的身上突然发冷时，立刻用开水泡一把，六七分钟后，就可以喝了。

古代的时候是用麻黄、桂枝等药来解决这个问题的，现在不大用了。但是如果真是冷得浑身发抖，一点汗都没有，那还是要用《伤寒论》中的麻黄汤的，等到身上热了，不再发冷，就可以了，最好是微微出点汗，不要出大汗，更不要马上就去风口那儿站着。

这个阶段，中医叫外寒阶段。

如果您在这个阶段没有注意，那么，病邪继续深入，很快，就会到里热阶段。

什么叫里热阶段呢？就是外邪深入，体内的抵抗力量开始和外邪展开激烈的斗争，你身体的很多地方都成了战场，此时的表现是：一派热证，咽红、咽痛、发烧、身体骨节酸痛、咳嗽等。这个阶段张仲景在《伤寒论》里也有论述，比如白虎汤证等，但由于那个时代可以使用的药物不多，所以论述得比较简单。后世到了清朝，可用的药物多了，温病学家们在此处增加了很多内容，很好，但增加多了他们就觉得这是自己发明的了，不是张仲景论述过的，于是就另立山头，创立了温病理论，实际上就是张仲景论述的里热的这个阶段，只是温病学家又在此处根据不同的坐标体系，增加了卫、气、营、血几个层次而已。

这个阶段怎么办呢？扁桃体开始发炎，开始咳嗽，这些症状都让人无比的难受啊！

此时可采用温病学家们的清里热的方法。

一个简单的药物组合是：双黄连口服液（各个药店都有卖的），就是双花（金银花的别称）、黄芩、连翘，简称双黄连。

但是，这个还不够丰富，另一个比较好的组合是，我们吴鞠通开发研制的：银翘解毒丸。

好嘛，这才绕到主题上，银翘散的方子我在讲吴鞠通的故事时已经给大家分析了，它可以清热解表、散结消肿等，但是这个方子现在有一定的问题，就是它在制成药丸的时候加入了蜂蜜，而蜂蜜是可以减缓药性的，因此它的作用没有原来的药末好，而且药量也小了点。其实我倒是建议各位，如果您方便，可以自己去药店买来草药，自己熬一下，基本的方子也就是银翘散的方子：双花15克、连翘15克、防风6克、荆芥3克、竹叶6克、白僵蚕10克（捣）、蒲公英10克、射干6克、苏叶6克（苏叶要熬好药闭火时后下，泡十分钟就可以）。

如果咳嗽、痰黄可以加上浙贝母。

这个方子里面的白僵蚕是后加的，对治疗咽喉疼痛效果非常好。

是热证，为什么要加上解表的苏叶呢？这是我的经验。感冒基本上没有纯粹的热证，在里热的同时，一定有各种程度的外寒，一定要配合解表，否则效果不好，如果真的全部都是里热证了，那个病一定是极其严重了。

在发高烧时，可以在方子的里面放入生石膏30克，如果身体不壮实，同时加入党参10克。

总之，在感冒的问题上（不包括其他传染病），我认为伤寒和温病是一回事儿，结合起来应用，在感冒的治疗上就方便得多了。

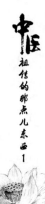

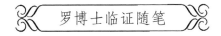

罗博士临证随笔

治病先辨寒热

吴鞠通是位温病大家，他把温病的理论进行了总结，使得温病理论成为了一个成熟的体系，其功德无量啊，那么，温病理论到底有什么用呢？

我的母亲当年患上了肾小球肾炎，也不知道是什么时候患的，更不知道是怎么患的（其实也有些遗传因素）。她是个女强人，是肛肠外科的专家，整天光顾着忙工作了，有一段时间因为不停地感冒发烧，到医院一检查，居然出现了尿蛋白，这才发现自己患病了。当时尿检红细胞满视野，腰酸欲折，没有力气，在我们当地最好的西医医院里住了半个月，确诊为慢性肾小球肾炎急性发作。住院打抗生素，尿中白细胞是没有了，但是红细胞依然极高。我记得非常清楚，在最后出院的时候，主治医师和我谈话，说你母亲血压高、血糖高，所有的不利因素都有了，这个病能维持现状就不错了，以后会一步步进入肾衰阶段的。（西医第五版《内科学》写道："慢性肾炎病情迁延，病变均为缓慢进展，最终将至慢性肾衰竭。"）

那个时候我还没有治疗过肾病，在以前学习教材时，也知道慢性肾小球肾炎的预后不好，那段时间我很悲观。那天晚上，在医院的外面，和父亲在饭馆中吃完了饭，我认真地把医生的话向父亲交代了，告诉父亲要有个思想准备。后来知道，父亲回家后自己哭了一场。

出院回家的时候，母亲虚弱得只能被两个人搀扶着上楼。她在家里总感觉冷，总要比别人多穿几层衣服，永远穿最厚的袜子，还要穿几层，晚上睡觉腿冷如冰，要暖水袋焐着才能睡觉。

母亲的朋友有些是各医院的中医主任，他们给开了补肾的药物，结果也不见好。

按照一般医生的想法，如此怕冷，岂不是个寒证，当然要温补来治疗了。

就在那段时间，北京中医药大学举办了温病学家赵绍琴教授经验培训班。当时我的一位在北京的老朋友问我，说赵绍琴是清宫御医的传人，我是否想要来学习。其实那时候我还不知道赵老擅长治疗肾病，但还是报名来学习了，来了才知道赵老是中医温病大师，中医肾病领域的权威，他的观点是肾病很多情况是热邪潜伏在肾经，不是寒，不要温补，不要补肾。我学习了以后，恍然大悟，回到家，就给母亲开了凉血活血的方子。

这个方子就是赵绍琴教授治疗肾病的方子：防风6克、荆芥炭6克、炒槐花10克、生地榆10克、丹参10克、茜草10克、芦根10克、白茅根10克、焦三仙各10克、水红花子10克，腰酸时加入丝瓜络10克、桑枝10克、杜仲10克。基本是以此方加减的。

当时母亲的舌质鲜红，无苔，脉数。开始母亲不同意服用这个方子，母亲也是中医，她说冷成这样了，还要凉血？该用热药啊。

后来我给母亲做了思想工作，就服用了我的药，结果从服药开始，身体就逐渐感觉轻松了，尿中的红细胞每周下降，很快在镜检时就只剩下七八个红细胞了，这样没到一年，这个肾病就彻底地痊愈了（这么多年过去了，尿检一直完全正常）。

在最后一次验尿的时候，是父亲带着母亲的尿液去验的，当干净的尿检结果出来以后，父亲激动地往家里打电话告诉母亲，据说当时父亲再次流泪了，当然，这次是高兴的泪水。

等到病好了，母亲才感到身上都热了，不用穿那么多的衣服了，也不用穿大棉鞋了。现在我回家，看到母亲穿得比我都少，整天出去和老太太们弹琴、跳舞，是个积极的文艺活动分子。她自己说，现在的身体比患病前要好很多倍，身轻体健的。妹妹在家里生孩子，全靠七十多岁的母亲一个人帮忙照顾。

母亲经常说：我给了儿子生命，儿子现在又给了我一次生命。

我从医以来治愈了很多患者，但我最自豪的，就是给母亲的这次治疗。因为我当时真切地体会到了母亲倒下时心里的痛苦，后来痊愈后我心里的欣喜也是加倍的。

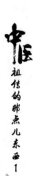

中医
祖传的那点儿东西
1

值得多说一句的是，母亲从此也宣传这个温病的理论，身边遇到肾病的患者时，经常把方子给他们参考，结果居然也有很多人痊愈了。

自从这次给母亲治疗以后，我开始倾心于温病理论的学习，并且从中受益不少。

后来，还因为对赵绍琴教授的仰慕，在读博士时，考入了北京中医药大学，但是很遗憾，赵老已经去世了。

一位病了七年的人

再聊一个我使用温病理论治病的例子吧。有位女患者，今年四十来岁，患了个怪病，已经发病七年了，每年到了夏天，就开始发低烧，到了秋天，烧就自然退去。为了治好这个病，她几乎走遍了当地的医院，中西医都治疗了很久，尤其是西医，几乎所有的手段都用上了，可就是无法退烧。中医呢，几乎什么清热解毒的药物都用了，但是毫无效果。另外她还整日昏昏欲睡，没有精神，后来几乎无法工作了，只好专门到处求医。

显然，这个患者很是痛苦，当她找到我时，把我当成了最后一根救命稻草，似乎是把希望全都寄托在我这里了。

我照例是先看舌象，这是我的基本功，结果一看舌头，我就觉得其他的都不用问了，甚至当时我都不想诊脉了（这是私底下说说的，当然，这样不好），我很奇怪，为什么这个病会治疗了七年之久呢？难道大家对温病理论如此不了解吗？

我为什么奇怪呢？因为这个患者的舌头上，舌苔厚腻满布，微微发黄，这是什么舌象啊，这是体内严重湿热的反映，是湿和热结合在了一起，像这种情况，越用清热解毒的药物，病情就会越严重。湿气重就要泻去水湿，湿去热就没有了依托，这个人就会自己恢复过来了。

她的舌头我还用相机给拍了下来，作为治疗的依据，以后有机会出版舌诊的书籍时会刊发出来给大家看。

于是我很快就开了方子，用了藿香、佩兰等药，来化去湿气，同时还用了苍术、薏苡仁、厚朴等药，其实是很小一个方子，我只开了三服，告诉她，如果三服见效了，就告诉我。

结果，三服以后，她来了电话，说她感觉自己的精神状态好多了，头脑也清醒了。

我听了以后，就知道她的湿气开始化去了，于是就又给开方子，治疗了一段时期。这个患者开始治疗时，还没到夏天，看到她平时的状态很好了，我就停止了治疗，但是我不知道夏天来了以后，她还会不会出现低烧。

后来，我就把这个患者给忘记了。直到有一天，我收到了一封电子邮件，看着这封邮件，我才回忆起了这个患者，在邮件里，她告诉我，2008年的夏天已经安全地度过了，没有再次发烧，她再三感谢，感谢我解除了她长达七年的病痛。

其实，这种清利湿热的方法，就是典型的温病中的治疗方法，在临床中非常有效。古人在临床中总结出来了温病理论，吴鞠通等温病大家对此理论又做了发展，我们是一定要掌握的，否则就会有患者求医七年，痛苦七年，我们做医生的情何以堪？

三仁汤的故事

再给各位讲个我自己的故事，是关于吴鞠通的三仁汤的故事。

我学中医，有个特点，就是喜欢自己尝试，我给患者开的方剂，很多都是自己尝试过的，所以下手有准，对药物的反应心中比较有数。记得刚开始学中医时，有一年夏天，桑拿天，闷热得不得了，当时感冒流行，我也被传染了，就觉得自己口渴，想喝水，可是喝进去肚子又胀，同时发烧，怕风，出汗，难受劲儿就甭提了。

于是我就自己琢磨，给自己开方子，心想怕风，出汗，再一看舌头，全都是淡白色的，这是受了寒了啊，有汗出，这是太阳中风证啊，应该用桂枝汤啊。于是就去药店，买了桂枝汤，自己熬了，满心以为对症，就等着痊愈了。但是没得意多久，就发现病根本没有好的迹象，心里很困惑，难道桂枝汤真的不好用？踌躇间，再次对着镜子看自己的舌头，猛然发现，我的舌苔是薄薄的一层，铺满了整个舌体，几乎看不到舌质了，所以我才会误认为舌质的颜色淡白，其实是被舌苔铺满了，这才恍然大悟，这是湿气重的缘故啊，并不是寒气侵袭。

于是，立刻就开了吴鞠通老师的三仁汤，方子很简单，就是：杏仁15克、通草6克、白蔻仁6克、竹叶6克、厚朴6克、薏苡仁18克、法半夏6克，原方有滑石，因为会致癌，我给去掉了。这个方子里没有任何杀灭感冒病毒的药物，就是化湿气，行气机，结果服药后我算是知道三仁汤的反应了，可能大家都没有体验过，我只觉得胸口开始发热，然后前胸后背出了很多黏汗，然后体温开始下降，烧就退了，效果是一剂知，两剂已，第二天，这个感冒就好了。

就在那几天，我开始用这个方子给别人治疗，结果也是应手而愈。后来，三仁汤成了我最擅长的方剂之一，每次遇到这种湿重的患者，都会取得很好的效果。

关于中药是怎么治病的，我们从三仁汤这里可以看个详细，我们中药并不是直接去杀灭感冒病毒的（至少作用不明显），我们只是用杏仁、白蔻仁、薏苡仁等把你体内的湿气去掉，这样，你的身体就开始正常运转了，防御系统也开始工作了，最后你是依靠自己的力量把病毒杀灭的，这是我们中医的一个重要的治病原则啊。

温病理论，是中医不断发展的标志。这个理论的出现，不知道使多少人的生命得以拯救，对此我深有感触，所以，有人如果想要了解中医，一定要全面掌握，既要知道伤寒学派，也要知道温病学派，两者都是救人的法宝。

声 明

　　本书是罗大伦博士对中医药文化的解读，旨在用一个个古代中医大师的故事，改变人们对中医高深玄妙的传统认识。书中附有作者的临证随笔和实用验方，用事实证明中医不是慢郎中。如果读者朋友有与书中案例相似的病症，可以从中找到有益的参考。但是，每个人的体质以及病情各有差异，应该仔细辨证，一定要去医院咨询有关医生，切不可擅自开方用药。

　　特此声明。

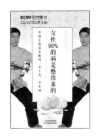

《女性 90% 的病是憋出来的》

罗大伦著　定价：48.00 元

罗博士教你不憋屈，不上火，不生病

本书不仅介绍了身体内的六种郁结，告诉大家如何诊断，如何用相应的方子和方法及时进行调理。还有就是希望通过帮助大家改变认知，来调整内心情绪。当认知改变后，情绪就会变好，而情绪变好后，就能做到不憋屈，不上火，不生病。

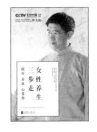

《女性养生三步走：疏肝，养血，心要修》

罗大伦著　定价：48.00 元

女性 90% 的病都是憋出来的
罗博士专为女性打造的养生经

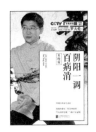

《阴阳一调百病消（升级版）》

罗大伦著　定价：36.00 元

罗博士的养生真经！

要想寿命长，全靠调阴阳。只有阴阳平衡，气血才会通畅。中医新生代的领军人物罗大伦博士，为您揭开健康养生的终极秘密——阴阳一调百病消。

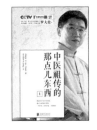

《中医祖传的那点儿东西 1》

罗大伦著　定价：35.00 元

中央电视台《百家讲坛》主讲人、北京电视台《养生堂》节目前主编重磅推出的经典力作！

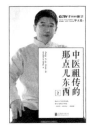

《中医祖传的那点儿东西 2》

罗大伦著　定价：35.00 元

感动无数人的中医故事，惠及大众的养生智慧；一读知中医，两读悟医道，三读获健康！

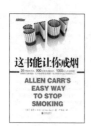

《这书能让你戒烟》 [英]亚伦·卡尔著 定价：36.00 元

爱她请为她戒烟！宝贝他请帮他戒烟！别让烟把你们的幸福烧光了！

用一本书就可以戒烟？别开玩笑了！如果你读了这本书，就不会这么说了。"这书能让你戒烟"，不仅仅是一个或几个烟民的体会，而是上千万成功告别烟瘾的人的共同心声。

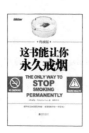

《这书能让你永久戒烟（终极版）》

[英]亚伦·卡尔著 定价：52.00 元

揭开永久戒烟的秘密！戒烟像开锁一样轻松！

继畅销书《这书能让你戒烟》大获成功之后，亚伦·卡尔又推出了戒烟力作《这书能让你永久戒烟》，为烟民彻底挣脱烟瘾的陷阱带来了希望和动力。

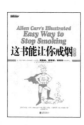

《这书能让你戒烟（图解版）》

[英]亚伦·卡尔 著 [英]贝弗·艾斯贝特 绘 定价：32.80 元

比《这书能让你戒烟》文字版，更简单、更有趣、更有效的戒烟书，让你笑着轻松把烟戒掉。

什么？看一本漫画就可以戒烟？

没错！这不是开玩笑，而是上千万烟民成功戒烟后的共同心声。

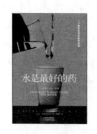

《水是最好的药》 [美]巴特曼著 定价：35.00 元

一个震惊世界的医学发现！你不是病了，而是渴了！

F. 巴特曼博士发现了一个震惊世界的医学秘密：身体缺水是许多慢性疾病——哮喘病、过敏症、高血压、超重、糖尿病以及包括抑郁症在内的某些精神疾病的根源，而且通过喝水就可以缓解和治愈这些疾病。

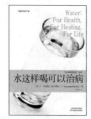

《水这样喝可以治病》 [美]巴特曼著 定价：35.00 元

《水是最好的药》续篇！

《水是最好的药》阐述了一个震惊世界的医学发现：身体缺水是许多慢性疾病的根源。《水这样喝可以治病》在继续深入解析这一医学发现的同时，更多地介绍了用水治病的具体方法。

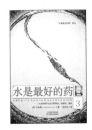

《水是最好的药3》 [美]巴特曼著 定价：35.00元

《水是最好的药》系列之三！

本书是 F. 巴特曼博士继《水是最好的药》《水这样喝可以治病》之后又一轰动全球的力作。在这本书中，他进一步向大家展示了健康饮水习惯对疾病的缓解和消除作用，让你不得不对水的疗效刮目相看。

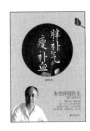

《胖补气 瘦补血（升级版）》

胡维勤著 定价：39.80元

朱德保健医生的气血养生法！

在本书中，前中南海保健医生胡维勤教授深入浅出地讲述了一眼知健康的诀窍——胖则气虚，要补气；瘦则血虚，要补血。而胖瘦又有不同——人有四胖，气有四虚；人各有瘦，因各不同。

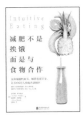

《减肥不是挨饿，而是与食物合作》

[美]伊芙琳·特里弗雷 埃利斯·莱斯驰著 定价：38.00元

这本颠覆性的书，畅销美国22年，让1000万人彻底告别肥胖。

肥胖不仅是身体问题，更是心理问题。

减肥不止是减掉赘肉，更是一次心灵之旅。

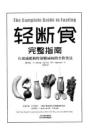

《轻断食完整指南》

[加]杰森·冯 [美]吉米·摩尔著 定价：49.80元

有效减肥和控制糖尿病的全饮食法

营养学家、医学博士、生物学教授都在用的健康瘦身法。这样断食，让激素听你的话，帮你减肥。